水盐代谢电解质平衡理论与实践

丛洪良　刘　彤　张　梅　主　编

黄体钢　李玉明　主　审

天津出版传媒集团

天津科技翻译出版有限公司

图书在版编目(CIP)数据

水盐代谢电解质平衡理论与实践 / 丛洪良，刘彤，张梅主编. — 天津：天津科技翻译出版有限公司，2020.11（2024.4重印）

ISBN 978-7-5433-4012-1

Ⅰ．①水… Ⅱ．①丛… ②刘… ③张… Ⅲ．①水盐代谢障碍 – 研究②水 – 电解质代谢紊乱 – 研究 Ⅳ．①R589.4

中国版本图书馆 CIP 数据核字（2020）第 018444 号

出　　　版:天津科技翻译出版有限公司
出 版 人:刘子媛
地　　　址:天津市南开区白堤路 244 号
邮政编码:300192
电　　　话:(022)87894896
传　　　真:(022)87895650
网　　　址:www.tsttpc.com
印　　　刷:三河市华东印刷有限公司
发　　　行:全国新华书店
版本记录:787mm×1092mm　16 开本　19 印张　340 千字
　　　　　2020 年 11 月第 1 版　2024 年 4 月第 2 次印刷
　　　　　定价:98.00 元

(如发现印装问题,可与出版社调换)

编者名单

主　编

丛洪良　天津市胸科医院

刘　彤　天津医科大学第二医院

张　梅　武警特色医学中心

主　审

黄体钢　天津医科大学第二医院

李玉明　泰达国际心血管病医院

编　者（按姓氏汉语拼音排序）

曹　路　天津市胸科医院

车京津　天津医科大学第二医院

陈　鑫　天津医科大学总医院

陈康寅　天津医科大学第二医院

丁春华　北京航天中心医院

杜纪兵　天津市胸科医院

李飞雪　天津医科大学第二医院

刘红梅　武警特色医学中心

刘相丽　天津医科大学第二医院

刘迎午　天津市第三中心医院

马向红　天津医科大学第二医院

任　宁　天津市胸科医院

石　蕊　武警特色医学中心

王　林　天津市胸科医院

杨　宁　泰达国际心血管病医院

序言

近几年,心血管疾病诊治技术发展很快,许多青年医生非常关注这些新兴的诊治技术,而忽视了心血管疾病的临床诊治基本功。酸碱平衡失调及水和电解质紊乱往往是各种心脏疾病晚期即顽固性心衰的一种临床表现,处理起来十分棘手。这些患者病情重、花费高、效果差、反复住院治疗,由于死亡率高、床位使用率及周转率低,容易发生医疗纠纷。一些医院的心脏科,尤其是床位数量不是很充足的心脏科,不愿意收治这类患者。长期下来,使得青年医生容易忽略对这类终末期心脏病治疗手段和方法的重视与培训。我已经从事心血管内科临床工作 60 余年,带教数十名博士和硕士研究生,他们有的现在已经是各医院的心脏科主任,甚至已成为博士、硕士研究生导师。我很想组织他们编写一本有关水和电解质紊乱与酸碱平衡失调的书,其目的就是告诫他们在重视新技术的同时,更应掌握这些临床的基本技能和处理原则。心脏科医生首先应该是一名合格的内科医生,回归内科临床基本功,重视人的病理生理基础及微循环。在这种理念的驱使下,他们编写了《水盐代谢电解质平衡理论与实践》一书。

本书共分为 15 章,分别为:水钠稳态维持与代谢异常,钾稳态维持与代谢异常,钙、镁和磷酸盐的稳态维持与代谢异常,酸碱平衡的生理学,代谢性酸中毒,代谢性碱中毒,呼吸性酸中毒,呼吸性碱中毒,混合型酸碱平衡紊乱,心脏疾病与水盐代谢和酸碱平衡紊乱,肾脏疾病与水盐代谢和酸碱平衡紊乱,肝脏疾病与水盐代谢和酸碱平衡紊乱,肾上腺疾病与水盐代谢和酸碱平衡紊乱,糖尿病与水盐代谢和酸碱平衡紊乱,小儿液体平衡和水盐代谢紊乱,内容丰富,适合各级医院内科医生和心脏科医生阅读。此书的出版对于提高青年医生内科临床基础有一定的帮助,对掌握终末期心脏病患者合并水电解质紊乱与酸碱平衡失调的救治、延长患者的生命大有裨益。通过本书的撰写和出版,也会使所有编者对水电解质紊乱与酸碱平衡失调的认识更加深刻,为推动心脏科青年医生全面提高临床基本技能贡献微薄的力量。

黄体钢

中华医学会心血管病分会前任常务委员

天津医学会心血管病分会主任委员

天津心脏病学研究所所长

天津医科大学第二医院心脏科主任

前言

多种临床疾病常伴发水盐代谢电解质平衡紊乱。因此,临床医生深入了解和掌握水盐代谢电解质平衡十分重要。本书共 15 章,主要介绍了临床上常见的水盐代谢电解质平衡紊乱(如水钠稳态维持与代谢异常,钾、钙、镁、磷酸盐稳态维持与代谢异常),酸碱平衡的生理学特点及临床常见的几种酸碱平衡紊乱的病理生理学特点和治疗原则,特别编写了小儿液体平衡和水盐代谢紊乱一章。书中还介绍了临床常见疾病合并的水盐代谢酸碱平衡紊乱的情况,附有临床病例分析。

本书内容新颖,详细论述了近年来水盐代谢电解质平衡的研究进展,从理论到实践,结合临床具体实例深入浅出地阐述了相关领域的新概念和新进展。本书既适合各级医院急诊科、重症监护科、心脏科及其他临床科室的医生使用,也可作为医学院校教师、本科生、研究生、规范化培训医生的学习参考用书。

特别感谢黄体钢教授对本书的辛勤指导,黄体钢教授严谨的治学态度一直鞭策着我们在学术的道路上前行。十分感谢李玉明教授对本书给予的宝贵意见和建议。感谢本书的每一位编者,感谢天津科技翻译出版有限公司的大力支持与帮助,才使本书得以付梓。由于我们的认知有限,书中可能存在疏漏之处,真诚地欢迎各位专家、同道和读者们不吝指正。

丛洪良 刘彤 张梅

2020 年 9 月 1 日

目录

第一章 水钠稳态维持与代谢异常

第一节 水钠稳态维持的病理生理学

人体细胞存在于盐水之中，它们的状态是否良好取决于身体调节细胞外液盐浓度的能力。通过控制水的摄入和排泄，渗透调节系统通常可以防止血钠浓度超出其正常范围（135~145mmol/L）。渗透调节系统在该范围内调节失败将使细胞暴露于低渗或高渗环境，对细胞结构及功能均可产生严重影响。因此，水钠稳态的维持是稳定人体内环境的关键环节之一。

一、基本概念

（一）血钠浓度与细胞外张力

血钠浓度影响细胞体积。细胞外张力描述了血浆对细胞的影响：低渗使细胞膨胀，高渗使细胞收缩。高钠血症总是表示高渗，而低钠血症通常表示低渗，但也有例外，如高血糖性低钠血症和假性低钠血症。

（二）血钠浓度与体内电解质和水分含量

细胞内外的渗透压是相等的。细胞膜上水通道[水通道蛋白（AQP）]的存在，使细胞膜可渗透水[1,2]，而"钠泵"[Na^+-K^+-ATP（腺苷三磷酸）酶]从细胞中排出钠，通过主动运输交换钾。尽管钠主要存在于细胞外液，而钾主要存在于细胞内液，但由于渗透梯度很快能被水的跨膜运动所消除，因此，体液可以被认为是放在含有钠、钾和水的单一"池"内的。人体内并非所有可交换的钠离子（Na^+）在溶液中都是游离的[3]，大量的Na^+与被称为蛋白多糖的大型阴离子大分子结合，后者构成骨骼、结缔组织和软骨的基质[1]。软骨的钠浓度几乎是血浆的两倍。由高血钠浓度产生的渗透压（每升1mmol浓度的差异约为40mmHg，1mmHg=0.133kPa）可保持组织中的高含水量，使其能够承受运动时超过20 000mmHg的压力[4]。

当人们知道体内的大部分钠与骨、软骨和结缔组织结合时，猜测这些组织可以作为"钠储存库",根据身体的需要摄取或释放 Na^+。虽然早期的证据支持"钠储存库"的概念[5-7]，但是长达半个世纪以来，这一理论一直没有被关注[8]。然而，在过去十年中，人们对"钠储存"重新产生了兴趣[9]。在高盐饮食的患者中，钠可在体内积聚，在不改变血液浓度、体重或细胞外液体积的情况下似乎消失得无影无踪[10]。钠、钾和水平衡并不总能解释低钠血症恢复期间血钠浓度的变化[11]。皮肤中的蛋白多糖也是人体"钠储存库"之一，其用于结合钠的负电荷数量会对间质组织内的 Na^+ 浓度做出相应的反应[12-14]。

人体慢性低钠血症与骨质疏松症和骨折密切相关。有研究显示，在持续数小时的极端耐力运动后，骨密度显著降低，并且骨密度的降低程度与血钠浓度的下降显著相关[15,16]。在大鼠的实验中，慢性低钠血症已被证明比维生素 D 缺乏更能引起骨质流失，骨中钠的损失超过了骨中钙的损失。由于钠和血管升压素对这些细胞的直接作用，慢性低钠血症患者的破骨细胞活性显著增强[16]。

(三) 血钠浓度和张力平衡

为了理解血钠浓度的变化，我们必须考虑饮食和静脉输液的总体张力以及胃肠消化液、汗液和尿液的总体张力。与血液张力由血浆中钠和钾的浓度决定一样，这些液体的张力也是由它们的钠、钾浓度所决定的。

尿液中 Na^+ 的排泄对于血钠浓度的调节是非常重要的。尿液的电解质浓度（钠和钾）而不是其渗透压（包括电解质、尿素和葡萄糖），决定了尿液对血钠浓度的影响。如果尿液的电解质浓度低于血浆，则尿液是低渗的，低渗尿液的排泄会增加血钠浓度。相反，如果尿液的电解质浓度高于血浆，则尿液是高渗的，高渗性尿液的排泄会降低血钠浓度[17]。尿液的主要成分是尿素（蛋白质代谢的最终产物）和水，而几乎不含电解质[17,18]。一部分患者，如氮质血症恢复期的患者，体内大量水分携带着尿素排泄，将引起高钠血症。由于增加了无电解质水的排泄，尿素已被用于治疗低钠血症[19,20]。

(四) 钠和血脑屏障

钠通过内皮细胞之间的裂缝很容易穿过全身毛细血管屏障[21]。因此，在大多数组织中，血浆和间质液的钠浓度几乎相同。二者间很小的浓度差异是由血管内白蛋白产生的[1,21]。相比之下，脑组织毛细血管具有非常致密的内皮连接，并且有星形细胞足突排列，形成 Na^+ 不能穿过的血脑屏障[22]。因此，血钠浓度异常容易导致脑组织水肿或者脱水。由于颅骨的限制，即使脑组织的轻微水肿或者脱水也会引发严重乃至致命性的后果。

二、血钠浓度的调节

(一) 渗透压感受器的调节作用

由于血钠浓度影响脑容量,因此,负责调节口渴和血管升压素分泌的中枢位于脑部。渗透压感受器位于下丘脑,其细胞膜上存在瞬时受体电位阳离子通道亚家族香草素成员 1(TRPV1)和成员 4(TRPV4)通道[23,24]。

瞬时受体电位阳离子通道属于大分子家族。它们最初在果蝇中被发现,被认为是光感受器。后续研究发现,它是自然界各种感觉的受体[25]。例如,瞬时受体电位 V(或 TRPV)通道对辣椒素有反应。辣椒素是一种香草素,可引起与辣椒摄入相关的烧灼感。TRPV1 是 TRPV 受体家族的成员,是渗透压感受器神经元正常工作所必需的。缺乏 TRPV1 和 TRPV4 基因的小鼠渗透压调节异常。在人类中已经鉴定出了编码 TRPV4 通道的基因多态性。TRPV4P19S 基因多态性呈阳性的健康老年男性比没有这种多态性基因的男性更容易患轻度低钠血症[26]。

(二) 血管升压素的调节作用

在正常的渗透调节中,当血钠浓度降低至<135mmol/L 时,口渴和血管升压素分泌均被抑制。尽管个体反应有差异[27],但血管升压素通常可以在血钠浓度>135mmol/L 时被检出,并且血管升压素水平随着血钠浓度的升高呈线性增加[28]。血管升压素也可以对循环容量不足做出反应[29]。在某些病理状态下,在没有渗透压或血流动力学改变时,血管升压素也可能会"不恰当地"分泌,并且可能是异位分泌[30]。血管升压素一旦分泌就会与肾集合管内膜的主细胞基底外侧膜上的 V_2 受体结合[24],水通道蛋白开放,水流出。当血钠浓度增加至约 145mmol/L 时,血管升压素水平增高,通常导致尿液浓缩至最大限度(约 1200mmol/kg)。当血钠浓度>145mmol/L 时,如果仍有稀释尿液存在,则意味着血管升压素分泌不足(如中枢性尿崩症)或肾脏对血管升压素的反应不足(如肾性尿崩症)[24]。

然而,即便是尿崩症(没有血管升压素或对血管升压素完全没有反应),通常也不会引起高钠血症,因为口渴会促使患者喝水,从而缓解大量排尿引起的失水[23]。如果缺水的同时渴感减退而不能适时补充水分(如婴幼儿、年老或意识障碍),就会出现高钠血症[31]。

除非水摄入量非常大(>1L/h,例如,精神分裂症患者被强迫饮水)[32],或尿液溶质排泄率极低(例如,在进食很少的啤酒饮用者中)[17,33],尿液稀释可有效防止低钠血症。除了上述情况,部分患者的低渗性低钠血症与身体稀释尿液的能力受损有关,例如,肾脏稀释部位的钠转运减少(最常见的是因为使用利尿剂)[34],或很少见的血管升压素受体的遗传突变[35]。尽管血管升压素、肾素、血管紧张素、醛固酮和交感神经系统均参与了对血液循环容量不足的神经体液反应,但血管升压素介导的低钠血症会导致血容量不足或水肿(如心力衰竭和肝硬化)的病情更加复杂[36]。

低钠血症的许多原因(例如,血容量不足、药物、皮质醇缺乏、恶心、疼痛或压力)是可逆的[37]。一旦引起低钠血症的原因被消除,则渗透压感受器对低钠血症做出反应,抑制血管升压素分泌,大量排泄低张尿液,从而缓解低钠血症[38,39]。

给予血管升压素拮抗剂可拮抗血管升压素的作用,起到稀释尿液的作用。因此,血管升压素受体拮抗剂可以利尿,并增加血钠浓度,已被美国食品和药物管理局批准用于治疗由抗利尿激素分泌异常综合征(SIADH)或心力衰竭引起的低钠血症[40]。

人体的尿钠排泄与血容量密切相关,与血钠浓度相关性不高。血容量增加则钠排泄增加,反之则减少。因此,测量尿钠浓度有助于区分 SIADH 和低血容量性低钠血症[30,41,42]。由于 SIADH 导致的水分潴留扩大了细胞外液容积,尽管存在低钠血症,仍可导致尿液量增加[43]。

SIADH 中钠的排泄恢复了正常的细胞外液容积,但高渗性尿液损失也加剧了低钠血症[44]。因此,SIADH 不应使用等渗溶液(如 0.9% 的盐水或林格乳酸盐)进行治疗,因为输注的钠会在较小容量的尿液中排出,从而导致无电解质水的净潴留。这一过程在蛛网膜下隙出血患者中很常见。生理盐水可用来维持脑灌注,但神经损伤释放的升压素会使尿液浓缩[16,45]。

第二节　水钠代谢紊乱

一、水代谢与血钠浓度的关系

如果摄入或输注的水量超过肾脏排出自由水的能力,血钠浓度将迅速下降。如果摄入或输注大量浓盐水,或者由于利水剂或渗透性利尿(最常见的是由于糖尿)引起的无电解质水的大量、未替代的损失,则血钠浓度迅速增加。每千克体重获得或丢失3mL 水引起血钠浓度的改变约为 1mmol/L[46]。

当尿液出现最大限度稀释时,无论是尿崩症、低钠血症的自行恢复或使用了血管升压素拮抗剂,都会使血钠浓度增加,约为每小时 2.5mmol/L。如果尿液中没有水分流失,输注 3% 的盐水 1mL/kg,可使血钠浓度增加约 1mmol/L[46]。因此,对于一个体重为

50kg 的女性而言，因尿液发生最大水利尿而引起的血钠浓度增加量相当于每小时输入约 125mL 3%的盐水所增加的血钠浓度。

二、血钠浓度异常对人体的影响

血钠浓度是构成细胞外液渗透压的主要因素，血钠浓度异常可对人体产生重要影响。极端低钠会使细胞膜破裂；极端高钠会破坏细胞骨架，引起脱氧核糖核酸（DNA）断裂，最终导致细胞凋亡[47]。随着时间的推移，细胞会通过调节其胞内溶质含量的方式保护其体积及生存[48]。

有机渗透物属细胞内小型分子物质（例如，谷氨酸、牛磺酸和肌醇），可在自然界中找到，它们的浓度可在干扰细胞功能的情况下发生变化[49]。低渗促使细胞通过容量敏感渗漏通道释放渗透物，与此同时，渗透物质累积转运体［例如，牛磺酸转运蛋白（TauT）和肌醇转运蛋白（SMIT）］功能下调。当出现高渗时，TauT 和 SMIT 功能上调[48,49]。这些适应性功能使得细胞可以维持胞内溶质浓度，使其可经受高渗或低渗血浆的渗透压，同时细胞容积仅发生少许变化[48,49]。

尽管渗透性问题影响着所有细胞，低钠血症和高钠血症的临床表现主要为神经系统改变，两者都可导致严重的、永久的，甚至致死性的脑损伤[36,37]。如果严重的高钠血症持续数分钟（例如，可能发生于自杀行为中摄入大量盐），由突发性脑萎缩引起的血管损伤可导致颅内出血。意外发作的低钠血症引起的脑肿胀可引起颅内高压，影响脑部血流，有时可导致脑疝。脑渗透物可发生适应性改变以保证脑细胞生存，但它们也可能会加重神经系统症状[50]。例如，对于急性低钠血症患者，机体适应性地释放谷氨酸（一种兴奋性神经递质），可能会增加癫痫发作的敏感性；神经末梢递质的耗尽可能会引起慢性低钠血症的一些神经症状[50]。

星形细胞的足突围绕脑微血管和神经元，传递水通道蛋白（例如，Ⅳ型水通道蛋白），使得水分可以穿过血脑屏障[2]。星形细胞保护神经元抵御渗透压的影响。面临低渗时，毗邻的星形细胞间发生牛磺酸转移，使得神经元可以维持其体积，而同时星形细胞发生肿胀[51]。该转移发生后的 24~48 小时，星形细胞通过流失有机渗透物而恢复其体积，但这也使其容易受到血钠浓度快速正常化的冲击而发生损伤。由于转运蛋白功能下调，脑部渗透物流失的恢复期可能要持续 1 周或更久[50,51]。因此，对低钠血症的快速纠正对于耗尽渗透物的星形细胞而言会产生高渗透压，可触发细胞凋亡，瓦解血脑屏障，最后导致脑部脱髓鞘改变[52]。动物实验表明，通过补充肌醇[53]、再次迅速调低血钠浓度（快速纠正低钠血症后 12~24 小时）[54]或使用米诺环素（可防止胶质细胞增殖)等方式可以预防脑部脱髓鞘的发生[55]。

低钠血症快速纠正后的脑部损伤分为两个阶段,为渗透压相关性脱髓鞘综合征,初始症状减少后会出现新的、渐进式的神经病学表现[56]。渗透压相关性脱髓鞘综合征的临床表现多样,包括癫痫发作、行为异常以及运动障碍[57]。受到影响最严重的患者会呈现"锁定"状态:不能移动、言谈或吞咽,这是由于中心脑桥发生髓鞘脱落。虽然该疾病可能导致永久性残疾或死亡,但许多患者(即使是需要通气辅助的患者)都得到了充分的功能恢复[58]。急性高钠血症也可能引起脑部髓鞘脱落,但不会出现渗透压相关性脱髓鞘综合征的两个阶段的临床病程[59,60]。

慢性高钠血症类似于慢性低钠血症,可引起可逆性脑病。尤其对于婴儿,对慢性高钠血症适应过程中所获得的多余有机渗透物会随着时间缓慢排出。因此,如果采用水化治疗快速纠正高钠血症,常可引起癫痫发作和囟门膨胀,提示患儿出现了脑水肿[31,61,62]。

第三节　低钠血症

在临床医学中,血钠浓度紊乱是最常见的,但也是最复杂的电解质紊乱。各种低钠血症的病理生理基础都是尿液稀释功能障碍。最常见的原因是:尽管血浆渗透压很低,但在非渗透机制的刺激下,仍然会分泌抗利尿激素(ADH)。不太常见的原因有:由于肾小球滤过率(GFR)降低和(或)近端肾小管液体和钠的重吸收增加,或者肾单位稀释段中(Henle 环和远端肾小管的升支粗段)氯化钠(Nacl)转运障碍,液体向远端肾单位的运输减少,限制了尿液的稀释。低钠血症依据患者体内渗透压、循环容量以及总体钠量的改变而分为多种类型。

一、低钠血症的分类及病因

低钠血症依据患者细胞外液量的多寡可分为:低血容量、正常血容量或高血容量性低钠血症。

(一) 伴总体钠降低的低钠血症(低血容量性低钠血症)

这些患者的总体钠和水均缺失,钠缺失超过水缺失。其原因有:容量浓缩刺激了ADH 的分泌,口服或肠胃外低张液体的长期摄入。尿钠浓度的测量有助于区分肾脏和肾外的体液流失。

胃肠液体和第三间隙液体丢失会引起肾脏反应性重吸收水和钠,尿钠浓度通常会<10mmol/L,且尿液是高渗性的。在一些呕吐和代谢性碱中毒的患者中,会发生尿碳酸氢盐增多。碳酸氢盐是不可重吸收的阴离子,这便会促使更多的阳离子排出体外。在这些情况下,尽管体液明显不足,但尿钠浓度仍可能会>20mmol/L,然而尿液中氯化物<10mmol/L。

利尿剂的使用是与高尿钠相关的低血容量性低钠血症的最常见原因之一,且几乎全部发生在噻嗪类利尿剂中。袢利尿剂通过抑制 Henle 环升支粗段的氯化钠重吸收,可以同时干扰高渗性髓间质的形成和尿液的浓缩与稀释。而噻嗪类利尿剂仅作用于远端肾小管,干扰尿液的稀释过程。

体重较轻的老年妇女似乎更容易出现这种并发症,通常发生于治疗开始后的 14 天内。目前关于利尿剂诱导的低钠血症的发生机制已经有了几种假说,包括低血容量刺激 ADH 释放增多干扰皮质稀释段中的尿液稀释,以及低钾介导的渗透压感受器敏感性的改变和口渴状态等。

一些患有晚期慢性肾脏病且无法保存钠的患者会出现失盐性肾病,这可能与髓质囊性疾病、多囊肾、镇痛剂肾病、慢性肾盂肾炎和梗阻性尿路疾病有关。尽管仅有中度肾衰竭,但患有近端Ⅱ型肾小管酸中毒的患者会表现出肾性钠、钾丢失。在这些患者中,高碳酸氢盐尿会增加尿钠排泄。

在尿钠浓度>20mmol/L且伴有细胞外液容量浓缩的低钠血症,特别是同时伴有血钾、尿素和肌酐升高时,提示患者存在盐皮质激素缺乏。细胞外液容量的减少可通过非渗透性刺激来促进 ADH 释放,而非激素本身缺乏所致。在渗透性利尿中,不可重吸收的溶质会增加尿钠排泄,进而导致体液容量下降。另外,持续摄入低渗性液体也会导致低血容量和低钠血症,尿钠浓度通常>20mmol/L。在糖尿病患者中,酮症也会通过增加尿钠排泄来加重钠的消耗。在糖尿病酮症酸中毒、饥饿和乙醇性酮症酸中毒的情况下,β-羟基丁酸和乙酰乙酸也会导致尿液中电解质和钠的丢失。

脑性盐耗综合征是蛛网膜下隙出血患者的罕见综合征,它可导致肾脏盐排出增加和体液浓缩。尿钠排泄的确切机制尚不清楚,但有一个观点是:脑利钠肽的释放可以促进尿液量和尿钠排泄增加。

(二) 伴总体钠升高的低钠血症(高血容量性低钠血症)

当人体内的水、钠总量都增加,且总体水的增加比钠更明显时,也会出现低钠血症。临床上常见于心力衰竭、肝衰竭、肾衰竭和肾病综合征等。在充血性心力衰竭的患者中,心排出量以及平均动脉压的下降通常会导致 ADH 的非渗透压依赖性释放。肾素-血管紧张素系统和儿茶酚胺产物的协同刺激可进一步加重低钠血症的发生。这些体液因素通过降低 GFR 和增强肾小管重吸收钠,可进一步加重低钠血症。神经体液激活的程度与左心室功能障碍的临床严重程度相关,并且低钠血症的严重程度也和这些患者的预后相关。

肝功能不全和肝硬化患者与心力衰竭患者有着相同的疾病生理过程。肝硬化的特征是外周和内脏血管舒张,导致肾性钠潴留。然而这些患者由于消化道和皮肤中存在多个动静脉瘘,心排出量却增加了。一氧化氮(NO)可以介导血管舒张。在肝硬化大鼠中,抑制 NO 可以改善动脉对血管收缩剂的低反应性和异常的水分排泄。随着肝硬化变得更加严重[没有腹水、腹水和伴有肝肾综合征(HRS)的腹水],血浆肾素、去甲肾上腺素和 ADH 的分泌逐渐增加,平均动脉压、水排泄和血钠均下降。低钠血症是这些患者长期预后不良的有力指标。ADH 是水排泄障碍的核心发病机制,因为缺乏此激素的肝硬化大鼠不会发生低钠血症。在肝硬化大鼠中,ADH 调节的 AQP2 的基因表达也显示有增强。

肾病综合征患者,尤其是肾功能正常的患者,存在血容量下降,这可导致非渗透性 ADH 的释放,进一步造成水排泄功能受损。与其他水潴留且伴随 AQP2 的表达增强的疾病相比,在大鼠肾病综合征模型中,该蛋白质在肾集合管的表达下降。在晚期慢性肾衰竭(CRF)患者中,无论急性或慢性,机体通过增加钠排泄分数可维持正常的盐平衡。当摄入的钠超过肾脏排出这种负荷的能力时,机体通常会出现水肿。患病肾脏排泄水功能的下降很大程度上归因于每天滤过的液体量下降。即使完全抑制 ADH 的释放,肾脏排出的水量也会受限。如果每日饮水量超过此阈值,机体则会出现水潴留和低钠血症。

(三) 伴总体钠正常的低钠血症(正常血容量性低钠血症)

正常血容量性低钠血症是住院患者最常遇到的血钠浓度异常。体格检查往往没有总体钠增加的体征,可能会有轻微的体液过量但不会引起水肿。这里可能的临床原因如下:原发性和继发性肾上腺皮质功能不全患者由于糖皮质激素缺乏可导致水排泄障碍。目前已证实即使在没有体液浓缩的情况下,ADH 的水平也会升高。由于糖皮质激素缺乏与肾血流动力学异常有关,因此非 ADH 依赖性因素也参与其中。在没有 ADH 参与的情况下,糖皮质激素缺乏甚至也可以增加集合管的水渗透性。

伴有黏液性水肿的甲状腺功能减退症与低钠血症有关。对于严重的甲状腺功能减退症患者,由于机体的心排出量和 GFR 通常会降低,因此 ADH 介导的和肾内调节机制都可能作用异常,造成低钠血症。

精神分裂症继发的急性精神病患者倾向于发生低钠血症。该机制可能是多因素的,其中涉及口渴感觉异常,渗透压调节中的轻微异常可以导致 ADH 在较低的渗透压下分泌,并且增强了肾脏对 ADH 的反应。抗精神病药物也可能起作用。

　　低钠血症在手术后很常见,其特征是高 ADH。这应该归咎于输注过量的去离子水(低渗盐水或 5% 葡萄糖溶液)。然而,有学者在最近的一份报道中提出了新假设,即使在麻醉诱导的 24 小时内注入了等渗盐水,术后仍可能发生低钠血症。这主要是由于持续的 ADH 释放,机体通过肾脏产生了去离子水的潴留。

　　药物诱导的低钠血症由 ADH 类似物介导,如去氨升压素或 ADH 释放激动剂,或加强 ADH 作用的药物。引起低钠血症的药物包括精神类药物(氟西汀、舍曲林、硫代噻吩、氟哌利多醇和阿米替林,以及苯丙胺相关的滥用物质"摇头丸")、某些抗癌药物(长春新碱、长春碱和高剂量环磷酰胺)、卡马西平、溴隐亭、氯卡西坦、氯磺丙脲和静脉注射血管升压素等。

　　ADH 分泌异常综合征(SIADH)是住院患者低钠血症的最常见原因,但它属于排除性诊断。最常见的原因是恶性肿瘤、肺部疾病和中枢神经系统疾病。中枢神经系统出血、肿瘤、感染和创伤通过释放过量的 ADH 引起 ADH 分泌异常综合征。在癌症(通常是小细胞肺癌、十二指肠癌、胰腺癌以及嗅神经母细胞瘤)中存在着异位 ADH 的产生。艾滋病也可导致 SIADH,入院的艾滋病患者中有高达 35% 的患者有 SIADH,这可能是由卡氏肺孢子虫肺炎、中枢神经系统感染和恶性肿瘤引起。

　　SIADH 患者不能排出无溶质的尿液,因此摄入的水会被保留,进而导致中度非水肿性容量扩张和稀释性低钠血症(DH)。低钠血症受到了"血管升压素逃逸现象"的限制。动物实验表明,尽管同时输注水和 ADH,尿量仍会上升,尿渗透压降低。这种抗利尿作用的"逃逸"是因为受精氨酸升压素调节的 AQP2 的表达显著地选择性降低,而其他水通道的表达并没有随之下降。

二、低钠血症的临床表现

(一) 一般表现

　　低钠血症的临床症状取决于低钠血症的水平及其发展的速度。当血钠浓度>130mmol/L 时,几乎没有症状;当在 125~130mmol/L 范围时,主要症状表现为胃肠道症状;一旦血钠浓度降至 125mmol/L 以下,神经、精神症状就表现明显。未经治疗的严重症状性低钠血症的病死率很高,任何低钠血症患者的神经、精神症状都需要立即治疗。

　　低钠血症的临床表现包括:恶心、呕吐、肌无力、头痛、嗜睡、可逆性共济失调和精神病。在严重的脑水肿中，会有颅内压增加、癫痫发作、昏迷、小脑疝形成和呼吸抑制。除非血钠得到纠正，否则48小时内发生的低钠血症会导致脑水肿和永久性神经系统后遗症的风险增加。慢性低钠血症的患者如果过度或过快地纠正血钠紊乱，也存在渗透性脱髓鞘综合征的风险。

（二）大脑对低渗透压的适应

细胞外渗透压降低会促使水进入细胞内，增加细胞内容量并引起组织水肿。颅内水肿会引起颅内压升高，导致神经系统表现。为了防止出现这种情况，机体需要进行容量适应性调整。在低钠血症的早期阶段1~3小时内，脑细胞外液通过增加流入脑脊液量而控制容量增加，然后脑脊液被分流到体循环中。此后，大脑通过排出细胞钾和有机溶质来适应，这有助于降低渗透压而不会显著增加水分。如果低钠血症持续存在，其他有机渗透剂如磷酸肌酸、肌醇和氨基酸（如谷氨酰胺和牛磺酸）就会丢失。溶质的流失可以大大减少脑肿胀，但对这种适应性反应调节存在障碍的患者，当发生低钠血症时容易发生严重的脑水肿。相反，如果低钠血症被过度和（或）过快纠正，那么具有适应性反应调节的患者则会增加罹患渗透性脱髓鞘综合征的风险。

三、低钠血症的治疗（表1-1）

（一）急性症状性低钠血症的治疗

对于接受低渗液体治疗的患者，在48小时内发生急性症状性低钠血症几乎是不可避免的。对它的治疗应该迅速，因为急性脑水肿的风险要远远超过渗透性脱髓鞘综合征的风险。治疗原则：每小时将血钠浓度提高2mmol/L，直到症状消失。我们不需要完全纠正低钠，尽管这不一定是不安全的。可以用高渗盐水（3%NaCl）以1~2mL/（kg·h）的速度输注，袢利尿剂（如呋塞米）可以增强游离水的排泄，并使血钠浓度加速恢复至正常水平。如果有严重的神经系统症状（癫痫发作、痉挛或昏迷），也可以以4~6mL/（kg·h）的速度输注3%的盐水，血钠浓度增加4~6mmol/L便足以纠正即将发生的脑疝或制止癫痫的发作。在这个过程中必须严格监测血清电解质的变化。医师可使用100mL为单位大量输注3%的盐水（对于体型瘦小的患者，依照2mL/kg进行输注）以达到要求的血钠浓度，这是较为可靠的方法，需要注意的是，最多给予患者3次补液，每两次补液之间应有10分钟的间隔。对于较轻微的急性低钠血症患者，医师应给予输注足够的3%盐水，以避免由于摄取水分延迟或高渗性尿液排泄引起的低钠血症发生恶化[63]。

(二) 慢性症状性低钠血症的治疗

低钠血症通常是慢性的,当持续时间不明时应假定其为慢性。为了减轻症状和改善潜在转归,医师应通过限制输液量,给予盐胶囊,缓慢输注 3% 的盐水、呋塞米、尿素或血管升压素拮抗剂,或者通过治疗潜在病因等方式对慢性低钠血症进行渐进性纠正。而对于发生严重低钠血症的患者,医师可采取更积极主动的初始干预措施。使血钠浓度每天超过 4~6mmol/L 是没有必要的。

在严重慢性低钠血症患者中,脑部水分仅增加约 10%,所以治疗的关键是要及时将血钠浓度提高 10% 或 10mmol/L 左右。在初步治疗之后,要维持在 24 小时内不超过 1.0~1.5mmol/(L·h)或 15mmol/L 的纠正率。同时需要严格监测输液速度和尿液量以及电解质水平。

(三) 慢性无症状性低钠血症

这种情况不需要立即治疗,可以寻找和处理潜在的病因(例如,内分泌紊乱、药物和 SIADH)。这里不必迫切纠正电解质紊乱,可以通过几种方式解决。

如果患者依从性好,限制入量是简单且成功率高的选择。托伐普坦是一种口服有效的非肽类血管升压素 2 型(V_2)受体拮抗剂,在低钠血症的动物及人体试验中均获得了令人满意的结果,可作为纠正慢性无症状性低钠血症的的首选治疗方法。

(四) 低血容量和高血容量性低钠血症

与低钠血症直接相关的症状在低血容量性低钠血症中是不常见的,因为钠和水的同时丢失限制了大脑中渗透压的变化。用晶体或胶体恢复细胞外液容量将阻断 ADH 的非渗透压依赖性释放。

在高血容量状态下治疗低钠血症更加困难,因为它需要注意到潜在的疾病,可能是心力衰竭或是慢性肝病。在充血性心力衰竭患者中,除了钠盐的限制,限水也是至关重要的。难治性患者可以用血管紧张素转换酶抑制剂和利尿剂联合治疗。心排出量的增加可以减弱神经体液介导的抑制水排泄的过程。袢利尿剂可减弱 ADH 对集合管的作用,从而减少水的重吸收。托伐普坦在患有慢性充血性心力衰竭和低钠血症的患者中也占有一席之地。应避免使用噻嗪类利尿剂,因为它们会损害尿液的稀释,并可能使低钠血症加重。水和盐的限制也是肝硬化患者的主要治疗方法。一旦出现负钠平衡,则袢利尿剂有助于游离水的排出。

表 1-1　严重低钠血症的治疗和纠正的限度*

持续时间	相关行为或状态	临床表现	最初的治疗目标	纠正的限度与过度纠正的管理
几个小时	与精神病相关的自我引起的水中毒,马拉松运动,使用3,4-亚甲二氧基甲基苯丙胺(MDMA或"摇头丸")	头痛,谵妄,呕吐,癫痫发作,昏迷,神经源性肺水肿,脑肿胀(有致命性疝气的风险)	严重症状需要输注3次100mL 3%的盐水;在最初的6小时内,将血钠浓度增加4~6mmol/L	过度纠正未知是有害的
1~2 天	术后低钠血症,特别是妇女和儿童;与颅内疾病有关的低钠血症	头痛,谵妄,呕吐,癫痫发作,昏迷,神经源性肺水肿,脑肿胀(有致命性疝气的风险)	严重症状需要输注3次100mL 3%的盐水;在最初的6小时内,将血钠浓度增加4~6mmol/L	避免血钠浓度增加>10mmol/(L·d)
不详或≥2 天	与渗透性脱髓鞘综合征高风险相关的病症(血钠浓度105mmol/L或更低,低钾血症,乙醇中毒,营养不良,肝脏疾病)	麻痹,疲劳,精神错乱,痉挛,跌倒,血钠浓度<110mmol/L,癫痫发作率为10%,脑肿胀最小(无疝气风险)	要特别注意与渗透性脱髓鞘综合征高风险相关的病症;癫痫发作需要推注100mL3%的盐水;在最初的24小时内将血钠浓度增加4~6mmol/L	避免血钠浓度增加>8mmol/(L·d);如果超过极限,特别是在渗透性脱髓鞘综合征高风险的患者中,要考虑再次降低

　　*:严重低钠血症定义为血钠浓度<120mmol/L。在没有尿液失水的情况下,每千克体重1mL3%的盐水将使血钠浓度增加约1mmol/L。渗透性脱髓鞘综合征可能发生在血钠浓度迅速增加时,门诊患者在饮用正常量的水时患低钠血症,并且住院患者在2天或更长时间内变为低钠血症。

第四节　高钠血症

　　肾脏的浓缩机制是防止水过分缺失和渗透压过高的第一道防线。如果尿液浓缩不足或者大量的低渗液体丢失且没有得到补充,就会导致高钠血症的发生,而口渴是重要的人体保护机制。高钠血症可根据总体钠的高低分为三大类。

一、高钠血症的分类及病因

(一) 总体钠低的高钠血症

　　这些患者同时有钠和水的丢失,但水的丢失相对较大,表现出低血容量的迹象,如直立性低血压、心动过速、颈部静脉塌陷、皮肤皱缩、黏膜干燥,以及有时精神状态的改变。它的原因主要是肾脏和(或)胃肠道的低渗体液丢失。在后一种情况下,尿钠浓度是低的。

（二）总体钠高的高钠血症

这是最不常见的形式。它由高渗溶液引起，例如羊膜腔内滴注 3%NaCl 用于治疗性流产，以及给予碳酸氢钠（NaHCO₃）用于治疗代谢性酸中毒和高钾血症等。在透析时，高钠透析液或大量摄入钠盐时也可能偶然发生这种情况。

（三）总体钠正常的高钠血症

大多数继发于水分丢失的高钠血症患者表现为血容量正常和总体钠正常，因为不含钠的水分丢失不会导致过度的容量浓缩。水分丢失本身不会引起严重的高钠血症，除非它不伴随水的摄入。由于这种饮水过少的现象并不常见，因此高钠血症通常只会在那些无法获得水分或者神经功能缺陷导致饮水受限的人（例如，非常小的孩子和失能老人）中出现。在发热或其他高代谢状态下，皮肤和呼吸道会发生肾外水分流失。对抗高渗透压的防御需要口渴的刺激和通过饮用水做出反应的能力。

（四）尿崩症

1. 中枢性尿崩症（CDI）

在中枢性尿崩症和肾源性尿崩症（NDI）患者中，均出现多尿和烦渴。这两种疾病可以通过测量血管升压素和禁水试验来区分。CDI 和原发性多饮症（强迫性饮水）可以通过临床特征来分辨。CDI 通常突然发作，而强迫性饮水者倾向于给出模糊的发病史。CDI 患者有恒定的水摄入需求量，而强迫性饮水者的水摄入量和尿液量有很大的波动。在 CDI 中常见的夜尿症在强迫性饮水者中是不常见的。此外，CDI 患者更喜欢饮冷水。血浆渗透压>295mmol/L 时表明是 CDI，<270mmol/L 时表明是强制性饮水。

大约 50% 的 CDI 病例是特发性的，其余的由肿瘤（乳腺转移、颅咽管瘤和松果体瘤）、创伤、囊肿、组织细胞增多症、肉芽肿（结核病和结节病）、动脉瘤、脑膜炎、脑炎和吉兰-巴雷综合征等引起。目前已知的遗传因素有：由血管升压素基因中的点突变引起的常染色体显性遗传，与糖尿病、视神经萎缩和耳聋（Wolfram 综合征）相关的 4 号染色体缺陷的罕见常染色体隐性形式，以及线粒体 DNA 异常等。

CDI 可以用激素替代疗法或药物治疗。在肾脏大量丢失水的紧急情况下，使用血管升压素可快速起效，发挥短时间作用，可避免诸如水中毒等并发症。对于冠状动脉和外周血管疾病患者，应谨慎使用该药物，因为它可能导致血管痉挛。在慢性 CDI 中，醋酸去氨升压素是首选的药剂，它具有较长的半衰期，不具有显著的血管收缩作用，可以每 12~24 小时鼻内给药，通常耐受性良好，在怀孕期间也是安全的，并且不会被循环中的血管升压素酶降解。在部分尿崩症患者中，可以使用增强 ADH 释放的药物，但它们需要与激素疗法、减少的溶质摄入或利尿剂联合使用。

2. 先天性肾源性尿崩症(CNDI)

CNDI 的一种表现形式为仅在男性中有临床表现,而女性仅有亚临床表现。这表明 X 连锁显性遗传在女性中具有可变外显率。V_2 受体在 X 染色体上编码。现已报道了 87 个可疑的致病突变,它们来自 106 个可能不相关的 X 连锁家族的 AVPR2(精氨酸血管升压素 2 型受体)基因。NDI 的常染色体隐性遗传形式是由 AQP2 中的突变引起的。CNDI 的诊断通常在婴儿出现低渗性尿液时考虑,并伴随出现严重脱水、高钠血症、呕吐和发烧。与一些具有可变外显率的女性不同,尽管严重脱水和给予 ADH,男性患者仍不能进行尿液浓缩。这些患者通常表现为生长受损和智力低下,肾积水并不罕见。

药理学和激素疗法都不是有效的。由于溶质的排泄会引起进一步的水分流失,补液治疗应选择低渗(2.5%)而不是等渗(5%)葡萄糖溶液。应保持较低的溶质摄入量(低钠饮食)。噻嗪类利尿剂可以通过细胞外液收缩而减少尿液量,从而增强近端肾小管钠和水的重吸收,已发现联合使用氢氯噻嗪、阿米洛利是有效的。非甾体消炎药(如托美丁)具有良好的耐受性。将尿液渗透压从 50mmol/L 升高到 200mmol/L 是非常重要的,因为它可以使尿液量减少,从每天 10~12L 降至 3~4L。

3. 获得性肾源性尿崩症(ANDI)

相比于 CNDI、CDI 或强迫性饮水,ANDI 更为常见,并且很少像 CNDI 那样严重。在大多数患者中,最大限度地浓缩尿液的能力受损,但尿液浓缩机制仍部分保留,每日尿液量会<3L。常见原因有肾脏疾病、电解质紊乱和药物。大多数晚期慢性肾衰竭患者的尿液浓缩能力存在缺陷,任何原因引起的慢性肾衰竭晚期均可造成与低渗尿液相关的 ADH 抵抗。浓缩缺陷的机制是多因素的:髓质内结构的破坏或髓质血流的局部改变,如肾小管间质疾病、镰状细胞病和镇痛药肾病可能是重要病因;髓袢升支粗段转运氯化钠功能障碍也可能起作用。治疗慢性肾衰竭的患者需要注意的是,在大多数仍然有尿的患者中,一定量的液体摄入量是必须的,以维持肾脏每日的渗透性清除。

低钾血症可通过刺激水分摄入和降低间质张力引起尿液浓缩异常,这与髓袢升支粗段对氯化钠重吸收的减少有关。低钾血症还会影响细胞内环腺苷酸(cAMP)的积累并降低 ADH 敏感的 AQP2 的活性。低钾血症(例如腹泻,长期利尿剂使用或原发性醛固酮增多症)也通常与可逆的尿液浓缩缺陷相关。高钙血症也可导致尿液浓缩异常。

乙醇和苯妥英对 ADH 的释放具有关键性影响,而服用两性霉素和膦甲酸患者的尿液浓缩缺陷可能与这些药物的肾毒性有关。地美环素可降低肾髓质中的腺苷酸环化酶活性,降低集合管的 ADH 活性,从而促使尿液稀释。高达 50% 的服用药物锂的患者由于 AQP2 的下调出现 NDI，即使停用锂，尿液浓缩缺陷也可能持续存在。

　　镰状细胞病患者通常具有尿液浓缩缺陷。"镰状"红细胞阻塞血管并引起肾乳头损伤，由此产生的髓质缺血损害了升支的氯化钠的转运。长期患有镰状细胞病的患者髓质发生梗死，导致尿液浓缩缺陷不可逆转。由于钠和尿素维持大部分的髓间质张力，因此氯化钠和蛋白质的摄入量减少也会产生这种影响。妊娠期尿崩症通常对血管升压素无反应，是由于胎盘产生的血管升压素酶增加所致。醋酸去氨升压素通常可以有效减少尿液流量，因为它不会被这种酶降解。

二、高钠血症的临床表现

　　高钠血症远没有低钠血症常见。它总是反映高渗状态，因此中枢神经系统症状突出。高钠血症的症状和体征包括：精神状态改变、嗜睡、易怒、烦躁不安、癫痫发作（通常见于儿童）、肌肉抽搐、反射亢进和痉挛、发热、恶心或呕吐、呼吸困难和强烈的口渴。儿童急性高钠血症患者的发病率和死亡率都很高，2/3 的幸存者有神经系统后遗症。相反，慢性高钠血症的死亡率为 10%。在成年人中，血钠浓度>160mmol/L 的死亡率高达 75%，而慢性高钠血症的死亡率约为 60%。成人中的高钠血症往往继发于严重的疾病，因此高死亡率更多地反映了潜在疾病的严重性而非高钠血症本身。

三、高钠血症的治疗（表 1-2）

　　治疗高钠血症的主要目标是恢复血清张力，而治疗方案取决于血容量的状态。慢性高钠血症的纠正应该缓慢进行，使血钠浓度的下降速度低于每小时 0.5mmol/L，可以降低因水化治疗所导致的脑水肿和癫痫发作的风险[31,61,62]。但与低钠血症过度纠正所致的高危险性相比，高钠血症患者发生过度纠正所产生的危险要小得多，而且高钠血症患者通常出现治疗不足而非过度的情况[64,65]。

（一）低血容量性高钠血症

　　这种类型的患者存在总体钠降低和体位性高血压，应给予等渗盐水直至全身血流动力学稳定。因此，体液疗法通常给予 0.45%氯化钠或 5%葡萄糖溶液以纠正缺水状态。

（二）高血容量性高钠血症

　　这些患者的治疗原则是去除多余的 Na^+。可以用利尿剂和 5%葡萄糖溶液联合治疗。如果有严重的肾功能损害，可能需要透析。

(三) 正常血容量性高钠血症

在此类型的患者中,水分丢失远远超过了溶质丢失,主要使用5%葡萄糖溶液治疗。为了适当地纠正高钠血症,必须估计总体水的缺乏量。水缺乏量的估算是基于血钠浓度并且假设60%的体重是水来计算的。

表 1-2　严重高钠血症的治疗和纠正的限度*

持续时间	相关行为或状态	临床表现	最初的治疗目标	纠正的限度与过度纠正的管理
几个小时	与意外吸食盐或摄入盐自杀未遂、使用肠外高渗盐水、透析错误有关的急性盐中毒	癫痫,昏迷,高血压,高烧,颅内出血,硬脑膜窦血栓形成	快速输注5%葡萄糖水溶液,加上紧急血液透析,立即恢复血钠浓度正常	过度纠正未知是有害的
1~2 天	来自糖尿病、神经源性或肾性尿崩症相关的尿液损失的未替代水	持续性昏迷,大脑脱髓鞘	以2mmol/(L·h)的速度降低血钠浓度,直到血钠浓度为145mmol/L;停止或更换水损失	过度纠正未知是有害的
不详或 ≥ 2 天	儿童:腹泻,无法母乳喂养 成人:渴感减退,精神状态受损	由于快速纠正导致的萎缩或昏迷,再水合相关的癫痫发作和脑水肿	儿童:将血钠浓度降低0.3mmol/(L·h) 成人:将血钠浓度降低10mmol/(L·d);取代水损失	儿童:避免血钠浓度降低> 0.5mmol/(L·h);3%的盐水用于与再水合有关的癫痫发作 成人:未知

*:严重高钠血症定义为血钠浓度>150mmol/L。在没有尿液损失的情况下,每千克体重3mL无电解质水将使血钠浓度降低约1mmol/L。

参考文献

[1]　Bhave G,Neilson EG. Body fluid dynamics: back to the future. J Am Soc Nephrol,2011,22(12): 2166-2181.

[2]　Day RE,Kitchen P,Owen DS,et al. Human aquaporins: regulators of transcellular water flow. Biochim Biophys Acta,2014,1840(5):1492-1506.

[3]　Weschler LB. Letter to the editor: "The Edelman equation as it applies to acute and chronic hyponatremia". Am J Physiol Regul Integr Comp Physiol,2012,302 (7): R896-897;author reply R898, R899-901.

[4]　Urban JP. The chondrocyte: a cell under pressure. Br J Rheumatol,1994,33(10):901-908.

[5]　Farber SJ. Mucopolysaccharides and sodium metabolism. Circulation,1960,21:941-947.

[6]　Stormont JM,Waterhouse C. The genesis of hyponatremia associated with marked overhydration and water intoxication. Circulation,1961,24:191-203.

[7]　Forbes GB,Tobin RB,Harrison A,et al. Effect of acute hypernatremia,hyponatremia,and acidosis on bone sodium. Am J Physiol,1965,209(4):825-829.

[8] Wynn V. The osmotic behaviour of the body cells in man；significance of changes of plasma—electrolyte levels in body—fluid disorders. Lancet,1957,273(7007):1212-1218.

[9] Titze J,Dahlmann A,Lerchl K,et al. Spooky sodium balance. Kidney Int,2014,85(4):759-767.

[10] Heer M,Baisch F,Kropp J,et al. High dietary sodium chloride consumption may not induce body fluid retention in humans. Am J Physiol Renal Physiol 2000,278:585-595.

[11] Nieman DC. Three Independent Biological Mechanisms Cause Exercise—Associated Hyponatremia: Evidence From 2,135 Weighed Competitive Athletic Performances. Yearbook of Sports Medicine, 2006,2006:303-304.

[12] Titze J,Lang R,Ilies C,et al. Osmotically inactive skin Na$^+$ storage in rats. American Journal of Physiology-Renal Physiology,2003,285(6):F1108-F1117.

[13] Titze J,Shakibaei M,Schafflhuber M,et al. Glycosaminoglycan polymerization may enable osmotically inactive Na$^+$ storage in the skin. Am J Physiol Heart Circ Physiol,2004,287(1):H203-208.

[14] Wiig H,Schroder A,Neuhofer W,et al. Immune cells control skin lymphatic electrolyte homeostasis and blood pressure. J Clin Invest,2013,123(7):2803-2815.

[15] Hew—Butler T,Stuempfle KJ,Hoffman MD. Bone: an acute buffer of plasma sodium during exhaustive exercise? Horm Metab Res,2013,45(10):697-700.

[16] Hannon MJ,Behan LA,O'Brien MM,et al. Hyponatremia following mild/moderate subarachnoid hemorrhage is due to SIAD and glucocorticoid deficiency and not cerebral salt wasting. J Clin Endocrinol Metab,2014,99(1):291-298.

[17] Berl T. Impact of Solute Intake on Urine Flow and Water Excretion. Journal of the American Society of Nephrology,2008,19(6):1076-1078.

[18] Popli S,Tzamaloukas AH,Ing TS. Osmotic diuresis—induced hypernatremia: better explained by solute—free water clearance or electrolyte—free water clearance? Int Urol Nephrol,2014,46 (1):207-210.

[19] Decaux G,Andres C,Gankam Kengne F,et al. Treatment of euvolemic hyponatremia in the intensive care unit by urea. Crit Care,2010,14(5):R184.

[20] Soupart A,Coffernils M,Couturier B,et al. Efficacy and tolerance of urea compared with vaptans for long—term treatment of patients with SIADH. Clin J Am Soc Nephrol,2012,7(5):742-747.

[21] Levick JR,Michel CC. Microvascular fluid exchange and the revised Starling principle. Cardiovasc Res,2010,87(2):198-210.

[22] Abbott NJ,Friedman A. Overview and introduction: The blood—brain barrier in health and disease. Epilepsia,2012,53:1-6.

[23] Bourque CW. Central mechanisms of osmosensation and systemic osmoregulation. Nat Rev Neurosci,2008,9(7):519-531.

[24] Bichet DG. Physiopathology of hereditary polyuric states: a molecular view of renal function. Swiss Med Wkly,2012,142:w13613.

[25] Sladek CD,Johnson AK. Integration of thermal and osmotic regulation of water homeostasis: the role of TRPV channels. Am J Physiol Regul Integr Comp Physiol,2013,305(7):R669-678.

[26] Tian W,Fu Y,Garcia—Elias A,et al. A loss-of—function nonsynonymous polymorphism in the osmoregulatory TRPV4 gene is associated with human hyponatremia. Proc Natl Acad Sci U S A,2009, 106(33):14034-14039.

[27] Zhang Z,Duckart J,Slatore CG,et al. Individuality of the plasma sodium concentration. Am J Physiol Renal Physiol,2014,306(12):F1534-1543.

[28] Balanescu S,Kopp P,Gaskill MB,et al. Correlation of plasma copeptin and vasopressin concentrations in hypo—,iso—,and hyperosmolar States. J Clin Endocrinol Metab,2011,96(4):1046-1052.

[29] Antunes—Rodrigues J,de Castro M,Elias LL,et al. Neuroendocrine control of body fluid metabolism.

Physiol Rev,2004,84(1):169-208.

[30] Ellison DH,Berl T. Clinical practice. The syndrome of inappropriate antidiuresis. N Engl J Med, 2007,356(20):2064-2072.

[31] Adrogue HJ,Madias NE. Hypernatremia. N Engl J Med,2000,342(20):1493-1499.

[32] Atsariyasing W,Goldman MB. A systematic review of the ability of urine concentration to distinguish antipsychotic- from psychosis-induced hyponatremia. Psychiatry Res,2014,217(3):129-133.

[33] Bhattarai N,Kafle P,Panda M. Beer potomania: a case report. BMJ Case Rep,2010,2010.

[34] Hix JK,Silver S,Sterns RH. Diuretic-associated hyponatremia. Semin Nephrol,2011,31(6):553-566.

[35] Vandergheynst F,Brachet C,Heinrichs C,et al. Long-Term Treatment of Hyponatremic Patients with Nephrogenic Syndrome of Inappropriate Antidiuresis: Personal Experience and Review of Published Case Reports. Nephron Clinical Practice,2012,120(3):c168-c172.

[36] Adrogue HJ,Madias NE. The challenge of hyponatremia. J Am Soc Nephrol,2012,23(7):1140-1148.

[37] Sterns RH,Hix JK,Silver S. Treatment of hyponatremia. Current Opinion in Nephrology and Hypertension,2010,19(5): 493-498.

[38] Mohmand HK,Issa D,Ahmad Z,et al. Hypertonic saline for hyponatremia: risk of inadvertent overcorrection. Clin J Am Soc Nephrol,2007,2(6):1110-1117.

[39] Perianayagam A,Sterns RH,Silver SM,et al. DDAVP Is Effective in Preventing and Reversing Inadvertent Overcorrection of Hyponatremia. Clinical Journal of the American Society of Nephrology, 2008,3(2):331-336.

[40] Lehrich RW,Ortiz-Melo DI,Patel MB,et al. Role of vaptans in the management of hyponatremia. Am J Kidney Dis,2013,62(2):364-376.

[41] Fenske W,Allolio B. The syndrome of inappropriate secretion of antidiuretic hormone: diagnostic and therapeutic advances. Horm Metab Res,2010,42(10):691-702.

[42] Fenske W,Maier SK,Blechschmidt A,et al. Utility and limitations of the traditional diagnostic approach to hyponatremia: a diagnostic study. Am J Med,2010,123(7):652-657.

[43] Leaf AB,F.C.,Santos RF,Wrong O. Evidence in man that urinary electrolyte loss induced by pitressin is a function of water retention. J Clin Invest,1953,32:868-878.

[44] Steele A,Gowrishankar M,Abrahamson S,et al. Postoperative hyponatremia despite near-isotonic saline infusion: a phenomenon of desalination. Ann Intern Med,1997,126(1):20-25.

[45] Sterns RH,Silver SM. Cerebral salt wasting versus SIADH: what difference? J Am Soc Nephrol, 2008,19(2):194-196.

[46] Sterns RH,Silver SM. Salt and water: read the package insert. QJM: An International Journal of Medicine,2003,96(8):549-552.

[47] Burg MB,Ferraris JD,Dmitrieva NI. Cellular response to hyperosmotic stresses. Physiol Rev,2007, 87(4):1441-1474.

[48] Strange K. Cellular volume homeostasis. Adv Physiol Educ,2004,28(1-4):155-159.

[49] Yancey PH. Organic osmolytes as compatible,metabolic and counteracting cytoprotectants in high osmolarity and other stresses. J Exp Biol,2005,208(Pt 15):2819-2830.

[50] Verbalis JG. Brain volume regulation in response to changes in osmolality. Neuroscience,2010,168 (4):862-870.

[51] Pasantes-Morales H,Cruz-Rangel S. Brain volume regulation: osmolytes and aquaporin perspectives. Neuroscience,2010,168(4):871-884.

[52] Gankam Kengne F,Nicaise C,Soupart A,et al. Astrocytes are an early target in osmotic demyelination syndrome. J Am Soc Nephrol,2011,22(10):1834-1845.

[53] Silver SM,Schroeder BM,Sterns RH,et al. Myoinositol administration improves survival and reduces myelinolysis after rapid correction of chronic hyponatremia in rats. J Neuropathol Exp Neurol,2006, 65(1):37–44.

[54] Gankam Kengne F,Soupart A,Pochet R,et al. Re–induction of hyponatremia after rapid overcorrection of hyponatremia reduces mortality in rats. Kidney International,2009,76(6): 614–621.

[55] Takagi H,Sugimura Y,Suzuki H,et al. Minocycline prevents osmotic demyelination associated with aquaresis. Kidney Int,2014,86(5):954–964.

[56] Sterns RH,Riggs JE,Schochet SS,Jr. Osmotic demyelination syndrome following correction of hyponatremia. N Engl J Med,1986,314(24):1535–1542.

[57] de Souza A,Desai PK. More often striatal myelinolysis than pontine? A consecutive series of patients with osmotic demyelination syndrome. Neurol Res,2012,34(3):262–271.

[58] Louis G,Megarbane B,Lavoue S,et al. Long–term outcome of patients hospitalized in intensive care units with central or extrapontine myelinolysis*. Crit Care Med,2012,40(3):970–972.

[59] Soupart A,Penninckx R,Namias B,et al. Brain myelinolysis following hypernatremia in rats. J Neuropathol Exp Neurol,1996,55(1):106–113.

[60] Ismail FY,Szollics A,Szolics M,et al. Clinical semiology and neuroradiologic correlates of acute hypernatremic osmotic challenge in adults: a literature review. AJNR Am J Neuroradiol,2013,34(12): 2225–2232.

[61] Lee JH,Arcinue E,Ross BD. Brief report: organic osmolytes in the brain of an infant with hypernatremia. N Engl J Med,1994,331(7):439–442.

[62] Bolat F,Oflaz MB,Guven AS,et al. What is the safe approach for neonatal hypernatremic dehydration? A retrospective study from a neonatal intensive care unit. Pediatr Emerg Care,2013,29(7): 808–813.

[63] Bhaskar E,Kumar B,Ramalakshmi S. Evaluation of a protocol for hypertonic saline administration in acute euvolemic symptomatic hyponatremia: A prospective observational trial. Indian J Crit Care Med,2010,14(4):170–174.

[64] Alshayeb HM,Showkat A,Babar F,et al. Severe hypernatremia correction rate and mortality in hospitalized patients. Am J Med Sci,2011,341(5):356–360.

[65] Bataille S,Baralla C,Torro D,et al. Undercorrection of hypernatremia is frequent and associated with mortality. Bmc Nephrology,2014,15.

第二章 钾稳态维持与代谢异常

第一节 钾稳态维持的生理学

钾离子(K^+)是细胞内液中含量最高的阳离子,且主要呈结合状态,是生命所必需的矿物质之一,为一价元素,原子量为39.1。正常成年男性体内的钾总量为50~55mmol/kg,女性为40~50mmol/kg。人体内98%的钾分布在细胞内,2%的钾在细胞外,血钾仅占总量的0.3%。正常的血钾浓度为3.5~5.5mmol/L,细胞间液的钾浓度为3.0~5.0mmol/L。成人每日需钾约0.4mmol/kg,即3~4g钾(75~100mmol)。肾脏是排钾的主要器官,尿钾占85%,粪和汗液分别排钾10%和5%。肾脏有较好的排钠功能,但无有效的保钾能力,即使不摄入钾,每日仍排钾30~50mmol。尿钾排出量受钾的摄入量、远端肾小管钠浓度、血浆醛固酮和皮质醇的调节[1-5]。

血钾主要参与机体的糖原与蛋白质代谢,维持体液的酸碱平衡及渗透压,细胞内的钾的作用则是保持神经、肌肉的应激性及细胞电活动的稳定性。钾和钠共同调节体内水分的平衡,对协助维持稳定的血压及神经活动的传导起着非常重要的作用[1-6]。K^+代谢紊乱在临床上比较常见,且常和其他电解质紊乱同时存在,其后果亦较严重,应引起临床医生的重视。

一、钾的生理作用

(一) 参与维持细胞的新陈代谢

K^+是细胞内主要的阳离子,细胞内一些酶的活动必须依靠高浓度K^+的存在。葡萄糖和氨基酸经过细胞膜进入细胞合成糖原和蛋白质时,必须有适量的K^+参与。估计1g糖原的合成约需0.6mmol K^+,合成蛋白质时每1g氮需要3mmol K^+。ATP的生成过程中也需要一定量的钾,如果钾缺乏,碳水化合物、蛋白质的代谢将受到影响[7-17]。

(二) 参与维持细胞内、外液的渗透压和酸碱平衡

由于大量的K^+存在于细胞内(约为细胞外的20倍),细胞内游离K^+是维持细胞正

常渗透压的基础。K$^+$与细胞外液中的 Na$^+$合作,维持细胞与体液水分的平衡。在细胞外液中的 H$^+$浓度发生变动时,K$^+$可通过细胞膜与之进行交换,故 K$^+$能参与酸碱平衡的调节;相反,细胞外液中的 K$^+$浓度的变化也能影响细胞外液中的 H$^+$的浓度,引起酸碱平衡的变动。因此,K$^+$不仅能维持细胞内液的渗透压及酸碱平衡,也能影响细胞外液的渗透压及酸碱平衡[2,18-23]。

(三)参与维持神经肌肉的兴奋性

静息电位(RP)是指细胞未受刺激时存在于细胞膜内外两侧的外正内负的电位差,它是一切生物电产生和变化的基础。在安静状态下,细胞膜对 K$^+$的通透性大,对 Na$^+$的通透性小,仅为 K$^+$通透性的 1/100~1/50,而对氯离子(Cl$^-$)则几乎没有通透性。因此,细胞膜静息期主要的离子流为 K$^+$外流。K$^+$外流导致正电荷向外转移,其结果导致细胞内的正电荷减少而细胞外正电荷增多,从而形成细胞膜外侧电位高而细胞膜内侧电位低的电位差(图 2–1)。可见 K$^+$是维持细胞膜静息电位的物质基础,静息电位主要决定于细胞膜对 K$^+$的通透性和膜内外 K$^+$的浓度差。此电位是影响神经、肌肉组织兴奋性的重要因素。神经、肌肉细胞受到外来刺激后发生去极化,从而产生动作电位(AP),使细胞发生生理效应。神经细胞的动作电位是神经信息的传递者,肌肉细胞的动作电位可使肌肉收缩。静息电位对动作电位有直接影响,正常情况下 K$^+$在血中的浓度很低,稍有改变就会对神经、肌肉的膜电位影响很大,进而影响神经、肌肉的兴奋性[24-31]。

(四)参与维持心肌细胞的电生理活动

心肌细胞大致可分为两类:心脏传导细胞和工作细胞。心脏传导细胞包括窦房

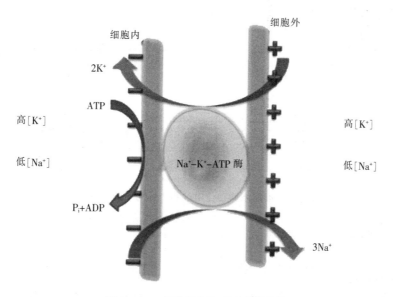

图 2–1 K$^+$在静息电位形成中的作用

结、房室结和蒲氏纤维，主要以传导心肌电冲动为主。工作细胞包括心房肌和心室肌细胞。单个的工作细胞接受心脏传导系统的电冲动产生兴奋收缩偶联。心房肌或心室肌作为一个整体，完成泵血功能。心脏的力学和电学活动构成整个心脏电生理学的主体，而心肌细胞的离子通道与离子流（包括各种离子转运电流）又是整个心脏电生理学的基石。心肌细胞兴奋时会产生 AP，这种电位变化与骨骼肌、神经细胞的 AP 大致相似[32]。

心肌细胞跨膜电位取决于离子的跨膜电–化学梯度和膜对离子的选择性通透。心肌细胞在静息状态时，膜内电位负于膜外，约为–90mV，处在极化状态，是由于心肌细胞内高浓度的 K^+ 外流造成的。心肌细胞兴奋时，发生去极化进而复极化形成 AP。在膜电位变化过程中，离子通道经历关闭、开放和失活的转变。AP 分为 5 个时相，0 相为快速去极，是 Na^+ 快速内流所致；1 相为快速复极化初期，由 K^+ 短暂外流所致；2 相平台期为缓慢复极化，由 Ca^{2+} 及少量 Na^+ 内流及 K^+ 外流所致；3 相为快速复极化末期，由 K^+ 外流所致。0 相至 3 相的 AP 时程称为动作电位时程（APD）。非自律细胞 4 相为静息期，膜电位维持在静息水平；自律性细胞 4 相为自动去极化期，是由一种 Na^+ 的内向电流所致，为自发性舒张期去极化（图 2-2）。因此，心肌细胞膜上的外向 K^+ 电流是形成 RP 和 AP 复极化的基础，对于心肌细胞电活动稳定性的维持起着至关重要的作用[33-39]。

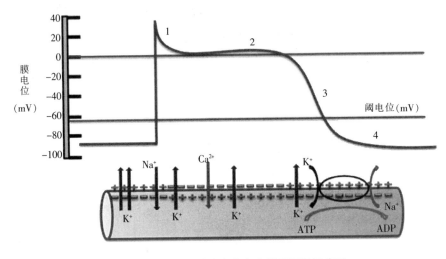

图 2-2   心肌细胞动作电位和主要离子流示意图

二、钾的摄入与排出

(一) 钾的摄入

正常情况下，成人每日摄取钾盐 2~4g 即能满足代谢之需。含钾丰富的食物包括乳制品、水果、蔬菜、瘦肉、内脏、香蕉和葡萄干等。K^+ 在食管中不吸收；胃内有少量 K^+ 穿过胃黏膜细胞；小肠（主要是回肠）吸收摄入 K^+ 量的 90%，其余约 10% 随粪便排出体外。K^+ 被吸收的可能机制：①肠壁细胞由受体调节的"钠泵"主动转运；②直接通过小肠黏膜上皮细胞之间的连接间隙进入；③空回肠腔侧细胞膜对 K^+ 几乎不渗透，K^+ 入血机制为通过细胞旁短路吸收入血[40-45]。

在各种消化液中，小肠液和血浆中的 K^+ 浓度近似，唾液、胃液、胆汁和胰液中的 K^+ 均高于血浆。成年人每日产生的消化液总量为 6~7L，正常情况下，消化液中的电解质几乎全部重吸收，再加上摄入的电解质，消化道每日交换 K^+ 150~200mmol（空肠以上部位以排钾为主，回肠段以吸收钾为主）。消化道内 K^+ 的正常代谢和 K^+ 浓度的稳定是血钾的基础，也是总体钾量和细胞内外 K^+ 量恒定在一定范围的重要保证[45,46]。

钾被摄入之后不停地被吸收，吸收量与摄入量固然成正相关，但吸收入血的速度是比较缓和的。研究表明，进食钾后的数小时中，血钾浓度变化并不大，并未见其浓度显著增高，这种现象虽然与肾脏排钾调节有关，但也可能存在一种肠道对钾吸收的缓调机制，进食后大量消化液分泌可能是这种缓调机制的组成部分。消化液中 K^+ 浓度常高于血浆中 K^+ 的浓度提示这种调节机制的存在。另外，从临床观察发现，胃肠道对 K^+ 的吸收量和吸收速度并非受血钾浓度高低调节。低血钾时，消化道总体吸收功能常受影响，因此，此时多有食欲缺乏、恶心和呕吐，直接影响了 K^+ 的吸收；高血钾时，肠道也并未因血钾浓度的增高而对 K^+ 不予吸收。由于机体对钾的平衡调控较好，血钾浓度不会出现剧烈改变，避免了因摄入大量钾而使血钾浓度突然升高而危及生命的情况[47]。

(二) 钾的排出

摄入的钾如果超出生理需要量，即会从肾脏、粪便和汗腺排出，但以从肾脏排出为主。

1. 钾通过肾脏排出

正常情况下，每日从肾小球滤过的钾为 600~800mmol（23.5~31.3g），但每日从尿液中排出的钾只有从肾小球滤过的钾总量的约 1/8。肾脏对尿钾排出的调控过程较为复杂，是通过钾的重吸收和分泌进行的。自肾小球滤过的钾的 98% 被重吸收，而尿液中排出的钾主要由远端肾小管细胞分泌，即 K^+–Na^+、K^+–H^+ 交换的结果[48-67]（图 2-3）。

（1）K^+ 在肾小管的重吸收。K^+ 主要在近曲小管及 Henle 袢被主动重吸收。近曲小管重吸收 65% 滤过的 K^+，Henle 袢重吸收 27% 滤过的 K^+。只有约 10% 的 K^+ 进入远端肾小管后又被重吸收[48-51,54]。

（2）K^+ 从肾脏排出。K^+ 在远曲小管和集合管的主动分泌对钾从肾脏排出起重要的

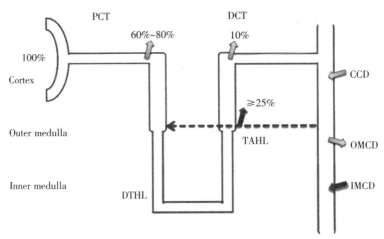

图 2-3　肾脏排钾示意图。(CCD,肾皮质集合管;DCT,远曲小管;DTHL,髓袢降支细段;IMCD,内髓质集合管;OMCD,外髓质集合管;PCT,近曲小管;TAHL,髓袢升支粗段;Cortex,皮质;Outer medulla,外髓质;Inner medulla,内髓质)。

调控作用[48-51,54]。

(3)影响肾脏远曲小管和集合管分泌 K^+ 的因素[48-51,54]如下。

a.与摄入钾的量有关。摄入钾增多时,间质液中 K^+ 的浓度升高,进入远曲小管和集合管的 K^+ 也增多,因此肾小管管腔液中 K^+ 的浓度梯度增大,分泌到肾小管管腔的 K^+ 增多,K^+ 排出增多。

b.与远曲小管和集合管上皮细胞内的 H^+ 浓度有关。因 K^+ 与 H^+ 和 Na^+ 交换时有竞争作用,若肾小管上皮细胞内的 H^+ 浓度升高,则 Na^+ 和 H^+ 交换增多,而 Na^+ 和 K^+ 交换减少,排出 K^+ 减少。

c.与 Na^+ 的重吸收有关。当肾小球滤过率(GFR)明显降低时,近端肾小管几乎完全重吸收 Na^+,此时远端肾小管不能进行 Na^+-K^+ 交换,K^+ 排出减少。酸中毒时,远端肾小管 Na^+-H^+ 交换增多,K^+ 的排出量也减少。

d.激素影响 K^+ 的排出。肾上腺皮质激素,特别是盐皮质激素,有潴钠排钾的作用,而醛固酮能促进远端肾小管 Na^+、Cl^- 的重吸收和 K^+、H^+ 的排出。

2. 钾通过肠道排出

钾在肠道中的吸收是被动的,吸收速度较钠慢。钾从粪便的排出量约为摄入量的 10%,若肾衰竭时,自粪便排出的钾约为摄入的 35%。腹泻时也有大量的钾通过粪便排出[68,69]。

3. 钾通过汗腺排出

正常情况下,从汗腺排出的钾很少。大量出汗时,每日可从汗腺排钾 150mmol。

三、钾代谢的调节

当大量的钾进入人体后,如血钾浓度迅速升高将会危及生命。钾在血浆中可以保持稳定的浓度,主要是通过机体对钾代谢的有效调节机制。该机制主要包括 K^+ 的跨细胞转移和肾脏排钾的调节[47]。

(一) K^+ 的跨细胞转移调节

1. 引起 K^+ 在细胞内外转移的生理性因素

(1) Na^+-K^+-ATP 酶。Na^+-K^+-ATP 酶是调控 K^+ 在细胞内外转运的主要因素之一[70]。细胞内外的 K^+ 经常不断地进行交换,以维持细胞外液中的 K^+ 浓度的稳定。若摄入大量钾,细胞外液中的 K^+ 浓度升高,即可促使 Na^+-K^+-ATP 酶活性增加,K^+ 可快速进入细胞内,使血钾浓度不会明显改变,同时尿钾排出增多[71,72]。临床上患者服用洋地黄类药物后,因其可抑制 Na^+-K^+-ATP 酶的活性,导致血钾浓度升高,因此慢性心力衰竭患者,特别是合并肝、肾功能不全时,长期服用洋地黄类药物应注意发生高钾血症的可能[73]。

(2) 儿茶酚胺。β-肾上腺素能的激活通过 cAMP 机制激活 Na^+-K^+-ATP 酶以促进细胞摄取 K^+,而 α-肾上腺素能的激活则促进 K^+ 自细胞内移出。肾上腺素由于具有激活 α 和 β 两种受体的活性,其表现为首先引起一个短暂的高钾血症,而后出现一个较持续的血钾浓度的轻度下降[74,75]。

(3) 胰岛素。胰岛素可促使 K^+ 进入细胞内,其机制也是调节 Na^+-K^+-ATP 酶的活性。给予生长抑制素后,胰岛素的分泌减少,而血钾浓度可升高 0.4~0.5mmol/L,直接刺激 Na^+-K^+-ATP 酶促进细胞摄取 K^+,该作用不依赖于葡萄糖的摄取[76]。

(4) 血糖浓度。给予葡萄糖后,其可刺激胰岛素的分泌,也可使血钾降低。静脉滴注葡萄糖和胰岛素,可明显降低血钾浓度,但停用几小时后,血钾浓度又可回升。因此在治疗低钾血症时,如将钾盐放在葡萄糖溶液中静滴,因葡萄糖可促使血中的 K^+ 进入细胞内,反而可使血钾浓度降低[77,78]。

(5) 运动。运动时 K^+ 可以从细胞内转移到细胞外。在高强度、剧烈运动后,血钾浓度可达 6mmol/L,休息后恢复正常。

(6) 机体总钾量。总钾量不足时,细胞外液 K^+ 浓度比细胞内液 K^+ 浓度下降比例大。但是从绝对量上看,细胞内 K^+ 丢失量大于细胞外 K^+ 的丢失;从相对量上看,细胞外 K^+ 浓度下降量更显著。这样导致 Ke/Ki 比值减小,静息膜电位负值增大,骨骼肌兴奋性出现超极化阻滞。反之,总钾量过多时有相反的结果。

(7) 血钾浓度。当血钾浓度升高时,K^+ 进入细胞内增多,反之则减少,后者可能是被动地转移。腹泻、大量应用排钾利尿剂后,细胞外液的 K^+ 浓度降低,K^+ 从细胞内转至细胞外,这一过程不受儿茶酚胺、胰岛素等控制。在正常情况下,血钾浓度的高低可反映体内总钾量的多少[79]。

2. 引起 K^+ 在细胞内外转移的病理因素

(1)酸碱平衡状态。H^+ 浓度升高可抑制主细胞的 Na^+-K^+ 泵,抑制排钾。急性酸中毒时,肾脏排钾减少;碱中毒时,排钾增多。但慢性酸中毒时却常显示尿钾增多,原因是慢性酸中毒可使近曲小管的水钠重吸收受抑制,从而使远曲小管的尿液流速增快,该作用可超过 H^+ 对远曲小管、集合小管主细胞 Na^+-K^+ 泵的抑制作用,从而出现慢性酸中毒时肾脏排钾增多[67,80-84]。

(2)血 pH 值的高低。酸碱平衡紊乱时,血 pH 值的改变与血钾浓度的改变有一定的关系。当无机酸增加时,大量 H^+(60%)进入细胞内进行缓冲,Cl^- 亦进入细胞内。当 H^+ 进入细胞达到一定量后,Na^+、K^+ 向细胞外移,以维持细胞内外电平衡。结果是血 pH 值降低后,相应 K^+ 在血中的浓度升高;血钠浓度虽也升高,但无生理意义[67,80-84]。

有机酸增加时,如乳酸血症,虽也有血 pH 值降低,但血钾浓度上升并不显著。可能由于有机酸与 H^+ 同时进入细胞内,避免了 K^+ 在细胞内外的重新分配。严重腹泻时,虽然血 pH 值也发生明显下降,但因 K^+ 从肠道排出,此时反而可发生低钾血症。呼吸性碱中毒和呼吸性酸中毒时,血钾浓度的改变并不明显,其机制尚不清楚[67,80-84]。

(3)高渗状态[85]。高渗状态时,血浆晶体渗透压每升高 10mmol/L,血钾浓度可升高 0.4~0.8mmol/L。其原因:①细胞内水因外移而减少,K^+ 在细胞内浓度升高,K^+ 易外移;②K^+ 随水一起外移。血浆晶体渗透压急性升高促进 K^+ 自细胞内移出。

(4)组织破坏。任何组织破坏发生时,细胞内的 K^+ 必然会释放出来。此时血钾浓度是否升高,取决于:①细胞破坏的多少;②正常细胞摄取 K^+ 的能力;③肾脏排出钾的能力。

(5)细胞快速生长。若细胞增长过速,则有大量的 K^+ 进入细胞内,使血钾浓度降低,如用维生素 B_{12} 和叶酸治疗巨细胞贫血时。

(二)肾脏对钾排泄的调节

机体主要依靠远曲小管和集合小管对钾的分泌和重吸收进行调节以维持机体内钾的平衡。钾在机体内外的调节除了钾的摄入量和粪便、汗腺的排出量外,如前所述,钾的调控主要通过肾脏排出多少而定。醛固酮是影响肾脏排钾作用的关键因素,其次为糖皮质激素[48-51]。

1. 远曲小管、集合管的 K^+ 分泌机制

K^+ 由该段小管上皮的主细胞分泌。通过三个方面影响主细胞分泌 K^+:影响主细胞

基底膜的 Na^+–K^+ 泵的活性;影响管腔面胞膜对 K^+ 的通透性;改变 K^+ 从血液到小管腔的电化学梯度[53-55,86]。

2. 集合小管对 K^+ 的重吸收

摄钾量明显不足时集合小管才发挥作用,主要是由闰细胞执行 K^+ 重吸收功能。闰细胞管腔面有 H^+–K^+–ATP 酶,也称质子泵,向小管腔内分泌 H^+ 而重吸收 K^+[53-55,86]。

3. 影响排钾的调节因素[58-61,63,66,67,87-91]

(1)醛固酮。在正常情况下,醛固酮对维持体内外血钾浓度的平衡起重要作用。当血钾浓度高时,直接刺激肾上腺皮质分泌醛固酮,促使肾脏排钾增多。当血钾较正常升高 0.1~0.2mmol/L 时,对醛固酮的分泌已起到刺激作用。当血钾浓度降低时,醛固酮分泌减少,肾脏排钾减少。

醛固酮作用于肾脏的集合管,促进 K^+ 分泌,其机制是增加集合管上皮细胞管腔内侧 Na^+ 和 K^+ 通道开放的数目,同时集合管上皮细胞基底部的 Na^+–K^+–ATP 酶活性增加。其结果是 Na^+ 首先泵入间质液而进入循环系统,随后又将间质液中的 K^+ 泵入细胞内,这有利于 K^+ 的排出。因此醛固酮的作用主要是通过调节排钾量的多少来保持体内钾的平衡。

(2)糖皮质激素。皮质醇和可的松对保钠排钾有一定的作用,但远不如醛固酮。

(3)肾小管远端流速。肾小管上皮细胞分泌 K^+ 的多少与 K^+ 的跨膜浓度差有关。肾小管内 K^+ 升高到一定浓度,往往是限制 K^+ 进一步分泌的重要因素。但当肾小管远端流速增快,可因肾小管内 K^+ 浓度降低而促进肾小管上皮细胞 K^+ 的分泌。因此低血容量时醛固酮分泌增多,使肾小管重吸收钠和水增加,远端流速减慢,影响钾的分泌排出,故不一定会发生低钾血症。相反,大量使用甘露醇等渗透性利尿剂可使远端流速增快,不管醛固酮分泌是否减少,尿钾排出会增多。

(4)肾小管上皮细胞跨膜电位差。由于 Na^+ 的主动重吸收,肾远曲小管和集合管腔内的电位测定为负值(-10~-45mV),这是肾小管被动分泌 K^+ 的动力,也被称为钾分泌的"Na^+–K^+ 电偶联作用"。促使肾小管腔内电位负值增加的因素也可以促进尿钾的排出,如机体钠负荷增多,肾小管对 Na^+ 重吸收增多,肾远曲小管液内不易随 Na^+ 一起被重吸收的负离子(SO_4^{2-}、HPO_4^{2-}、HCO_3^- 或酮体、乳酸及其他有机酸根离子)增多,都可使跨膜电位差负值增加而促进钾的排出。

(5)细胞外液酸碱度。由于远曲小管和集合管上皮细胞对 Na^+–H^+ 和 Na^+–K^+ 交换有竞争作用,因此酸中毒时肾小管上皮细胞代偿性分泌 H^+、重吸收 $NaHCO_3$ 增多,同时 K^+ 分泌减少,易引起血钾浓度升高;相反,碱中毒时则 H^+ 分泌减少,K^+ 分泌增多,易引起血钾浓度降低。

第二节　低钾血症

低钾血症是指血钾浓度<3.5mmol/L 的一种病理生理状态。造成低钾血症的主要原因是体内总钾量丢失,称为钾缺乏症。临床上,体内总钾量不缺乏时,也可因稀释或转移到细胞内而导致血钾浓度降低;反之,虽然钾缺乏,但如血液浓缩,或钾从细胞内转移至细胞外,血钾浓度又可正常或升高。重度低钾血症可出现严重并发症,甚至危及生命,需积极处理[92]。

一、低钾血症的病因

(一) 钾的摄入量减少

一般饮食含钾都比较丰富,故只要能正常进食,机体就不致缺钾。患者长期不能进食或摄入饮食很少时易发生缺钾。如果给消化道梗阻、昏迷和手术后较长时间禁食的患者静脉内输入营养时没有同时补钾或补钾不够,就可能导致缺钾和低钾血症。还可见于心力衰竭和肿瘤等慢性消耗性疾病患者。如果摄入不足是唯一原因,那么在一定时间内可因肾脏的保钾功能而掩盖缺钾程度[93]。

(二) 钾的排出量过多

1. 经胃肠道失钾[43,68,94]

常见于严重腹泻、呕吐等伴有大量消化液丧失的患者,也是小儿失钾最重要的原因。钾在各种消化液中的浓度几乎皆比在血浆中高,且分泌量又较大,在炎症等病理因素刺激下分泌量增大,该类疾病一旦发生,进食量将显著减少甚至完全禁食,非常容易发生低钾血症,且容易合并其他电解质紊乱。由于不同部位消化液的成分不同,合并其他电解质紊乱的类型也不尽相同。剧烈呕吐时, 胃液丧失并非失钾的主要原因,大量的钾是经肾脏随尿液丧失的,因为呕吐所引起的代谢性碱中毒可使肾脏排钾增多,呕吐引起的血容量减少也可通过继发性醛固酮增多而促进肾脏排钾。胃液中 Cl⁻ 和 H⁺ 的含量高,因此呕吐和胃液引流容易合并低钾、低氯血症和代谢性碱中毒。此外,泻药使用不当的患者也可发生低钾血症,钾在粪便中的浓度比钠高,腹泻时虽然钾的浓度有所稀释,但由于容量显著增多,因此钾的排出也明显增多。结直肠绒毛状腺瘤可以产生某些物质,影响结肠黏膜的渗透性,也会引起大量失钾。

2. 经肾失钾

经肾失钾是成人失钾最重要的原因。引起肾脏排钾增多的常见因素如下。

（1）长期连续使用或过量使用利尿剂（如呋塞米、氢氯噻嗪等排钾利尿药或甘露醇、高渗糖液等渗透性利尿药）[95]。临床常用的利尿剂中可以促使尿钾排出增多，但形成尿钾排出增多的机制则是多方面的。首先，利尿剂可以通过增加远端肾小管的流量而促使钾分泌增加；其次，有些作用于髓袢的利尿剂可以抑制该段肾小管对钾的重吸收，同时抑制髓袢升支及远端肾小管对钠、氯等的重吸收而促进水和钠的大量丢失，导致继发性醛固酮分泌增多、远端肾小管排钾增加。另一方面，如果临床已发生了低血钾，则将抵消血容量减少促使醛固酮分泌增加的效应；同时，由于利尿造成血容量减少，可促进钾在集合小管的重吸收。这些调节机制的相互制约有助于防止尿钾大量丢失。利尿剂并不是都有排钾作用的，有的不仅不丢钾，还有潴钾作用，如醛固酮受体拮抗剂螺内酯、氨苯蝶啶及阿米洛利等。因此，可以根据临床需要，选用或联合应用不同剂型的利尿药物。

（2）某些肾脏疾病（如急性肾衰竭多尿期、肾小管性酸中毒、失钾性肾病和尿路梗阻解除后利尿、Liddle 综合征）[96-98]。急性肾衰竭少尿期转入多尿期时，可伴随丢失大量电解质，如 Na^+、K^+ 等。尿路梗阻解除后引起的大量利尿也可丢失大量的钾。肾小管酸中毒无论是 I 型还是 II 型均可发生低钾血症。

（3）肾上腺皮质激素过多（如原发性或继发性醛固酮增多症、Cushing 综合征和异源性 ACTH 综合征等）[99-108]。肾上腺皮质激素对远端肾小管有潴钠排钾的作用，尤其是醛固酮的作用更为显著。因此，在体内这类激素增多时，尤其是持续增多时，可以促使钾丢失过多而产生低钾血症。此外，创伤、手术、妊娠和中毒时，也可由于应激刺激使皮质激素分泌增多，而使钾的排泄增多。慢性心力衰竭、肝病及肾病患者常伴有继发性醛固酮分泌增多导致低钾血症。有些肿瘤也可产生类似 ACTH 样物质而导致低钾血症。

（4）Bartter 综合征[109]。因肾小球旁体细胞的肥大和增生，产生过多血管紧张素而刺激醛固酮分泌增多，形成高醛固酮、高肾素血症。患者常有尿液浓缩功能缺陷，尿排钾增多，有轻至重度的低钾血症，并伴有代谢性碱中毒。

3. 抗生素[110]

近些年关于抗生素引起低钾血症的报道日益增多，如青霉素、庆大霉素、羧苄西林和多黏菌素 B 等。但目前导致低钾血症的机制尚不清楚，可能与改变细胞膜通透性、影响钾的重吸收有关。

4. 急性白血病[111-113]

急性白血病或慢性粒细胞白血病发作时,均可见到伴发低钾血症。但引起低钾血症的原因尚未完全阐明,研究发现可能与尿钾丢失过多,或与钾在细胞内外重分布有关。

5. 经皮肤失钾

汗液含钾只有 9mmol/L,一般情况下,出汗不致引起低钾血症。但在高温环境中进行重体力劳动时,大量出汗可导致钾的丢失增多。

(三)细胞外 K^+ 向细胞内转移

细胞外 K^+ 向细胞内转移时,可发生低钾血症,但机体的含钾总量并不因此减少。

(1)低钾性周期性麻痹[114,115]是一种先天遗传性疾病,发作时血钾浓度下降,尿钾排出也减少,因此不属于失钾型低钾血症,而是由细胞外 K^+ 向细胞内转移所致。

(2)代谢性或呼吸性碱中毒或酸中毒的恢复期。碱中毒时,由于细胞外 K^+ 移入细胞内而发生低血钾。此外,细胞内 H^+ 移至细胞外起代偿作用时,细胞外 K^+ 进入细胞内。一般血 pH 值每升高 0.1,血钾浓度约下降 0.7mmol/L[116-118]。

(3)胰岛素的作用。葡萄糖被利用或糖原形成时,均有大量的 K^+ 自细胞外移入细胞内,于是血钾浓度降低。因此,用大剂量胰岛素治疗糖尿病酮症酸中毒时,若不及时补充一定量的钾,则容易发生低钾血症[119]。

(4)钡中毒。一些溶于酸的钡盐如醋酸钡、碳酸钡、氯化钡、氢氧化钡、硝酸钡和硫化钡等可引起钡中毒,而导致血钾浓度迅速而显著地下降,主要是由于钡中毒时 K^+ 从细胞外迅速移入细胞内[120]。

(5)棉籽油中毒。粗制棉籽油含棉酚量较高,长期服用可引起慢性中毒而发生低钾血症。关于棉籽油引发低钾血症的机制尚不清楚,可能是 K^+ 从细胞外移入细胞内导致的低钾血症[121]。

(6)反复输入冷冻洗涤过的红细胞。因冷冻过程中可丢失钾 50% 左右,进入人体后细胞外 K^+ 迅速进入细胞内。

(7)低温疗法使 K^+ 进入细胞内。

(四)缺钾与缺镁

研究表明,镁不仅对维持正常细胞内的钾很重要,也是在缺钾期保留细胞内钾的重要因素。当机体长期缺钾导致细胞内缺钾时,是否有足够的镁对补充恢复细胞内的钾很重要[122]。

二、低钾血症的分类

（1）缺钾性低钾血症。表现为体内总钾量、细胞内 K^+ 和血钾浓度降低。

（2）转移性低钾血症。因细胞外 K^+ 转移至细胞内引起，表现为体内总钾量正常，细胞内 K^+ 浓度增多，血钾浓度降低。

（3）稀释性低钾血症。细胞外液水潴留时，血钾浓度相对降低，机体总钾量和细胞内 K^+ 浓度正常，见于水过多或水中毒，或过多、过快补液而未及时补钾时。

三、低钾血症的临床表现[1,2,40,44,98,102,116]

低钾血症的临床表现不仅取决于血钾浓度降低的程度，更重要的是取决于缺钾发生的速度和持续时间。慢性轻型者的症状轻或无症状，急性而迅速发生的重型者症状往往很重，甚至致命[93]。

（一）缺钾性低钾血症

（1）骨骼肌表现。一般血钾浓度<3.0mmol/L 时，患者感觉疲乏、软弱、乏力；血钾浓度<2.5mmol/L 时，全身性肌无力，肢体软瘫，腱反射减弱或消失，甚而膈肌、呼吸肌麻痹，呼吸困难，吞咽困难，重者可窒息。可伴麻木、疼痛等感觉障碍。病程较长者常伴肌纤维溶解、坏死、萎缩和神经退行性病变等。

（2）消化系统表现。缺钾可使肠蠕动减慢。轻度缺钾者只有食欲缺乏、腹胀、恶心和便秘，严重缺钾者可引起麻痹性肠梗阻。

（3）中枢神经系统表现。轻者表现为烦躁不安、情绪波动和倦怠，严重者则有精神不振、嗜睡甚至定向力减退、神志不清、谵妄和昏迷表现[123]。

（4）循环系统表现。早期心肌兴奋性增强，心动过速，可有房性、室性期前收缩；重者呈低钾性心肌病，心肌坏死、纤维化。心电图表现：血钾浓度降至 3.5mmol/L 时，T 波宽而低，Q-T 间期延长，出现 U 波；重者 T 波倒置，S-T 段下移，出现多源性期前收缩或室性心动过速；更重者可因心室扑动、心室颤动和心脏骤停而猝死[114,124-127]。

（5）泌尿系统表现。长期或严重失钾可致肾小管上皮细胞变性坏死，尿液浓缩功能下降，出现口渴、多饮和夜尿多，进而发生失钾性肾病，出现蛋白尿、管型尿等。

（6）酸碱平衡紊乱表现。钾缺乏时细胞内缺钾，细胞外 Na^+ 和 H^+ 进入细胞内，肾远端小管 K^+ 与 Na^+ 交换减少而 H^+ 与 Na^+ 交换增多，故导致代谢性碱中毒、细胞内酸中毒及反常性酸性尿[128]。

（二）转移性低钾血症

转移性低钾血症亦称为周期性瘫痪。常在半夜或凌晨突然起病,主要表现为发作性软瘫或肢体软弱乏力,多数以双下肢为主,少数累及上肢;重者累及颈部以上部位和膈肌。1~2小时达高峰,一般持续数小时,个别病例可长达数日。

（三）稀释性低钾血症

主要见于水过多或水中毒时。

四、低钾血症的诊断[126,127,129–133]

一般根据病史,结合实验室血钾浓度测定可做出诊断。反复发作的周期性瘫痪是转移性低钾血症的重要特点,但其他类型的低钾血症均缺乏特异的症状和体征。特异的心电图表现(如低T波、Q–T间期延长和U波)有助于诊断。病因鉴别时,首先要区分肾性(一般尿钾浓度多>20mmol/L)或肾外性失钾,并对可能病因做相应的检查,必要时测定血浆肾素活性和醛固酮水平。一般情况下,血钾浓度可大致反映缺钾性低钾血症的缺钾程度(血钾浓度<3.5mmol/L表示K^+丢失达总量的10%以上)。此外,尿钾浓度的测定有时对分析缺钾的各种病因有一定的帮助[134]。

五、低钾血症的防治[129–133,135,136]

低钾血症的治疗首先应积极治疗原发病,给予富含钾的食物。对缺钾性低钾血症的患者,除积极治疗原发病以外,应及时补钾,但一般每日补钾以不要超过200mmol[约相当于氯化钾(KCl)15g]为宜。

（一）补钾量

参照血钾浓度,大致估计补钾量。

（1）轻度缺钾。血钾浓度3.0~3.5mmol/L,可补充钾100mmol(相当于KCl 8g)。

（2）中度缺钾。血钾浓度2.5~3.0mmol/L,可补充钾300mmol(相当于KCl 24g)。

（3）重度缺钾。血钾浓度2.0~2.5mmol/L,可补充钾500mmol(相当于KCl 40g)。

（二）补钾种类

（1）食品补钾。肉、青菜、水果和豆类含钾量最高,100g含0.2~0.4g,而米、面含钾0.09~0.14g,鸡蛋含钾0.06~0.09g。

（2）药物补钾:①KCl,含钾约9mmol/g,最常用;②枸橼酸钾含钾约9mmol/g;③醋酸钾,含钾约10mmol/g。枸橼酸钾和醋酸钾适用于伴有高氯血症者(如肾小管性酸中毒)的治疗。

(三) 补钾的注意事项

(1) 补钾时必须了解患者肾功能状态和尿液量,尿液量>700mL/d 或 30mL/h 则补钾安全,否则应慎重补钾以免引发高血钾。肾功能减退的患者在排尿少时应慎用,无尿时禁用。

(2) 低钾血症时,将 KCl 加入生理盐水中静滴。如血钾浓度已正常,则将 KCl 加入葡萄糖液体中静滴,可预防高钾血症和纠正钾缺乏症。如停止静脉补钾 24 小时后血钾仍正常,可改为口服补钾(血钾浓度为 3.5mmol/L 时仍缺钾约 10%)。

(3) 对输注较高浓度钾溶液的患者,应持续心脏监护和每小时测定血钾浓度,避免高钾血症和(或)心脏停搏。要严格控制输液速度,滴注速度以每小时滴入 KCl 不超过1g 为宜,最快也必须控制在 1.5g 以内,否则可能引起心脏停搏。另外,滴注钾盐溶液的浓度以每 500mL 液体中含 KCl 不超过 1.5g 为宜。若滴速过快、浓度过高,不仅危险而且刺激静脉引起疼痛、静脉痉挛或脉管炎。

(4) K^+进入细胞内较为缓慢,细胞内外的 K^+平衡时间约需 15 小时或更久,故输注中和输注后应严密观察,防止发生一过性高钾血症。

(5) 难治性低钾血症需注意纠正碱中毒和低镁血症。

(6) 补钾后可加重原有的低钙血症而出现手足搐搦,应及时补充钙剂,以免小肠处于高钾状态引发小肠狭窄、出血和梗阻等并发症。

第三节　高钾血症

高钾血症是指血钾浓度>5.5mmol/L 的一种病理生理状态, 此时体内的钾总量可增多(钾过多)、正常或缺乏。高钾血症有急性与慢性两类,急性发生者为急症,应及时抢救,否则可能导致心搏骤停。血钾浓度>5.5mmol/L 时称为高钾血症,>7.0mmol/L 时则为严重高钾血症[137-140]。

一、高钾血症的病因[85,141-147]

(一) 钾过多性高钾血症

其特征是机体钾总量增多致血钾浓度过高,主要见于肾脏排钾减少。一般只要肾功能正常,尿液量>500mL/d,很少引起高钾血症。

(1) 肾脏排钾减少。主要见于肾小球滤过率下降和肾小管排钾减少。前者包括少尿型急性、慢性肾衰竭,后者包括肾上腺皮质功能减退症、低肾素性低醛固酮症、肾小管性酸中毒和氮质血症,长期使用潴钾性利尿药(如螺内酯、氨苯蝶啶、阿米洛利)、β–受体拮抗药、血管紧张素转酶抑制剂和非甾体消炎药。

(2)摄入钾过多。正常情况下,很少因从口摄入钾过多而导致高钾血症。但若口服量过大,也有发生高钾血症的可能。在少尿摄入的基础上,常因饮食摄入钾过多、服用含钾丰富的药物、静脉补钾过多、过快或输入较大量库存血等引起。

(二)转移性高钾血症

常由细胞内 K^+ 释放或转移到细胞外所致,少尿或无尿诱发或病情加重,但机体总钾量可增多、正常或减少。

1. 组织破坏

细胞内 K^+ 转移至细胞外液,如重度溶血性贫血,大面积烧伤、创伤,肿瘤患者接受大剂量化疗、血液透析、横纹肌溶解症等。

2. 细胞膜转运功能障碍

(1)代谢性酸中毒时,K^+ 转移到细胞外,H^+ 进入细胞内,血 pH 值降低,血钾浓度升高。

(2)严重失水、休克致组织缺氧。

(3)剧烈运动/癫痫的持续状态或破伤风等。

(4)高钾性周期性瘫痪。

(5)使用洋地黄、琥珀胆碱和精氨酸等药物。

(三)浓缩性高钾血症

重度失水、失血和休克等致有效循环血容量减少,血液浓缩而 K^+ 浓度相对升高,多同时伴有肾前性少尿及排钾减少。

(四)假性高钾血症

多由试管内溶血、静脉穿刺技术不良、血小板增多和白细胞增多等导致细胞内 K^+ 外移引起。

二、高钾血症的临床表现

(一)循环系统表现

1. 主要表现

心肌收缩功能降低、心音低钝,可使心脏停搏于舒张期;出现心率减慢、室性期前收缩、房室传导阻滞、心室颤动及心脏停搏[148-157]。

2. 心电图

心电图是诊断高钾血症程度的重要参考指标[158,159]。

（1）血钾浓度>6mmol/L,出现基底窄而高尖的 T 波。

（2）血钾浓度在 7~9mmol/L 时,P–R 间期延长,P 波消失,QRS 波群变宽,R 波渐低,S 波渐深,S–T 段于 T 波融合。

（3）血钾浓度>9~10mmol/L 时,出现正弦波,QRS 波群延长,T 波高尖,进而心室颤动。

3. 血压

早期升高,晚期降低,出现血管收缩等类缺血症状(如皮肤苍白、湿冷、麻木和酸痛等)。

（二）神经系统表现[160-162]

（1）早期常有四肢及口周感觉麻木,因影响神经、肌肉复极化过程,患者疲乏无力,四肢松弛性瘫痪,腱反射消失。

（2）血钾浓度达 7mmol/L 时,躯干、四肢先麻木软瘫,最后影响呼吸肌而发生窒息。

（3）中枢神经系统也可表现为烦躁不安、动作迟钝和嗜睡等症状。

（三）其他临床表现[161,162]

由于高钾血症引起乙酰胆碱释放增加,故可引起恶心、呕吐和腹痛。此外,所有高钾血症患者均伴有不同程度的氮质血症和代谢性酸中毒。

三、高钾血症的诊断与鉴别诊断[139,140,163-167]

存在导致血钾浓度增高和(或)肾脏排钾减少的基础疾病,血钾浓度>5.5mmol/L即可确诊。临床表现仅供诊断参考,心电图可作为诊断、病情判定和疗效观察的重要指标。血钾浓度和体内总钾含量不一定呈平行关系。钾过多时,可因细胞外液含水过多或碱中毒而使血钾浓度不高;反之,钾缺乏时也可因血液浓缩和酸中毒而使血钾浓度增高。确定高钾血症诊断后,还需寻找和确定导致高钾血症的原发疾病[134]。

四、高钾血症的防治[129,137-140,163-180]

早期识别并积极治疗原发病,控制钾摄入。高钾血症对机体最重要的威胁是心脏抑制,治疗原则是迅速降低血钾浓度,保护心脏。

（一）急性高钾血症的治疗原则

（1）对抗 K+对心肌的作用,应用钙盐、钠盐。

（2）促使 K+进入细胞内,应用葡萄糖加胰岛素。

（3）促进 K+排出体外,应用排钾利尿剂。

（4）针对引起高血钾的原因进行处理。

（二）治疗方法

1. 对抗 K^+ 对心肌的作用

（1）乳酸钠或 $NaHCO_3$ 溶液：①可碱化血液，促使 K^+ 进入细胞内；②Na^+ 拮抗 K^+ 的心脏抑制作用；③增加远端肾小管中钠含量和 Na^+-K^+ 交换，增加尿钾排出量；④Na^+ 增加血浆渗透压，从而扩容稀释性降低血钾浓度；⑤Na^+ 有抗迷走神经的作用，可提高心率。

在急重症时，立即用 11.2% 乳酸钠溶液 60~100mL（或 4%~5% $NaHCO_3$ 溶液 100~200 mL）静脉滴注，一般数分钟起效。注意事项：①注射中应注意防止诱发肺水肿；②乳酸钠或醋酸钠需在肝脏内代谢成 $NaHCO_3$，因此肝病患者应慎用；③$NaHCO_3$ 不能与葡萄糖酸钙混合使用，以免出现碳酸钙沉积。

（2）钙剂。可对抗 K^+ 的心肌毒性。因高钾血症使心肌静息电位负值变小，与阈电位的距离缩短，心肌兴奋阈值变小，表现为兴奋性升高。Ca^{2+} 并不能影响细胞内外液 K^+ 的分布，但可使静息膜电位与阈电位之间的差距增加，从而稳定心脏兴奋性。常用 10% 葡萄糖酸钙溶液或氯化钙（$CaCl_2$）溶液 10~20mL 加等量 25% 葡萄糖溶液，缓慢静脉注射，一般数分钟起效，但需多次应用。有心力衰竭者不宜同时使用洋地黄。

（3）高渗盐水。其作用机制与乳酸钠相似，但高氯可诱发高氯性酸中毒，对高钾血症不利，应慎用。常用 3%~5% NaCl 溶液 100~200mL 静脉滴注，效果迅速，但可增加循环容量，对少尿、无尿者可引发肺水肿，故应注意监护心肺功能。若尿液量正常，也可应用等渗盐水。

2. 促使 K^+ 进入细胞内

（1）常用的方法为葡萄糖加胰岛素。一般用 10%~15% 葡萄糖溶液，按每 3~4g 葡萄糖给予 1U 普通胰岛素的比例持续静脉滴注。在用药过程中应监测血糖，避免低血糖的发生。

（2）选择性 β_2-受体激动剂，如沙丁胺醇等，可促进 K^+ 转入细胞内。

3. 促进 K^+ 排出体外

（1）经肾脏排钾。肾脏是排钾的主要器官，可给予高钠饮食或静脉输入高钠溶液。应用呋塞米、依他尼酸和氢氯噻嗪等排钾性利尿药，但肾衰竭时效果不佳。

（2）经肠排钾。在肠道，阳离子交换树脂与 K^+ 交换，可清除体内的 K^+。常用聚磺苯乙烯交换树脂 10~20g，一日口服 2~3 次；或 40g 加入 25% 山梨醇溶液 100~200mL 中保留灌肠。可单独或并用 25% 山梨醇溶液口服，一次 20mL，一日 2~3 次。

（3）透析疗法。适用于肾衰竭伴急重症高钾血症者，以血液透析为最佳，也可使用腹膜透析。

治疗原发病是根本措施。

参考文献

[1] Vroman R. Electrolyte imbalances. Part 2: potassium balance disorders [J]. EMS world, 2011, 40(3): 50-54.

[2] Wiseman AC, Linas S. Disorders of potassium and acid-base balance [J]. American journal of kidney diseases : the official journal of the National Kidney Foundation, 2005, 45(5): 941-949.

[3] Sterns RH, Spital A. Disorders of internal potassium balance [J]. Seminars in nephrology, 1987, 7 (4): 399-415.

[4] Cohen JJ. Disorders of potassium balance[J]. Hospital practice, 1979, 14(1): 119-128.

[5] Abdelhamid S. [Disorders of sodium-, potassium-, and chlorine balance][J]. ZFA. Zeitschrift fur Allgemeinmedizin, 1977, 53(17): 971-977.

[6] Klinke K. [Clinical significance of disorders of potassium balance][J]. Kinderarztliche Praxis, 1953, 21 (5): 211-219.

[7] Cambray-Deakin M, Pearce B, Morrow C, et al. Effects of extracellular potassium on glycogen stores of astrocytes in vitro[J]. Journal of neurochemistry, 1988, 51(6): 1846-1851.

[8] Oldfield GS, Commerford PJ, Opie LH. Effects of preoperative glucose-insulin-potassium on myocardial glycogen levels and on complications of mitral valve replacement [J]. The Journal of thoracic and cardiovascular surgery, 1986, 91(6): 874-878.

[9] Sobrino F, Ruiz G, Goberna R. Stimulating role of potassium ions and ouabain on glycogen synthesis in adipose tissue[J]. The Biochemical journal, 1982, 208(2): 261-268.

[10] Bonner OD. Effect of glycogen on cellular sodium and potassium uptake as studied on model systems [J]. Physiological chemistry and physics, 1982, 14(3): 243-248.

[11] Vajiikova H. [Potassium distribution and glycogen metabolism under muscle load in rats. II. Changes in muscle and liver lactate, glycogen and water][J]. Bratislavske lekarske listy, 1975, 63(1): 72-78.

[12] Horn RS, Walaas O, Walaas E. The influence of sodium, potassium and lithium on the response of glycogen synthetase I to insulin and epinephrine in the isolated rat diaphragm [J]. Biochimica et biophysica acta, 1973, 313(2): 296-309.

[13] McBride BW, Early RJ. Energy expenditure associated with sodium/potassium transport and protein synthesis in skeletal muscle and isolated hepatocytes from hyperthyroid sheep [J]. The British journal of nutrition, 1989, 62(3): 673-682.

[14] Kuchler RJ. The role of sodium and potassium in regulating amino acid accumulation and protein synthesis in LM-strain mouse fibroblasts[J]. Biochimica et biophysica acta, 1967, 136(3): 473-483.

[15] Lubin M, Ennis HL. On the Role of Intracellular Potassium in Protein Synthesis[J]. Biochimica et biophysica acta, 1964, 80 614-631.

[16] Marxer A, Forteza A, Giobbio V, et al. [Importance of potassium ion in protein synthesis][J]. Revista medica de Cordoba, 1961, 48 231-242.

[17] Cannon PR. The significance of potassium in protein synthesis and some aspects of its interrelationship with sodium[J]. The Journal-lancet, 1953, 73(5): 174-176.

[18] Bessman SP, Pal N. Phosphate metabolic control of potassium movement-its effect on osmotic pressure of the cell[J]. Advances in experimental medicine and biology, 1980, 128 175-186.

[19] Rieckert H, Eppinger J. [Significance of potassium and osmotic pressure during reactive hyperemia][J]. Arztliche Forschung, 1970, 24 (1): 8-12.

[20] Novak LP, Johnson JA. Changes in plasma total osmotic pressure and sodium and potassium

concentrations after exercise [J]. The Journal of sports medicine and physical fitness, 1970, 10 (4):
248-253.

[21] Stolkowski J, Reinberg A. [Influence of the osmotic pressure of the medium on movements of potassi-
um and polymerization of the ribonucleic acids of animal cells][J]. Archives des sciences physi-
ologiques, 1960, 14 25-34.

[22] Neathery MW, Pugh DG, Miller WJ, et al. Potassium toxicity and acid-base balance from large oral
doses of potassium to young calves[J]. Journal of dairy science, 1979, 62 (11): 1758-1765.

[23] von Mikulicz-Radecki JG, Hassenstein P, Schlier G, et al. [Changes of electrolyte and acid-base bal-
ance as well as of electrocardiograms in normal subjects with defined potassium deficiency][J]. Ver-
handlungen der Deutschen Gesellschaft fur Innere Medizin, 1971, 77 185-188.

[24] Xu N. On the concept of resting potential--pumping ratio of the Na(+)/K(+) pump and concentra-
tion ratios of potassium ions outside and inside the cell to sodium ions inside and outside the cell[J].
The Journal of membrane biology, 2013, 246 (1): 75-90.

[25] Jeub M, Herbst M, Spauschus A, et al. Potassium channel dysfunction and depolarized resting mem-
brane potential in a cell model of SCA3[J]. Experimental neurology, 2006, 201 (1): 182-192.

[26] Oliver D, Knipper M, Derst C, et al. Resting potential and submembrane calcium concentration of in-
ner hair cells in the isolated mouse cochlea are set by KCNQ-type potassium channels[J]. The Journal
of neuroscience : the official journal of the Society for Neuroscience, 2003, 23(6): 2141-2149.

[27] Losavio AS, Delbono O, Muchnik S, et al. Blockers of potassium current and resting membrane poten-
tial in rat muscle fibers[J]. Life sciences, 1992, 51(3): 235-245.

[28] Kohler K, Steigner W, Simonis W, et al. Potassium channels in Eremosphaera viridis : I. Influence of
cations and pH on resting membrane potential and on an action-potential-like response [J]. Planta,
1985, 166 (4): 490-499.

[29] Brodie C, Sampson SR. Contribution of electrogenic sodium-potassium ATPase to resting membrane
potential of cultured rat skeletal myotubes[J]. Brain research, 1985, 347(1): 28-35.

[30] Bilbrey GL, Herbin L, Carter NW, et al. Skeletal muscle resting membrane potential in potassium de-
ficiency[J]. The Journal of clinical investigation, 1973, 52(12): 3011-3018.

[31] Bottger P, Tracz Z, Heuck A, et al. Distribution of Na/K-ATPase alpha 3 isoform, a sodium-potassi-
um P-type pump associated with rapid-onset of dystonia parkinsonism (RDP) in the adult mouse
brain[J]. The Journal of comparative neurology, 2011, 519(2): 376-404.

[32] Mashiba H, Kanaya S. [Actions of anti-arrhythmic agents on physiology of myocardial cell membrane]
[J]. Nihon rinsho. Japanese journal of clinical medicine, 1974, 32(9): 2829-2834.

[33] Dangman KH, Dresdner KP, Jr., Michler RE. Transmembrane action potentials and intracellular
potassium activity of baboon cardiac tissues[J]. Cardiovascular research, 1988, 22(3): 204-212.

[34] Ban T, Kojima M, Sada H, et al. Effects of prenylamine on transmembrane action potentials as related
to the change in external potassium concentrations in guinea pig papillary muscle [J]. Journal of car-
diovascular pharmacology, 1982, 4(4): 601-608.

[35] Miura DS, Rosen MR. The effects of ouabain on the transmembrane potentials and intracellular potas-
sium activity of canine cardiac Purkinje fibers[J]. Circulation research, 1978, 42(3): 333-338.

[36] Miura DS, Hoffman BF, Rosen MR. The effect of extracellular potassium on the intracellular potassi-
um ion activity and transmembrane potentials of beating canine cardiac Purkinje fibers[J]. The Journal
of general physiology, 1977, 69(4): 463-474.

[37] Graham GD, Bennett RB, Ware F. Potassium effects on transmembrane potentials in frog ventricle[J].
The American journal of physiology, 1969, 216(6): 1360-1366.

[38] Hansen PS, Gray DF, Buhagiar KA, et al. Voltage-dependent inhibition of the Na (+)-K$^+$ pump by
intracellular potassium in rabbit ventricular myocytes [J]. Annals of the New York Academy of Sci-

ences,1997,834 347-349.

[39] Bahinski A,Nakao M,Gadsby DC. Potassium translocation by the Na^+/K^+ pump is voltage insensitive [J]. Proceedings of the National Academy of Sciences of the United States of America, 1988, 85 (10):3412-3416.

[40] Seth A,Mossavar-Rahmani Y,Kamensky V, et al. Potassium intake and risk of stroke in women with hypertension and nonhypertension in the Women's Health Initiative [J]. Stroke;a journal of cerebral circulation,2014,45(10):2874-2880.

[41] Noubiap JJ,Bigna JJ,Nansseu JR. Low Sodium and High Potassium Intake for Cardiovascular Prevention: Evidence Revisited With Emphasis on Challenges in Sub-Saharan Africa[J]. Journal of clinical hypertension,2014,

[42] Kim MK,Kim K,Shin MH, et al. The relationship of dietary sodium, potassium, fruits, and vegetables intake with blood pressure among Korean adults aged 40 and older [J]. Nutrition research and practice,2014,8(4):453-462.

[43] Cornejo K,Pizarro F,Atalah E, et al. [Assessment of dietary intake and urinary excretion of sodium and potassium in adults][J]. Revista medica de Chile,2014,142(6):687-695.

[44] Blanch N,Clifton PM,Keogh JB. A systematic review of vascular and endothelial function: Effects of fruit, vegetable and potassium intake [J]. Nutrition, metabolism, and cardiovascular diseases : NMCD,2014,

[45] Takahashi S,Hayashida Y,Hao M, et al. [Digestive tract mechanism of potassium transport][J]. Nihon rinsho. Japanese journal of clinical medicine,1981,39(2):246-252.

[46] Youn JH. Gut sensing of potassium intake and its role in potassium homeostasis [J]. Seminars in nephrology,2013,33(3):248-256.

[47] Sterns RH,Cox M,Feig PU, et al. Internal potassium balance and the control of the plasma potassium concentration[J]. Medicine,1981,60(5):339-354.

[48] Stanton BA. Renal potassium transport: the pioneering studies of Gerhard Giebisch[J]. American journal of physiology. Renal physiology,2010,298(2):F233-234.

[49] Giebisch G,Hebert SC,Wang WH. New aspects of renal potassium transport[J]. Pflugers Archiv : European journal of physiology,2003,446(3):289-297.

[50] Berliner RW,Giebisch G. Remembrances of renal potassium transport [J]. The Journal of membrane biology,2001,184(3):225-232.

[51] Giebisch G. Renal potassium transport: mechanisms and regulation[J]. The American journal of physiology,1998,274(5 Pt 2):F817-833.

[52] Wang WH,Giebisch G. The role of potassium and sodium channels in renal tubule electrolyte transport[J]. Nihon Jinzo Gakkai shi,1991,33(5): 448-462.

[53] Satlin LM. Maturation of renal potassium transport[J]. Pediatric nephrology,1991,5(2):260-269.

[54] Stanton BA. Renal potassium transport: morphological and functional adaptations [J]. The American journal of physiology,1989,257(5 Pt 2):R989-997.

[55] Ellison DH,Velazquez H,Wright FS. Mechanisms of sodium, potassium and chloride transport by the renal distal tubule[J]. Mineral and electrolyte metabolism,1987,13(6):422-432.

[56] Fujimoto M,Okada K,Kimura G, et al. [Mechanism of extra-renal transport of potassium][J]. Nihon rinsho. Japanese journal of clinical medicine,1981,39(2):266-271.

[57] Endou H. [Mechanism of renal transport of potassium][J]. Nihon rinsho. Japanese journal of clinical medicine,1981,39(2):258-265.

[58] Giebisch G. Newer aspects of renal tubular potassium transport [J]. Contributions to nephrology, 1980,21 106-114.

[59] Giebisch G. Renal tubular control of potassium transport [J]. Klinische Wochenschrift,1979,57 (19):

1001−1008.

[60] Wright FS. Sites and mechanisms of potassium transport along the renal tubule[J]. Kidney international,1977,11(6):415−432.

[61] Giebisch G. Some reflections on the mechanism of renal tubular potassium transport [J]. The Yale journal of biology and medicine,1975,48(4):315−336.

[62] Fowler N,Giebisch G,Whittembury G. Distal tubular tracer microinjection study of renal tubular potassium transport[J]. The American journal of physiology,1975,229(5):1227−1233.

[63] Mujais SK,Chekal MA,Hayslett JP, et al. Regulation of renal Na+−K+−ATPase in the rat: role of increased potassium transport[J]. The American journal of physiology,1986,251(2 Pt 2): F199−207.

[64] Sejersted OM,Monclair T,Mathisen O, et al. Dependency of renal potassium excretion on Na,K−ATPase transport rate[J]. Acta physiologica Scandinavica,1985,123(1):9−19.

[65] Katz AI. Renal Na−K−ATPase: its role in tubular sodium and potassium transport [J]. The American journal of physiology,1982,242(3):F207−219.

[66] Katz AI,Lindheimer MD. Relation of Na−K−ATPase to acute changes in renal tubular sodium and potassium transport[J]. The Journal of general physiology,1975,66(2):209−222.

[67] Malnic G,De Mello Aires M,Giebisch G. Potassium transport across renal distal tubules during acid−base disturbances[J]. The American journal of physiology,1971,221(4):1192−1208.

[68] Rosa RM,De Jesus E,Sperling K, et al. Gastrointestinal and renal excretion of potassium in African−Americans and White Americans[J]. Journal of hypertension,2012,30(12):2373−2377.

[69] Klevay LM,Bogden JD,Aladjem M, et al. Renal and gastrointestinal potassium excretion in humans: new insight based on new data and review and analysis of published studies[J]. Journal of the American College of Nutrition,2007,26(2):103−110.

[70] Basset G,Bouchonnet F,Crone C, et al. Potassium transport across rat alveolar epithelium: evidence for an apical Na+−K+ pump[J]. The Journal of physiology,1988,400 529−543.

[71] Katz AI. Role of the Na:K pump in potassium handling by the distal nephron: implications for renal K adaptation[J]. Contributions to nephrology,1991,95 155−161.

[72] Robinson JD,Hall ES,Dunham PB. Reversal of the Na−K pump and apparent affinity for intracellular potassium[J]. Nature,1977,269(5624):165−167.

[73] Clausen T. Clinical and therapeutic significance of the Na+,K+ pump* [J]. Clinical science,1998,95 (1):3−17.

[74] Mazza P,Salvadori A,Baudo S, et al. Catecholamine−stimulated potassium transport in erythrocytes from normal and obese subjects[J]. Minerva medica,1992,83(10):615−619.

[75] Furukawa H,Loeb JN,Bilezikian JP. Catecholamine−stimulated potassium transport in erythrocytes from normal and hyperthyroid turkeys: quantitative relation between beta−adrenergic receptor occupancy and physiological responsiveness[J]. Endocrinology,1982,111(6):1891−1896.

[76] Ho K. A critically swift response: insulin−stimulated potassium and glucose transport in skeletal muscle[J]. Clinical journal of the American Society of Nephrology : CJASN,2011,6(7):1513−1516.

[77] Muto S,Sebata K,Watanabe H, et al. Effect of oral glucose administration on serum potassium concentration in hemodialysis patients[J]. American journal of kidney diseases : the official journal of the National Kidney Foundation,2005,46(4):697−705.

[78] Bekaert J,Demeester G. The influence of glucose and insulin upon the potassium concentration of serum and cerebrospinal fluid[J]. Archives internationales de physiologie,1951,59(2):262−264.

[79] Wang W. Regulation of renal K transport by dietary K intake[J]. Annual review of physiology, 2004, 66 547−569.

[80] Adrogue HJ,Madias NE. Changes in plasma potassium concentration during acute acid−base disturbances[J]. The American journal of medicine,1981,71(3):456−467.

[81] Kubota T,Biagi BA,Giebisch G. Effects of acid base disturbances on basolateral membrane potential and intracellular potassium activity in the proximal tubule of Necturus [J]. The Journal of membrane biology,1983,73(1):61-68.

[82] Hansen GP,Tisher CC,Robinson RR. Response of the collecting duct to disturbances of acid-base and potassium balance[J]. Kidney international,1980,17(3):326-337.

[83] Sambrook MA. The concentration of cerebrospinal fluid potassium during systemic disturbances of acid-base metabolism[J]. Journal of clinical pathology,1975,28(5):418-420.

[84] Gennari FJ,Cohen JJ. Role of the kidney in potassium homeostasis: lessons from acid-base disturbances[J]. Kidney international,1975,8(1):1-5.

[85] Conte G,Dal Canton A,Imperatore P, et al. Acute increase in plasma osmolality as a cause of hyperkalemia in patients with renal failure[J]. Kidney international,1990,38(2):301-307.

[86] Lang F,Rehwald W. Potassium channels in renal epithelial transport regulation [J]. Physiological reviews,1992,72(1):1-32.

[87] Stanton BA,Giebisch GH. Potassium transport by the renal distal tubule: effects of potassium loading [J]. The American journal of physiology,1982,243(5):F487-493.

[88] Wright FS,Giebisch G. Renal potassium transport: contributions of individual nephron segments and populations[J]. The American journal of physiology,1978,235(6):F515-527.

[89] Boudry JF,Stoner LC,Burg MB. Effect of acid lumen pH on potassium transport in renal cortical collecting tubules[J]. The American journal of physiology,1976,230(1):239-244.

[90] Schuck O,Stribna J. Localization of the action of diuretics on renal tubular potassium transport in man[J]. Physiologia Bohemoslovaca,1971,20(4):297-305.

[91] Giebisch G,Klose RM,Malnic G. Renal tubular potassium transport [J]. Bulletin der Schweizerischen Akademie der Medizinischen Wissenschaften,1967,23(3):287-312.

[92] Hypokalemia—cause and treatment [J]. Heart & lung : the journal of critical care,1978,7 (5):854-860.

[93] Greenlee M,Wingo CS,McDonough AA, et al. Narrative review: evolving concepts in potassium homeostasis and hypokalemia[J]. Annals of internal medicine,2009,150(9):619-625.

[94] Bernades P,Bonfils S.[Hypokalemia caused by digestive losses][J]. La Revue du praticien, 1965,15 (28):3687-3692.

[95] Enger E. [Mechanism of action and use of oral diuretics. A review with special reference to the problem of hypokalemia][J]. Tidsskrift for den Norske laegeforening : tidsskrift for praktisk medicin, ny raekke,1966,86(18):1272-1277.

[96] Wang HH,Hung CC,Hwang DY, et al. Hypokalemia, its contributing factors and renal outcomes in patients with chronic kidney disease[J]. PloS one,2013,8(7):e67140.

[97] Chow KM,Ma RC,Szeto CC, et al. Polycystic kidney disease presenting with hypertension and hypokalemia [J]. American journal of kidney diseases : the official journal of the National Kidney Foundation,2012,59(2): 270-272.

[98] Bowling CB,Pitt B,Ahmed MI, et al. Hypokalemia and outcomes in patients with chronic heart failure and chronic kidney disease: findings from propensity-matched studies [J]. Circulation. Heart failure,2010,3(2): 253-260.

[99] Singh G,Pais P,Garg I. Refractory hypokalemia in metastatic adrenocorticotrophic hormone—secreting pituitary carcinoma [J]. The Journal of the Association of Physicians of India,2000,48 (4): 448-449.

[100] Nanji AA. Hypokalemia in the syndrome of inappropriate secretion of antidiuretic hormone [J]. The Western journal of medicine,1981,134(5):452-453.

[101] Huang CJ,Wang TH,Lo YH, et al. Adrenocortical carcinoma initially presenting with hypokalemia

and hypertension mimicking hyperaldosteronism: a case report[J]. BMC research notes,2013,6 405.

[102] Kotsaftis P,Savopoulos C,Agapakis D, et al. Hypokalemia induced myopathy as first manifestation of primary hyperaldosteronism-an elderly patient with unilateral adrenal hyperplasia: a case report [J]. Cases journal,2009,2 6813.

[103] Chamontin B,Blanchouin-Emeric N,Amar J, et al. [Aldosterone precursors and hypertension with hypokalemia and adrenal module non caused by primary hyperaldosteronism][J]. Archives des maladies du coeur et des vaisseaux,1996,89(8):1055-1058.

[104] Cook ME,Wallin JD,Shah SV. Hypokalemia secondary to primary hyperaldosteronism in a renal transplant recipient[J]. Clinical nephrology,1985,24(5):261-264.

[105] Muller AF,Manning EL,Hodler J. [Hypokalemia, Aldosterone Excretion and Primary Hyperaldosteronism][J]. Schweizerische medizinische Wochenschrift,1963,93 1265-1272.

[106] Martinez-Valles MA,Palafox-Cazarez A, and Paredes-Avina JA. Severe hypokalemia, metabolic alkalosis and hypertension in a 54 year old male with ectopic ACTH syndrome: a case report[J]. Cases journal,2009,2 6174.

[107] Rickman T,Garmany R,Doherty T, et al. Hypokalemia, metabolic alkalosis, and hypertension: Cushing's syndrome in a patient with metastatic prostate adenocarcinoma [J]. American journal of kidney diseases : the official journal of the National Kidney Foundation,2001,37(4):838-846.

[108] Cely CM,Contreras G. Approach to the patient with hypertension, unexplained hypokalemia, and metabolic alkalosis[J]. American journal of kidney diseases : the official journal of the National Kidney Foundation,2001,37(3):E24.

[109] Butikofer J, Staubli M. [Hypokalemia in the course of a Bartter syndrome][J]. Schweizerische Rundschau fur Medizin Praxis=Revue suisse de medecine Praxis,1994,83(21):658-662.

[110] Zaki SA,Shanbag P. Meropenem-induced hypokalemia and metabolic alkalosis [J]. Indian journal of pharmacology,2012,44(2):276-277.

[111] Ali A,Aziz SA,Khan A, et al. Persistent hypokalemia in an acute lymphoblastic leukemia patient[J]. Indian journal of medical and paediatric oncology : official journal of Indian Society of Medical & Paediatric Oncology,2009,30(3):103-104.

[112] Liamis G,Elisaf M. Hypokalemia, hypophosphatemia and hypouricemia due to proximal renal tubular dysfunction in acute myeloid leukemia[J]. European journal of haematology,2000,64(4): 277-278.

[113] Perry MC,Bauer JH,Farhangi M. Hypokalemia in acute myelogenous leukemia[J]. Southern medical journal,1983,76(8):958-961.

[114] Forman BH. Hypokalemia periodic paralysis[J]. Jama,1971,216(1):146.

[115] Jauffret P,Garrigues JC,Codaccioni JL, et al.[Periodic paralysis with hypokalemia: etiological and pathogenic discussion][J]. Marseille medical,1965,102(4):355-359.

[116] Hauguel M,Ait-Oufella H,Guidet B, et al. Hypokalemia and metabolic alkalosis: do not forget the patient's hands[J]. Minerva anestesiologica,2014,80(4):504-505.

[117] Bartholow C,Whittier FC,Rutecki GW. Hypokalemia and metabolic alkalosis: algorithms for combined clinical problem solving[J]. Comprehensive therapy,2000,26(2):114-120.

[118] Groom D. Hypokalemia and metabolic alkalosis [J]. Journal of the South Carolina Medical Association,1958,54(5):170-172.

[119] Carlotti AP,St George-Hyslop C,Bohn D, et al. Hypokalemia during treatment of diabetic ketoacidosis: clinical evidence for an aldosterone-like action of insulin [J]. The Journal of pediatrics,2013,163(1):207-212 e201.

[120] Wells JA,Wood KE. Acute barium poisoning treated with hemodialysis [J]. The American journal of emergency medicine,2001,19(2):175-177.

[121] Yu ZH,Chan HC. Gossypol and hypokalemia: a critical review [J]. Advances in contraceptive delivery systems:CDS,1994,10(1-2):23-33.

[122] Dorup I. Magnesium and potassium deficiency. Its diagnosis, occurrence and treatment in diuretic therapy and its consequences for growth, protein synthesis and growth factors [J]. Acta physiologica Scandinavica. Supplementum,1994,618 1-55.

[123] Ault MJ,Geiderman J. Hypokalemia as a cause of tetany [J]. The Western journal of medicine, 1992,157(1):65-67.

[124] Stunnenberg BC,Deinum J,Links TP, et al. Cardiac arrhythmias in hypokalemic periodic paralysis: Hypokalemia as only cause?[J]. Muscle & nerve,2014,50(3):327-332.

[125] Miyashita Y,Monden T,Yamamoto K, et al. Ventricular fibrillation due to severe hypokalemia induced by steroid treatment in a patient with thyrotoxic periodic paralysis [J]. Internal medicine, 2006,45(1):11-13.

[126] Levis JT. ECG diagnosis: hypokalemia[J]. The Permanente journal,2012,16(2):57.

[127] Johansson BW, and Larsson C. A hypokalemic index ECG as a predictor of hypokalemia [J]. Acta medica Scandinavica,1982,212(1-2):29-31.

[128] Merivale WH. The treatment of disorders of acid-base balance and potassium deficiency [J]. Proceedings of the Royal Society of Medicine,1954,47(11):992-995.

[129] Daly K,Farrington E. Hypokalemia and hyperkalemia in infants and children: pathophysiology and treatment[J]. Journal of pediatric health care : official publication of National Association of Pediatric Nurse Associates & Practitioners,2013,27(6): 486-496;quiz 497-488.

[130] Katerinis I,Fumeaux Z. [Hypokalemia: diagnosis and treatment][J]. Revue medicale suisse, 2007,3 (101):579-582.

[131] Robertson JI. Treatment of hypokalemia [J]. The New England journal of medicine,1999,340(2): 155.

[132] Agarwal A,Wingo CS. Treatment of hypokalemia [J]. The New England journal of medicine, 1999, 340(2):154-155;author reply 155.

[133] Dussaule JC,Tharaux PL. [Hypokalemia. Etiology, physiopathology, diagnosis, treatment][J]. La Revue du praticien,1998,48(15): 1697-1703.

[134] West ML,Marsden PA,Richardson RM, et al. New clinical approach to evaluate disorders of potassium excretion[J]. Mineral and electrolyte metabolism,1986,12(4):234-238.

[135] Differential diagnosis and therapy of hypokalemia [J]. The West Virginia medical journal,1984,80 (3):51-56.

[136] Schwartz AB. Therapy of hypokalemia[J]. American family physician,1976,13(4):148-149.

[137] Mushiyakh Y,Dangaria H,Qavi S, et al. Treatment and pathogenesis of acute hyperkalemia[J]. Journal of community hospital internal medicine perspectives,2011,1(4):

[138] Shingarev R,Allon M. A physiologic-based approach to the treatment of acute hyperkalemia [J]. American journal of kidney diseases : the official journal of the National Kidney Foundation, 2010, 56(3):578-584.

[139] Lami MN,Petrini V,Sesin J. [Hyperkalemia: diagnosis and treatment][J]. Revista de la Facultad de Ciencias Medicas,2009,66(2):85-89.

[140] Aparicio M. [Hyperkalemia. Etiology, physiopathology, diagnosis, treatment][J]. La Revue du praticien,1994,44(14): 1967-1970.

[141] Papadogiannakis A,Xydakis D,Sfakianaki M, et al. An unusual cause of severe hyperkalemia in a dialysis patient[J]. Journal of cardiovascular medicine,2007,8(7):541-543.

[142] Sugimoto T,Kume S,Osawa N, et al. Familial pseudohyperkalemia: a rare cause of hyperkalemia[J]. Internal medicine,2005,44(8):875-878.

[143] Tan SY,Burton M. Hyporeninemic hypoaldosteronism. An overlooked cause of hyperkalemia [J]. Archives of internal medicine,1981,141(1):30–33.

[144] Lee JH,Kwon YE,Park JT, et al. The effect of renin–angiotensin system blockade on renal protection in chronic kidney disease patients with hyperkalemia[J]. Journal of the renin–angiotensin–aldosterone system : JRAAS,2014,15(4):491–497.

[145] George SA,Alboraie M,Maamoun A. Chronic renal failure, hyperkalemia, and colonic ulcers[J]. Indian journal of nephrology,2014,24(3):193–194.

[146] Ben Salem C,Badreddine A,Fathallah N, et al. Drug–induced hyperkalemia [J]. Drug safety,2014, 37(9):677–692.

[147] Vraets A,Lin Y,Callum JL. Transfusion–associated hyperkalemia [J]. Transfusion medicine reviews, 2011,25(3):184–196.

[148] Tanawuttiwat T,Harindhanavudhi T,Bhan A, et al. Hyperkalemia–induced Brugada pattern: an unusual manifestation[J]. Journal of cardiovascular medicine,2010,11(4):285–287.

[149] Pluijmen MJ, and Hersbach FM. Images in cardiovascular medicine. Sine–wave pattern arrhythmia and sudden paralysis that result from severe hyperkalemia[J]. Circulation,2007,116(1):e2–4.

[150] Antrobus JH,Doolan LA,Bethune DW. Hyperkalemia and myocardial atonia following cardioselective beta–blockade[J]. Journal of cardiothoracic and vascular anesthesia,1993,7(1):76–78.

[151] Jolly SR,Keaton N,Movahed A, et al. Effect of hyperkalemia on experimental myocardial depression by verapamil[J]. American heart journal,1991,121 (2 Pt 1):517–523.

[152] Ettinger PO,Moore RJ,Calabro J, et al. Ventricular tachyarrhythmias in regional myocardial hyperkalemia: efficacy of three antiarrhythmic agents[J]. Journal of electrocardiology, 1980,13(2):153–157.

[153] Arnsdorf MF. Electrocardiogram in Hyperkalemia: electrocardiographic pattern of anteroseptal myocardial infarction mimicked by hyperkalemia –induced disturbance of impulse conduction [J]. Archives of internal medicine,1976,136(10):1161–1163.

[154] Ettinger PO,Regan TJ,Oldewurtel HA, et al. Ventricular conduction delay and arrhythmias during regional hyperkalemia in the dog. Electrical and myocardial ion alterations [J]. Circulation research, 1973,33(5): 521–531.

[155] Wang YP,Chen BX,Su KJ, et al. [Hyperkalemia–induced failure of pacemaker capture and sensing: a case report][J]. Beijing da xue xue bao. Yi xue ban=Journal of Peking University. Health sciences, 2014,46(6):980–982.

[156] Oliveira MA,Brandi AC,Santos CA, et al. Modes of induced cardiac arrest: hyperkalemia and hypocalcemia––literature review [J]. Revista brasileira de cirurgia cardiovascular : orgao oficial da Sociedade Brasileira de Cirurgia Cardiovascular,2014,29(3): 432–436.

[157] Oh PC,Koh KK,Kim JH, et al. Life threatening severe hyperkalemia presenting typical electrocardiographic changes–Rapid recovery following medical, temporary pacing, and hemodialysis treatments[J]. International journal of cardiology,2014,177(1):27–29.

[158] Levis JT. ECG diagnosis: hyperkalemia[J]. The Permanente journal,2013,17(1):69.

[159] Montague BT,Ouellette JR,Buller GK. Retrospective review of the frequency of ECG changes in hyperkalemia [J]. Clinical journal of the American Society of Nephrology : CJASN,2008,3 (2): 324–330.

[160] Braun CT,Srivastava DS,Engelhardt BM, et al. Lazy lips: hyperkalemia and acute tetraparesis–a case report from an urban emergency department [J]. Case reports in emergency medicine, 2014,16 (3):96.

[161] Spodick DH. Effects of severe hyperkalemia[J]. The American heart hospital journal,2008,6(1):68.

[162] Evans KJ,Greenberg A. Hyperkalemia: a review [J]. Journal of intensive care medicine, 2005, 20

（5）:272-290.

[163] Sood MM,Pauly RP. A case of severe hyperkalemia: fast, safe and effective treatment is required[J]. Journal of critical care,2008,23(3):431-433.

[164] Acker CG,Johnson JP,Palevsky PM, et al. Hyperkalemia in hospitalized patients: causes, adequacy of treatment, and results of an attempt to improve physician compliance with published therapy guidelines[J]. Archives of internal medicine,1998,158(8):917-924.

[165] Williams AV. Hyperkalemia: mechanisms, etiology, and treatment [J]. Journal of the South Carolina Medical Association,1992,88(12):561-565.

[166] Rondeau E. [Hyperkalemia. Etiology, physiopathology, diagnosis, principles of the treatment][J]. La Revue du praticien,1992,42(4):513-516.

[167] Whang R. Hyperkalemia: diagnosis and treatment[J]. The American journal of the medical sciences, 1976,272(1):19-29.

[168] Tamargo J,Caballero R,Delpon E. New drugs for the treatment of hyperkalemia in patients treated with renin-angiotensin-aldosterone system inhibitors—hype or hope?[J]. Discovery medicine,2014, 18(100):249-254.

[169] Roseman DA,Schechter-Perkins EM,Bhatia JS. Treatment of life-threatening hyperkalemia with peritoneal dialysis in the ED[J]. The American journal of emergency medicine,2014,

[170] Ingelfinger JR. A New Era for the Treatment of Hyperkalemia? [J]. The New England journal of medicine, 2014,

[171] Raymond CB,Sood AR,Wazny LD. Treatment of hyperkalemia in patients with chronic kidney disease—a focus on medications[J]. CANNT journal=Journal ACITN,2010,20(3): 49-53;quiz 54-45.

[172] Segura J, Ruilope LM. Hyperkalemia risk and treatment of heart failure [J]. Heart failure clinics, 2008,4(4):455-464.

[173] Rice TL,Palevsky PM. Preferred treatment of hyperkalemia [J]. American journal of health-system pharmacy : AJHP : official journal of the American Society of Health-System Pharmacists, 2006,63 (6):513;author reply 514.

[174] Hummel A,Chauveau D. [Hyperkalemia. Etiology, physiopathology, diagnosis, treatment][J]. La Revue du praticien,2001,51(6):667-673.

[175] Greenberg A. Hyperkalemia: treatment options[J]. Seminars in nephrology,1998,18(1):46-57.

[176] Allon M. Treatment and prevention of hyperkalemia in end-stage renal disease [J]. Kidney international,1993,43(6):1197-1209.

[177] Farrington E. Treatment of hyperkalemia[J]. Pediatric nursing,1991,17(2):190-192.

[178] Kunis CL, and Lowenstein J. The emergency treatment of hyperkalemia [J]. The Medical clinics of North America,1981,65(1):165-176.

[179] Vinje OL. [Treatment of hyperkalemia][J]. Tidsskrift for den Norske laegeforening : tidsskrift for praktisk medicin, ny raekke,1969,89(23):1790-1791.

[180] Barcelo R. [Treatment of hyperkalemia][J]. Vie medicale,1962,43(Spec)113-116.

[181] Cohn JN,Kowey PR,Whelton PK, et al. New guidelines for potassium replacement in clinical practice: a contemporary review by the National Council on Potassium in Clinical Practice[J]. Archives of internal medicine,2000,160(16):2429-2436.

第三章 钙、镁和磷酸盐的稳态维持与代谢异常

第一节 钙、镁和磷酸盐稳态维持的生理学

钙、镁和磷酸盐具有重要的生物学及细胞学功能。钙、镁和磷酸盐代谢紊乱会导致多种疾病的发生,使全身各器官系统特别是心血管系统、神经系统的生理功能和机体的物质代谢产生相应的障碍,严重时可导致死亡。正因如此,医学工作者对其普遍重视。

一、钙、镁和磷酸盐的含量与分布

人体内钙的总量为 1000~1200g。大约 99% 的钙存在于骨骼中,另外 1% 存在于细胞内及细胞外液中。血钙主要以三种形式存在:①蛋白结合钙,约占 40%。其大部分与白蛋白结合,由于其不能透过毛细血管壁,故属于非扩散性钙。②复合钙,主要与磷酸、柠檬酸、碳酸和硫酸等阴离子结合,约占 10%,因其可通过半透膜进行扩散,所以属于可扩散性钙。③离子钙,约占 50%,有显著的生理功能,亦为可扩散性钙。血浆蛋白结合钙与离子钙之间可以互相转换,处于平衡之中。血钙浓度为 2.2~2.6mmol/L[1-4]。

正常人体内含磷 600~700g,每千克无脂肪组织约含磷 12g,磷摄入人体并吸收后作为磷酸盐通过细胞膜转运,约 85% 的磷酸盐存在于骨骼中,血中含量较低,仅 1% 左右,浓度为 0.97~1.61mmol/L,余下的磷存在于软组织中。磷的生理功能除构成骨及牙的重要成分外,也参与大分子的组成(如核酸和蛋白质)和体内的重要代谢过程,细胞内的磷含量很少,主要用于 ATP 的合成[5-7]。

镁离子(Mg^{2+})是人体内第二丰富的细胞内二价阳离子。成人全身镁含量约为 24g,其中 99% 存在于细胞内,主要储存在骨骼、肌肉和软组织中,细胞外空间仅占 1%。正常的总血镁浓度为 0.7~1.1mmol/L, 其中 50%~60% 以游离阳离子形式存在,30% 与蛋白结合,主要与白蛋白结合,10%~20% 与柠檬酸、草酸和磷酸等阴离子结合。镁在人体中起重要作用,包括细胞内信号转导,作为蛋白质和 DNA 合成的辅因子,参与氧化磷

酸化、心血管紧张素、神经、肌肉兴奋性和骨骼的形成[8-12]。

二、钙、镁和磷酸盐的吸收与排泄

钙、镁和磷酸盐的吸收与排泄主要通过肠道和肾脏进行，也受到激素等因素的调节。在生理条件下，三种离子的体内平衡通过尿液中排泄量的微调来维持净吸收量。

(一) 钙的吸收与排泄

正常人每日需要钙 800mg，孕妇、儿童及哺乳期相应增加。钙几乎全部在十二指肠、空肠和回肠内被吸收，其中以十二指肠上段为主。这些肠段对钙具有高吸收能力，钙吸收量取决于每个相应肠段的长度、pH 值和食物团块的传播时间。十二指肠的平均 pH 值为 6.0，在整个肠道中最低，也因此是钙溶解度最大的部位。肠黏膜对钙的吸收主要有两种途径：跨细胞途径和细胞旁途径。跨细胞途径即钙离子（Ca^{2+}）经电化学梯度通过钙通道进入细胞，在胞浆内与钙结合蛋白结合，上皮细胞基底侧膜的钙泵将 Ca^{2+} 排出到细胞间隙。细胞旁途径即通过细胞间连接被动吸收。在肠腔内 Ca^{2+} 浓度较低时，跨细胞途径是钙吸收的主要途径；当肠腔内 Ca^{2+} 浓度较高时，细胞旁途径是钙吸收的主要途径，可达肠道钙吸收量的 1/3~1/2。

当摄入 1g 钙时，大约 800mg 在粪便中排泄，200mg 在尿液中排泄。肠道排出的钙主要是食物和消化液中未被吸收的钙，正常成人每天经肾小球滤过的钙可达 10g，其中绝大部分在肾小管被重吸收，仅约 1% 随尿液排出。近曲小管基底膜侧的 Ca^{2+}-ATP 泵可将 Ca^{2+} 从细胞中泵出，髓袢升支粗段的胞内 Ca^{2+} 则通过 Ca^{2+}-Mg^{2+}-ATP 泵移出细胞，在远曲小管和集合管 Ca^{2+} 从管腔侧膜经浓度和电梯度进入细胞内，经 3Na^+-Ca^{2+} 逆向转运系统可将 3Na^+ 转运到细胞内，将 Ca^{2+} 转运出细胞外[13-19]。

在肾脏中，50%~60% 的钙在近曲小管重吸收，约 25% 在髓袢升支粗段重吸收，约 10% 在远曲小管重吸收。钙敏感受体、TRPV 5 或 TRPV 6 受体可调节髓袢升支粗段及远曲小管对钙的重吸收。肾脏中钙的运输也有跨细胞和细胞旁两种途径，在近曲小管和髓袢升支粗段主要为细胞旁途径，而在远曲小管主要为跨细胞途径。近曲小管是重吸收的主要部位，主要通过钠-质子交换器进行。髓袢升支粗段的重吸收与 Na^+-K^+-Cl^- 同向转运体 2（NKCC 2）有关（图 3-1），其同时存在于皮质和髓质中。远曲小管 Ca^{2+} 的重吸收则通过 TRPV 5 或 TRPV 6 通道进入细胞（图 3-2）。肾小管上皮的紧密连接蛋白 Claudins 对于钙的重吸收有重要作用，不同类型的 Claudins 存在于肾小管的各个部分，如 Claudin14 及 16 存在于髓袢升支粗段，受钙敏感受体的调节；Claudin2 存在于近曲小管上；Claudin3、7、8 则表达于远曲小管。Claudins 决定着肾小管的不同肾单位片段的渗透性和选择性[20–23]。

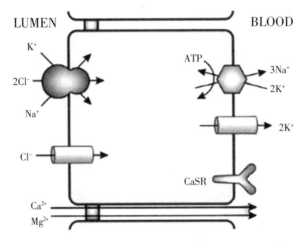

图 3-1   髓袢升支粗段 Ca^{2+} 的重吸收（LUMEN，管腔；BLOOD，肾周毛细血管；CaSR，钙敏感受体）。

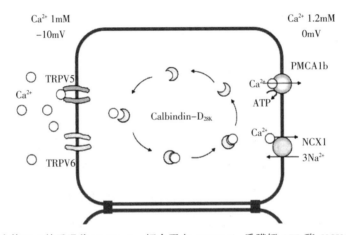

图 3-2   远曲小管 Ca^{2+} 的重吸收（Calbindin，钙合蛋白；PMCA1b，质膜钙 ATP 酶；NCX1，钠钙交换体）。

（二）磷酸盐的吸收与排泄

食物中的肉类、鱼类、奶制品及添加剂等含磷量均很高，每日正常饮食含磷 1~1.5g，主要是磷脂和磷酸酯，两者在消化液磷脂酶的作用下水解成无机磷酸盐。磷酸盐主要在空肠以 $H_2PO_4^-$ 的形式被吸收。磷酸盐的排泄主要通过肾脏，占排出量的 70%，每日肾小球滤过的磷近 5g，85%~95% 的滤过磷能被近曲肾小管重吸收，少量被远端肾小管重吸收，肾脏重吸收磷的总量根据身体需要而改变。磷的重吸收是沿近曲小管发生的跨细胞过程，在近曲小管中，至少有三种（NaPi-Ⅱa、NaPi-Ⅱc 及 Pit-2）不同的钠驱动的磷酸盐转运蛋白介导跨越顶端刷状缘膜的磷酸盐重吸收。重吸收的量由近曲小管细胞顶端膜上的共转运蛋白的多少决定。NaPi-Ⅱa、NaPi-Ⅱc 是钠磷协同转运因子（NPC）的亚型，NPC 有 Ⅰ、Ⅱ、Ⅲ 三种亚型，是肠道及肾脏磷转运的共同通道，除Ⅱa、Ⅱc

外,NPC-I 也位于近曲小管,NPC-II 位于肠道,NPC-III 几乎存在于所有细胞中, 保证磷不外流(图 3-3)[24-28]。

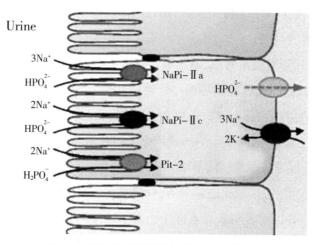

图 3-3　近曲小管磷的重吸收(Urine,尿液)。

(三) 镁的吸收与排泄

镁在绿叶植物、海鲜、坚果、谷粒及肉类中含量丰富,硬水中含量也较高。典型的镁摄入量约为 300mg/d。镁主要从小肠吸收。肠道中镁的吸收取决于两条独立的途径:大部分 Mg^{2+} 通过细胞外途径运输,并且主要发生在小肠中,而在盲肠和结肠中通过跨细胞运输进行微调。尽管如此,肠道在调节 Mg^{2+} 平衡方面的作用似乎有限。肠道对镁的吸收可随镁摄入量不同而改变,低镁饮食时,肠道吸收镁增多,反之减少。镁的排泄途径有汗腺、肠道和肾脏,主要通过肾脏进行,通过肾小球超滤过的镁,大约 25% 在近曲小管被重吸收,50%~60% 在髓袢升支粗段被重吸收,远曲小管约占 10%,仅 3%~6% 经肾脏排出。髓袢升支粗段镁的重吸收由 Na^+-K^+-Cl^- 协同吸收产生的跨膜电位差驱动。当血镁浓度增加时,镁的排泄增加,重吸收减少,血镁浓度降低则排泄减少,重吸收增加。而粪便中镁的排泄量不会随着镁的摄入量而改变[29-34]。

三、钙、镁和磷酸盐代谢的调节

(一) 钙及磷酸盐代谢的调节

1. 甲状旁腺激素(PTH)[35-40]

PTH 是甲状旁腺主细胞合成并分泌的一种单链多肽激素,具有升高血钙浓度、降低血磷浓度的作用。PTH 的分泌与血钙浓度呈负相关,也受到降钙素及 1,25-$(OH)_2D_3$ 等因素的调节。PTH 主要与肾上皮细胞膜及成骨细胞膜上的受体结合,这种受体与 G

蛋白偶联,PTH 与受体结合后,激活细胞内的腺苷酸环化酶信号系统,增加细胞内的 cAMP 及焦磷酸盐浓度,cAMP 能促进线粒体 Ca^{2+} 进入细胞内,焦磷酸盐则能使胞膜外侧 Ca^{2+} 进入细胞,胞内 Ca^{2+} 浓度增加后,通过激活胞膜上的钙泵,将 Ca^{2+} 主动转运到细胞外液,血钙浓度升高。

PTH 主要作用于肾脏及骨骼,对肠道有间接作用。其对于肾脏的作用主要是促进肾远曲小管对钙的重吸收,抑制近曲小管对磷的重吸收,最终增加尿磷排泄,减少尿钙排泄,导致血钙增高,血磷下降;也可激活 1a-羟化酶,促进 1,25-羟维生素 D_3 的合成,从而活化维生素 D,进一步影响钙磷代谢。PTH 对骨具有双重作用:①溶骨作用。大剂量的 PTH 可促进破骨细胞的形成,破骨细胞可分泌各种蛋白水解酶,使酸性物质(如乳酸、柠檬酸)增多,从而促进骨溶解,释放骨钙入血,升高血钙浓度;②成骨作用。小剂量 PTH 刺激骨细胞分泌胰岛素样生长因子(IGF-1),促进骨胶原及基质的合成。PTH 对肠道的作用主要是促进对钙、磷的吸收,其机制与维生素 D 的活化有关。

2. 1,25-$(OH)_2D_3$[41-48]

维生素 D_3 是一种类固醇激素,人体皮下储存有从胆固醇生成的 7-脱氢胆固醇,受紫外线的照射后可转变为维生素 D_3。肝细胞微粒体中的 25-羟化酶可催化维生素 D_3 的 25 位羟基化,形成 25-羟基维生素 D_3 或钙二醇。由肝脏产生的 25-羟基维生素 D_3 进入循环并转移到肾脏,与维生素 D 结合蛋白结合。在肾脏中,肾小管上皮细胞含有 1α-羟化酶,可将 25-羟基维生素 D_3 转化为 1,25-$(OH)_2D_3$,活性明显增加。1,25-$(OH)_2D_3$ 的合成受到 PTH、1α-羟化酶活性、血钙和血磷浓度等因素的调节。

1,25-$(OH)_2D_3$ 与细胞内受体蛋白结合而发挥激素样作用,主要作用于小肠和骨。它可以促进肠道对钙、磷的吸收,肠道上皮含有一种特异性钙通道蛋白,即瞬时受体阳离子通道亚家族 V 成员 6(TRPV6),1,25-$(OH)_2D_3$ 可显著升高肠道中 TRPV6 的信使核糖核酸(mRNA)水平,也可促进钙结合蛋白的合成,从而增加对钙的吸收。1,25-$(OH)_2D_3$ 作用下的磷酸转运系统在小肠是独立的、与钙转运完全无关的主动转运过程,依赖特异的载体磷酸转移蛋白。它也可促进肾脏对钙、磷的重吸收。1,25-$(OH)_2D_3$ 对骨的作用主要是增加破骨细胞活性,加速溶骨过程,同时也能刺激骨胶原的分泌,促进成骨。对于骨的双重作用取决于血钙和血磷浓度,当血钙、血磷浓度较低时,溶骨作用增强;反之,成骨作用增强。1,25-$(OH)_2D_3$ 与 PTH 在限制骨细胞前体分化中发挥重要的协同作用,同时在调节成熟的骨细胞功能中发挥不同的作用。

3. 降钙素[49-51]

降钙素(CT)是由甲状腺滤泡旁细胞(C 细胞)合成分泌的一种单链多肽,是体内降低血钙浓度的主要激素。降钙素与降钙素受体高亲和力结合,激活霍乱毒素敏感蛋白,进而通过 G 蛋白偶联途径激活腺苷酸环化酶,使 cAMP 的水平增高。此外,还可通过 Ca^{2+} 为第二信使的信号途径引起胞浆游离钙水平升高。调节 CT 分泌的主要因素为血钙浓度,血钙浓度增加,则 CT 水平增加,反之亦然。另外,胃泌素、胰高血糖素和性激素等也可促进 CT 分泌。

CT 主要作用于肾脏和骨骼,它可以直接作用于近端肾小管,抑制钙、磷的重吸收,促进肾脏对钙、磷的排泄。CT 也对 1a-羟化酶有抑制作用,从而抑制 1,25-羟基维生素 D_3 的合成,降低肠道对钙、磷的吸收。CT 也可直接抑制破骨细胞的形成,促进破骨细胞及间质细胞转化为成骨细胞,促进成骨,对抗 PTH 的溶骨作用,减少骨中钙、磷的释放。

4. 成纤维细胞生长因子 23(FGF23)[52-58]

FGF23 是多肽激素成纤维细胞生长因子的家族成员,主要由骨原细胞和成骨细胞合成分泌,肾脏是其主要的靶器官。FGF23 与其受体 FGFR 结合才能实现其生物学效应,但 FGF23 与 FGFR 的亲和力较低。Klotho 蛋白主要表达于肾脏和甲状旁腺,可以作为辅助因子与 FGFR 结合,并明显增加 FGF23 与 FGFR 的亲和力。FGF23 是一种调磷因子,主要参与血磷代谢,对肾脏重吸收磷具有重要的调节作用,当血磷浓度下降时,FGF23 明显下降。FGF23 调控血磷代谢的机制:一方面是 FGF23 的 C 端片段通过与 Klotho 蛋白结合,直接减少近端肾小管上的 NPT II a 和 NPT II c(NPT,新霉素磷酸转移酶基因)的表达,从而抑制近端肾小管对磷的重吸收,使尿磷排泄增加,血磷浓度降低。还可通过抑制肠道上皮细胞刷状缘 Na Pi-2b 的表达及抑制活性维生素 D_3 的合成,减少肠道对磷的重吸收。此外,FGF23 对 PTH 的合成与分泌有一定影响,从而使尿磷排泄增加,重吸收减少。FGF 还可以通过其对活性维生素 D_3 及 PTH 的作用降低血钙浓度,而高血钙则可促进 FGF23 的分泌。有研究表明,FGF23 对破骨细胞有双向作用,即一方面抑制其形成,另一方面又轻微刺激其细胞活性。

5. 钙敏感受体(CaSR)[59-65]

细胞外 CaSR 是一种独特的 G 蛋白偶联受体(GPCR),由细胞外 Ca^{2+} 和其他生理阳离子激活。CaSR 存在于甲状旁腺、胃肠道、心血管系统及肾脏等不同组织细胞中,它的表达受细胞外 Ca^{2+} 浓度的调节,在调节细胞钙稳态、渗透平衡和水的吸收方面具有重要作用。

在肾脏中,CaSR 是维持钙、磷稳态的关键因素之一,它广泛表达于肾单位的主要部位,如近曲小管、髓袢升支粗段、远曲小管和集合管,但肾单位各段之间 CaSR 的表达模式有所不同。CaSR 的活化可以解除 PTH 对于近端肾小管对无机磷酸盐吸收的抑制作用。在髓袢升支粗段,CaSR 的激活可抑制钙的重吸收, 其机制可能是 CaSR 使 Claudin14 的表达增加,髓袢升支粗段 Claudin14 的升高导致 Ca^{2+} 重吸收减少。在集合管,CaSR 参与水的重吸收。CaSR 也在甲状旁腺中发挥重要作用,当血钙浓度变化时, CaSR 可调节甲状旁腺对 PTH 的分泌及甲状腺滤泡旁细胞对降钙素的分泌。CaSR 依赖性信号激活磷脂酶 C(PLC)的活性,导致 1,4,5-三磷酸肌醇的蓄积和细胞溶质 Ca^{2+} 浓度迅速增加。CaSR 的活化还能促进骨组织的代谢,可促进成骨细胞的增殖分化,且诱导破骨细胞的凋亡,从而降低血钙浓度。

(二) 镁代谢的调节

镁的代谢主要靠肾脏调节,其重吸收主要发生在髓袢升支粗段,远曲小管重吸收较少,仅占约 10%,血镁浓度直接影响镁的重吸收,细胞外的钙、镁感受器可因血镁或血钙浓度升高而被激活,从而抑制血镁在髓袢升支粗段的重吸收,增加镁的排泄。PTH 及 $1,25-(OH)_2D_3$ 可通过影响肾小管对镁的重吸收来调节血镁浓度。$1,25-(OH)_2D_3$ 可通过下调 Claudin16 的基因表达来影响髓袢升支粗段对镁的重吸收。PTH 增强了远曲小管和肠道镁的重吸收,并增加了镁从骨的释放,高血镁可通过活化甲状旁腺主细胞上的钙敏感受体来抑制 PTH 的分泌,低血镁则刺激 PTH 分泌。其他激素(如胰高血糖素、胰岛素、类固醇激素及血管升压素等)也对镁的代谢也有一定影响[66-71]。

四、钙、镁和磷酸盐的生理功能[72-95]

(一) 钙及磷酸盐共同的生理功能

1. 骨骼和牙齿的主要组成成分

钙、磷是构成骨骼和牙齿的重要成分,二者以羟基磷灰石的形式构成骨骼,以磷酸钙的形式构成牙齿的主要结构,起支撑和保护作用。

2. 凝血

凝血过程需要将血液中无活性的凝血酶原激活, 而凝血酶原激活物由活化的凝血因子和磷脂胶粒与钙的复合物组成,且凝血因子Ⅳ为 Ca^{2+},磷脂也是构成血小板和凝血因子Ⅲ的成分,二者均参与凝血过程。

(二) 钙的其他生理功能

1. 作为细胞传递的信使

Ca^{2+}是重要的细胞信使,细胞内外浓度梯度是信号传递的基础。作为离子信号分子的 Ca^{2+}需要与下游的离子受体结合才能行使相关生化功能。胞外 Ca^{2+}可与 CaSR 结合,激活 CaSR,进而激活 G 蛋白介导的 PLC 和磷脂酰肌醇二磷酸盐(PIP2)水解,释放三磷酸肌醇(IP3)和二酰甘油(DAG),引起细胞内 Ca^{2+} 的释放及胞外 Ca^{2+} 内流,升高的胞内 Ca^{2+} 浓度激活丝裂原活化蛋白激酶(MAPK)的信号传导,从而调控细胞增殖、分化及多种激素的分泌,发挥第一信使的作用。钙调蛋白(CaM)是 Ca^{2+} 在细胞内最重要的分子受体,与 Ca^{2+} 有高度的亲和力,它调节着许多生理过程。通过 Ca^{2+} 与 CaM 的结合,激活钙调蛋白激酶而发挥激素的刺激作用。由于 Ca^{2+} 在细胞内外存在很大浓度差,故当细胞受到刺激时,胞膜上的 Ca^{2+} 通道开放,细胞外的 Ca^{2+} 内流或者胞内 Ca^{2+} 释放,以此来调节神经、肌肉兴奋性及介导生理生化反应。

2. 调节酶的活性

Ca^{2+} 具有调节酶活性的作用,可激活一些酶,如 ATP 酶、磷酸二酯酶等,也可抑制 1α-羟化酶的活性。

3. 其他

Ca^{2+} 可与肌原蛋白 C 结合,使其构型改变,从而引发肌肉收缩;也可降低毛细血管的通透性,防止炎症和水肿的发生。Ca^{2+} 与细胞凋亡存在一定的关系。

(三) 磷酸盐的其他生理功能

1. 构成多种生命成分

磷酸盐在体内构成多种重要生命物质,是构成核酸、磷脂的必要成分,这两种物质对于遗传物质的传递及细胞膜的组成十分重要。磷酸盐也构成一些辅酶和辅基来催化体内的重要反应。

2. 参与能量代谢的核心反应

机体能量代谢的核心反应,即 ATP→ADP(腺苷二磷酸)+Pi→AMP(腺苷-磷酸)+Pi(磷酸基),这一反应是磷酸基的给出与再获得,是机体所有生命活动的能量源泉。

3. 调节生物大分子的活性

蛋白质的磷酸化和去磷酸化是机体调控机制的分子基础之一。

4. 调节酸碱平衡

体液中游离的磷酸盐构成重要的缓冲体系(HPO_4^{2-}-$H_2PO_4^{-}$),维持体内酸碱平衡。

(四) 镁的生理功能

镁是构成骨骼的主要成分,它结合在羟基磷灰石晶体表面,影响晶体的形成。Mg^{2+} 作为酶的辅助因子参与体内所有能量的代谢,激活和催化 600 多种酶系统,包括葡萄糖的利用,脂肪、蛋白质和核酸的合成,三磷酸腺苷代谢及膜离子运转等,并与线粒体细胞及所有膜结构和功能完整性有关。Mg^{2+} 对于中枢神经系统、神经、肌肉及心肌均有抑制作用。它也是多种离子通道的调节剂,可调节钙、钠和钾等离子通道,如抑制 Ca^{2+}

经钙通道内流。Mg^{2+} 在细胞核中是构成核糖核酸(RNA)和 DNA 三级结构的重要成分,也参与维持 DNA 的稳定性和 DNA 修复,并调节 DNA 和 RNA 聚合酶的活性,因此,将细胞内 Mg^{2+} 浓度维持在生理范围内对 DNA 的稳定性至关重要。

第二节　钙代谢异常

钙离子(Ca^{2+})是人体内最丰富的二价离子。成人体内总钙量为 1000~1300mg,其中 99% 以羟基磷灰石 $[Ca_{10}(PO_4)_6(OH)_2]$ 的形式存在于骨中,剩下的 1% 存在于牙齿、软组织、血浆和细胞中。血浆 Ca^{2+} 浓度(缩写为 $[Ca^{2+}]$)为 10mg/dL(8.5~10.5mg/dL),以三种形式存在:①约 50% 是起直接生理作用的游离钙;②约 40% 的 Ca^{2+} 与蛋白质结合,其中大部分与白蛋白和一些球蛋白结合,其值受血 pH 值和血浆蛋白浓度的影响;③其余 10% 与阴离子结合,如枸橼酸钙、柠檬酸钙和磷酸钙等。这三种形式的钙处于动态平衡。游离钙和阴离子结合钙可通过肾小球滤过膜,蛋白结合钙不能滤过。只有游离钙有生理活性,细胞质中游离钙是细胞内的一种第二信使,参与增殖、分化、肌肉收缩、激素分泌、糖原代谢和神经元兴奋等多种生理过程。细胞外 Ca^{2+} 参与成骨、凝血、调节酶活性等过程。骨骼、肾脏和肠对钙的重吸收和形成使血钙浓度维持在一个狭窄的范围,即 2.2~2.6mmol/L。

人每天摄取的钙约为 1000mg,其中约 400mg 被肠道吸收,200mg 从细胞外钙池分泌到肠道,净吸收约 200mg,未被吸收的钙从粪便中排出。正常人粪钙占摄入量的 75%~80%,尿钙约占钙摄入量的 20%。

一、低钙血症

血清蛋白浓度正常时,血钙浓度<2.2mmol/L 时称为低钙血症。低钙血症一般指游离钙低于正常值。血钙浓度调节和低钙血症见图 3-4[96]。

(一)低钙血症的病因及分类

1. 甲状旁腺功能减退

(1) PTH 分泌缺乏。PTH 通过刺激破骨细胞促进骨质吸收、远端肾小管对钙的重吸收和通过增加 1,25-$(OH)_2D$ 的产生而增加肠道对钙的吸收来间接升高血钙浓度;反之,PTH 分泌缺乏,血钙浓度降低。甲状旁腺功能减退可能是由于先天性或获得性疾病引发,包括发育性疾病、自身免疫性疾病、基因异常、甲状旁腺的破坏或浸润性疾病和多腺体自身免疫综合征 I 型等。DiGeorge 综合征是由第三、第四和第五鳃囊发育

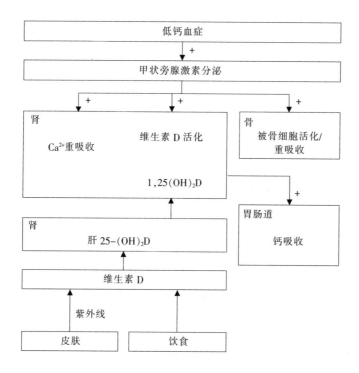

图 3-4　血钙浓度调节和低钙血症

的胚胎学缺陷造成的,导致甲状旁腺功能减退,其为染色体 22q11 的一种新的杂合性缺失[97]。缺镁或过量会影响甲状旁腺激素的分泌[98],导致甲状腺功能减退。前颈部手术中的医源性原因最常见[99,100]。

（2）PTH 抵抗。假性甲状旁腺功能减退症,表现为低血钙、高血磷,由于 PTH 抵抗,PTH 水平反而增高,而甲状旁腺本身无病变。

2. 维生素 D 代谢障碍

维生素 D 可促进钙在肠道的吸收;也可与甲状腺协同,使未成熟的破骨细胞前体转变为成熟的破骨细胞,促进旧骨质中的骨盐溶解,转运钙到血中;还可促进肾近曲小管对钙的重吸收,以提高血钙浓度。1,25-$(OH)_2$D 的生成直接受血磷浓度、甲状旁腺素与降钙素的调节，间接受血钙浓度调节。低血磷和甲状旁腺素可促进1,25-$(OH)_2$D 的生成;高血钙促进降钙素分泌,抑制 1,25-$(OH)_2$D 的合成;低血钙促使甲状旁腺激素分泌及 1,25-$(OH)_2$D 的合成。

（1）维生素 D 缺乏,皮肤合成减少(日照不足、肤色深)、摄入少、生物利用度减少(吸收不良、肥胖)和分解增加等[98]。

（2）维生素 D 羟化障碍:①肝 25-(OH)D 合成障碍,肝衰竭、肾脏丢失 25-(OH)D

增多,如肾病综合征;②1,25-(OH)$_2$D 合成减少、慢性肾脏病等。

（3）维生素 D 分解代谢加速。一些药物可以促进 25-(OH)D 和 1,25-(OH)$_2$D 的分解代谢,包括抗惊厥药和用于治疗 AIDS(HIV)的药物、糖皮质激素和抗排异的药物等。

（4）其他,如肿瘤相关性骨软化、非干酪性肉芽肿、一些淋巴瘤和甲状腺功能亢进[增加 25-(OH)D 的代谢]等。

3. 肾功能异常

（1）磷酸盐排除受阻,血磷浓度升高,血钙浓度降低。

（2）钙的重吸收障碍。

（3）维生素 D 羟化障碍。

4. 药物因素

治疗高钙血症的药物过量(如二磷酸盐、降钙素等)、钙螯合剂、磷酸盐黏结剂、影响维生素 D 代谢的药物和一些抗生素等。

5. 其他

其他如低镁或高镁、前列腺癌、乳腺癌骨转移、胰腺炎、脂肪坏死形成钙灶和骨饥饿综合征等。

(二)低钙血症的临床表现

急性低钙血症可导致严重的症状,需要住院治疗,而逐渐出现低钙血症的患者更有可能无症状[96]。

1. 心血管系统

（1）心律失常。通过延长心肌细胞动作电位的平台期来延长 Q-T 间期,这导致 Ca^{2+} 通道开放时间延长,从而导致晚期 Ca^{2+} 内流和早期后除极的形成。如果达到去极化的阈值,则诱发新的动作电位,引发心动过速,可引起室性心律失常,特别是尖端扭转型室性心动过速(TdP)和心室纤颤(VF)。

（2）低钙血症可能是导致心肌病和充血性心力衰竭的可逆原因。

2. 神经、肌肉系统

轻症时出现手指、脚趾及口周的感觉异常,四肢发麻、刺痛,手足抽动[101],当血钙浓度进一步降低时,可发生手足搐搦;严重时全身骨骼及平滑肌痉挛。呼吸道表现为喉及支气管痉挛,喘息发作,甚至出现呼吸暂停。消化道表现为腹痛、腹泻和胆绞痛;膀胱表现为尿意感。血管痉挛可表现为头痛、心绞痛和雷诺现象,也可表现为认知障碍和人格障碍等。

3. 骨骼系统

可有生长迟缓、下肢弯曲和骨痛等佝偻病的表现,骨痛、肌无力等骨质疏松的表现和病理性骨折等。骨骼病变根据基本病因可分为骨软化、骨质疏松、佝偻病和纤维囊性骨炎等[102]。

4. 皮肤、软组织

慢性低钙血症患者常有皮肤干燥、无弹性、鳞屑、色素沉着、毛发稀疏、脆甲症和牙齿松脆等现象。并且低钙血症可引起白内障[103]和念珠菌病,特别是在自发性甲状腺功能减退患者。

5. 其他

可无任何症状。其他非特异性轻度症状包括头痛、紧张、易怒、脸红、颤抖、呕吐、胸部不适和腹部痉挛等[104]。

6. 低血钙危象

低血钙危象是指血钙浓度明显降低至 0.88mmol/L 以下时,患者除出现骨骼肌抽搐外,还出现呼吸困难、心律失常,甚至心肌痉挛猝死。常见原因为甲状旁腺激素减少或对甲状旁腺激素抵抗及维生素 D 缺乏或代谢异常,使骨钙释放减少。肾小管及肠道吸收障碍,引起血钙浓度下降。严重低钙可发生严重的精神异常、严重的骨骼肌和平滑肌痉挛,从而发生惊厥、癫痫样发作和严重喘息,甚至引起呼吸和心搏骤停而致死。

(三) 低钙血症的诊断

约 50% 的血钙与白蛋白等蛋白质结合,只有离子化的钙具有生物活性,因此,有必要根据人血白蛋白对血钙浓度进行校正,以评价血钙的水平[105]。总钙需校正,或必要时测定游离钙。

血清总钙<7mg/dL 或游离钙<4.0mg/dL,心电图表现为 P-R>0.22s 或 Q-Tc>0.45s。在危重患者中,推荐测量游离钙,因为血 pH 值的变化会影响与白蛋白结合的钙。低钙血症的诊断步骤如图 3-5 所示[102]。

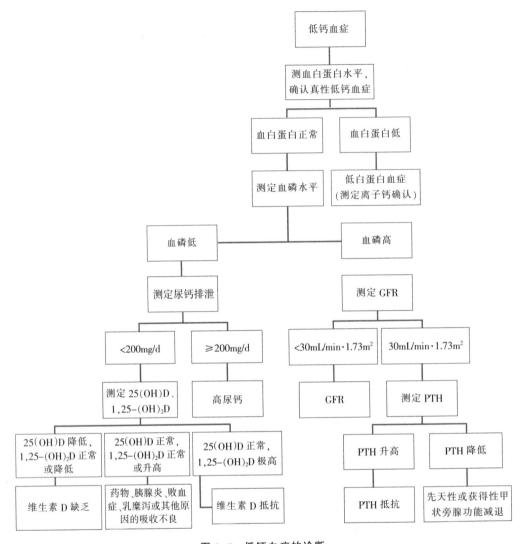

图 3-5　低钙血症的诊断

(四) 鉴别诊断

手指、脚趾及口周的感觉异常、四肢发麻等,需与糖尿病周围神经病变、甲亢等鉴别;手足抽动、搐搦,需与癫痫、神经系统实质性病变等鉴别;支气管痉挛、喘息发作,需与慢性支气管炎、支气管哮喘等鉴别;血管痉挛引起的心绞痛,需与冠脉粥样硬化引起的血管狭窄鉴别;腹痛、腹泻、胆绞痛,需与消化系统疾病鉴别。

(五) 低钙的治疗(表 3-1)

如果血钙浓度<1.9mmol/L、电离的钙含量<1mmol/L 或患者有症状(Ⅲ级证据),则静脉注射钙[96,106]。

患者还应根据需要(Ⅲ级证据)接受口服补钙剂和骨化三醇(0.25~1g/d)[96]。

低钙血症的快速纠正会导致心律失常,静脉补钙时应有心脏监护[98]。

表 3-1 低钙血症的药物治疗

名称	缩写	商品名	有效剂量
钙化醇	维生素 D_2	梯希爱	饮食摄入不足/维生素不足:0.25~1.5μg,每日一次
骨化二醇	$25(OH)D_3$		50~100μg,每日一次
二氢速留醇	DHT		0.2μg,隔日一次
骨化三醇	$1,25-(OH)_2D_3$	罗盖全	0.25μg,每日二次
帕立骨化醇	$19-去甲-1\alpha,25-(OH)_2D_2$	胜普乐	0.04~0.1μg/kg,隔日一次
度骨化醇	$1\alpha-(OH)D_3$	肾骨乐	1~3.5μg/d

1. 急性低钙血症的治疗

甲状腺手术、甲状旁腺手术或颈部手术、输注枸橼酸血和血浆交换等可导致急性的低钙血症。静脉注射葡萄糖酸钙溶液(10mL 安瓿 1g,含 10%)是治疗症状性低钙血症的首选方法[96]。一旦症状好转,患者可口服钙片。

如果与低镁血症有关,则应静脉给予镁剂,24mmol/24h,含硫酸镁($MgSO_4$)6g(20%,30mL,800mmol/L,$MgSO_4$),加于 500mL 生理盐水或 5%葡萄糖溶液中。监测血镁浓度以达到正常水平[107]。高磷血症引起的低钙血症则用磷螯合剂或血液透析进行治疗。

由于原发性甲状旁腺功能亢进症或慢性肾脏病 V 期、肾性骨营养不良导致的甲状旁腺功能亢进而行甲状旁腺手术后的患者,需口服骨化三醇 1~2g 或静脉注射钙补充剂和骨化三醇 1~2μg。

2. 慢性低钙血症的治疗

治疗的目的是尽可能纠正病因,一旦病因纠正,则大多低钙血症可纠正。但有的低钙血症需要治疗,如甲状旁腺功能减退、维生素 D 抵抗等。治疗目标是保持血钙浓度略低于正常水平,以避免高钙尿症和继发性肾结石。通常联合应用钙和维生素 D 制剂。钙制剂如目前较多使用的碳酸钙、葡萄糖酸钙、枸橼酸钙和乳酸钙等;维生素 D 制剂目前多用骨化三醇,0.25~2μg/d,用后 1~3 天开始生效,半衰期为 12~14 小时。

有报道重组人丙氨酸可以控制术后甲状旁腺功能减退症患者的严重低钙血症[108]。

二、高钙血症

高钙血症是一种较常见的改变,主要与原发性甲状旁腺功能亢进症(PHPT)和恶性肿瘤相关性高钙血症(MAH)有关,二者占 90%以上。

PHPT 过多产生 PTH,PTH 增加破骨细胞的数目及活力，促使更多的钙从远端肾单位重吸收，还促使肾脏合成更多的 $1,25-(OH)_2D_3$，从而使血钙浓度过高。

肿瘤引起血钙浓度增加主要有以下三个机制：①肿瘤细胞分泌的甲状旁腺激素相关肽(恶性肿瘤体液性高钙血症)；②肿瘤的局部作用可直接促进骨溶解和钙动员；③肿瘤细胞使过量的维生素 D 活化[109]。

肿瘤相关的高钙血症分两种：体液性高钙血症和局部骨溶解性高钙血症。恶性肿瘤相关的体液性高钙血症约占恶性肿瘤相关患者的 80%。虽然任何一种肿瘤都可能引起恶性肿瘤体液性高钙血症综合征,但最常见的是鳞状细胞癌[110],是由肿瘤引起的副肿瘤综合征,肿瘤分泌的 PTH 相关肽(PTHrP)是恶性肿瘤体液性高钙血症的关键介质,其引起的生化异常包括高钙血症、低磷血症和增加尿 AMP 排泄,类似于生物 PTH 的功能。但PTHrP诱导的高钙血症患者的 PTH 和 $1,25-(OH)_2D$ 水平较低[111]。

骨溶解性高钙血症占所有 MAH 的 20%。由原发性或转移性肿瘤直接导致骨破坏,局部骨溶解在乳腺癌、多发性骨髓瘤、淋巴瘤和白血病中最常见,由细胞因子和趋化因子介导。淋巴瘤增加 $1,25-(OH)_2D$ 的合成也会导致高钙血症。PHPT 和 MAH 可同时存在。

血清蛋白浓度正常时,血钙浓度>2.6mmol/L 时称为高钙血症。高钙血症一般指游离钙高于正常值。

(一) 高钙的病因

1. 骨中 Ca^{2+}动员增加

（1）PTH 参与性。见于 PHPT、遗传性疾病(如多发性内分泌肿瘤 1 型或 2A 型,家族性甲状旁腺功能亢进症)、肾衰竭继发性甲状旁腺功能亢进症或急性肾损伤恢复期、三发性甲状旁腺功能亢进症(指严重肾脏疾病或肠吸收障碍,导致的低血钙症继发甲状旁腺功能亢进基础上发生的自主性甲状旁腺功能亢进)、假性甲状旁腺功能亢进症、恶性肿瘤体液性高钙血症等。

（2）非 PTH 参与性。可能是各种内分泌激素的改变影响破骨细胞活力,见于甲状腺功能亢进症、肢端肥大症和嗜铬细胞瘤等。还有肿瘤骨转移、多发性骨髓瘤等局部骨溶解造成的高钙血症。

2. 胃肠道钙吸收增加

过多摄入或外用维生素 D 类似物、乳碱综合征(因长期大量服用牛奶或钙剂引起的高钙血症、代谢性碱中毒和肾功能损伤)、某些肉芽肿性疾病,如结核[肉芽肿形成过程中,巨噬细胞产生内源性 $1,25-(OH)_2D$]等。

3. 尿钙排泄减少

通常情况下,健康的肾脏能够过滤掉大量的来自血液的钙,然而肾衰竭者无法排出多余的钙,从而导致高钙血症。另外,家族性低尿钙性高钙血症(FHH)也可存在高钙血症。

4. 药物因素

噻嗪类利尿剂增加肾脏对钙的重吸收,导致低钙尿,而血中钙含量升高。茶碱具有β-肾上腺素能作用,可诱导 cAMP 的释放,可刺激 PTH 的释放并引起甲状旁腺功能亢进。另外,维生素 D(A)中毒、锂和雌激素等也可引起血钙浓度增高。

5. 其他

高磷血症或急性低镁血症会刺激 PTH 分泌,从而导致高钙血症等。

(二) 高钙血症的分类(表 3-2)

表 3-2　高钙血症的分类

具体疾病	原发性甲状旁腺功能亢进症(腺瘤,增生,肿瘤)
偶发性,家族性,多发性内分泌瘤 1 型(MEN1)或 MEN2A,恶性肿瘤相关的异位甲状旁腺激素分泌	三发性甲状旁腺功能亢进症
恶性肿瘤	恶性肿瘤体液性高钙血症
多发性骨髓瘤局部溶解	肿瘤:乳腺癌、肺癌和血液系统恶性肿瘤
	维生素 D 中毒或相关疾病。结节病、结核、麻风、隐球菌病、巨细胞病毒感染、组织胞浆菌病、Wegener 肉芽肿
维生素 D 中毒	维生素 D 补充剂,维生素 D 代谢物或类似物
淋巴瘤	肾衰竭
横纹肌溶解的恢复期和急性肾衰竭	肾移植,其他内分泌疾病引起的甲状腺功能亢进(甲状腺毒症)
肾上腺功能不全,嗜铬细胞瘤	肢端肥大症
药物因素,噻嗪类利尿剂	锂相关性 PTH 释放
乳碱综合征(钙和抗酸药),茶碱	维生素 A 中毒
其他固定高效骨转化(如 Paget 病)	家族性低尿钙性高钙血症(FHH)
Williams-Beuren 综合征,急性低镁血症	高磷酸血症

(三) 高钙血症的临床表现

症状的严重程度除了与血钙浓度和增加速度有关,还与肾脏或肝脏等基础疾病及患者年龄有关。Ca^{2+} 浓度和临床表现见表 3-3。高钙血症各系统症状见表 3-4。

表3-3 Ca²⁺浓度和临床表现

Ca²⁺<3mmol/L	Ca²⁺3.0~3.5mmol/L	Ca²⁺>3.5mmol/L
没有症状	无意识障碍	意识障碍
门诊诊治	肾功能正常	肾功能不全
	生命体征平稳	心律失常,低血压,反射减弱
	住院诊治	ICU治疗

白蛋白校正钙浓度(mmol/L)=总钙(mmol/L)−0.025×白蛋白(g/L)+1。

表3-4 高钙血症各系统症状

系统	急性高钙血症	慢性高钙血症
总体	脸红,疲劳,体重减轻	疲劳
心血管	P-R间期延长,宽QRS波群,Q-T间期缩短,束支传导阻滞,心动过缓,心律失常,晕厥,心脏骤停	P-R间期延长,宽QRS波群,Q-T间期缩短,束支传导阻滞,心动过缓,心律失常,高血压,心脏瓣膜病,血管钙化
肾脏	烦渴,脱水,多尿,夜尿,尿频,尿路梗阻,肾结石,肾钙化或肾前性因素所致的肾衰竭	肾钙化,肾结石,慢性肾衰竭,肾性骨营养不良
神经系统	疲劳,麻木,嗜睡,困惑,精神错乱,恍惚,昏迷,肌张力减弱,反射减退	易怒,抑郁,焦虑,幻觉,精神错乱,痴呆,记忆丧失,睡眠障碍,注意力下降
胃肠道	厌食,恶心,呕吐,腹痛,消化不良,便秘,胰腺炎,消化性溃疡	厌食,消化不良,便秘,胰腺炎,消化性溃疡
骨骼肌肉	骨痛,肌无力,肌痛,骨质疏松,脆性骨折	纤维囊性骨炎,骨囊肿,长骨棕色肿瘤,骨融合,关节钙化
血液系统	贫血	贫血
眼睛	—	角膜病

1. 心血管系统

常见表现为心动过缓、Q-T间期延长、高血压和洋地黄中毒。

2. 消化系统

常见表现为恶心、呕吐、顽固性便秘、胰腺炎和消化性溃疡等,急性高钙血症增加了胰管对胰酶分子的通透性。这在与高血钙状态相关的急性胰腺炎的发病机制中可能很重要[112]。

3. 泌尿系统

常见表现为肾结石、肾钙化症、多尿和肾功能不全。高钙血症可导致尿液浓缩能力下降,一方面其机制是钙敏感受体的激活使髓袢升支粗段对NaCl的重吸收减少,从而影响逆流倍增作用,使尿液浓缩能力下降;另一方面,集合管中钙敏感受体的激活抑制其对精氨酸升压素的反应。因此,高钙血症患者通常表现为多尿。长期高钙血症可引起肾钙化而导致肾功能不全[109]。

4. 神经系统

常见表现为疲劳、抑郁、反射减弱、精神错乱、意识障碍甚至昏迷等。

5. 肌肉骨骼

常见表现为骨痛、关节痛、纤维囊性骨炎和肌无力等。

6. 高钙血症危象

当血钙浓度≥3.5mmol/L 时,患者高钙血症表现会明显加重,常伴有明显脱水表现,如出现少尿、无尿和氮质血症等;还可出现恶心、呕吐、意识障碍、心律失常甚至心搏骤停等消化系统、神经系统及心血管系统表现[2][113]。PHPT 和 MAH 是最常见的致病因素[114]。

(四) 高钙血症的诊断

PHPT 相关的高钙血症的诊断:根据病史、症状及实验室检查,如血钙浓度升高、PTH 升高、血磷酸盐浓度在正常值低限或轻度降低、血碱性磷酸酶(ALP)升高、高氯性代谢性酸中毒和尿钙浓度正常或增加。测定 24 小时尿钙排泄量以除外 FHH,<2.5mmol/d(100mg/24h)或钙肌酐清除率<0.01 提示 FHH[115]。

恶性肿瘤体液性高钙血症的诊断:PTH 和维生素 D 水平正常,PTHrP 水平升高。同时存在高钙血症和全身症状(如发热、体重减轻、食欲减退、病情不断恶化)或迅速发生的高钙血症,尤其是当血钙浓度非常高的时候,需要考虑恶性肿瘤的可能。高钙血症的诊断步骤见图 3-6。

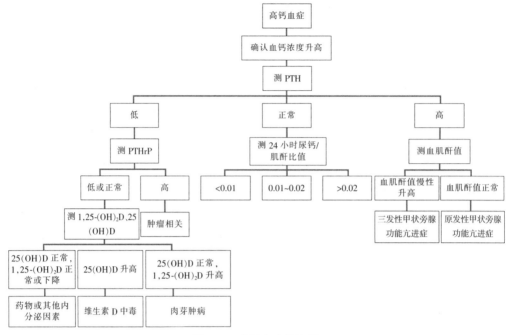

图 3-6　高钙血症的诊断

(五) 高钙血症的治疗

补液可增加尿钙排出,常用盐水以 200~300mL/h 为初始速度,根据尿液量调整滴速,使尿液量维持在 100~150mL/h。单纯水化可能对缓慢降低血钙浓度是有效的,但是可能导致液体超载,因此,对有心脏和肾脏疾病的患者,需要注意避免液体超负荷,在治疗过程中须监测血电解质和心电图,以防止心力衰竭、肾衰竭的发生[110]。

袢利尿剂(如呋塞米)理论上可抑制钙的重吸收而增加钙的排泄,但当大剂量使用时,可能会加重电解质紊乱和容量耗竭。因此,即使在容量过载的患者中,环路利尿剂应谨慎使用[116]。在大量补液及利尿的过程中需检测血钾和血镁的水平,并酌情补充,以防止其他电解质的流失。

近年来,钙受体刺激剂(一种新型的拟钙剂)也用于一些不能手术治疗或未达到手术标准的 PHPT 患者,但二磷酸盐仍是长期使用的首选药物。

1. 二磷酸盐

二磷酸盐能强效抑制骨骼中的钙动员,其为无机焦磷酸盐类似物,吸附于骨羟基磷灰石表面,干扰破骨细胞的代谢活性而抑制骨钙释放。但其发挥最大效应是在使用 2~4 天后,因此常与补液和降钙素等快速作用的措施相结合。此外,二磷酸盐可用于预防肿瘤相关的高钙血症和骨性并发症。如唑来磷酸盐、帕米磷酸盐已被欧洲药品管理局(EMA)和美国食品药品监督管理局(FDA)批准用于治疗恶性高钙血症,这两种药物在临床试验中都显示出了有效性[117,118]。

2. 降钙素

Ca^{2+}浓度>3.5mmol/L并且有典型症状，或血游离钙快速增加至危及生命时，必须立即采取有效的治疗措施并监测。在严重高钙血症的短期控制中，降钙素是首选，降钙素使肾脏的钙排泄增加，抑制破骨细胞作用，从而抑制骨钙释放。其作用起效于给药后2小时内，但作用时间较短，药物耐受性一般在2天内出现。因此，降钙素被用于治疗重度高钙血症的早期药物，直到其他药物的降钙作用开始[119]，用法是每6~12小时给予2~8 IU皮下或肌内注射，在2~3小时内使血钙浓度降低0.3~0.5mmol/L。此外，须治疗潜在的恶性疾病以支持血钙浓度的短期和中期降低，从而实现长期控制。

3. 透析

有严重心力衰竭或其他需要限制容量的基础疾病的高钙血症患者，可使用连续或间歇性肾脏替代治疗（使用低钙浓度的透析液）以降低血钙浓度。低钙或无钙透析液进行血液透析（以及腹膜透析）是其他方法治疗失败或血钙浓度过高以致危及生命时的一种治疗方法，已经接受血液透析或严重肾功能不全的患者可以用这种方法[120]。

其他不常用的药物包括硝酸镓和一些抗肿瘤药物，如顺铂、三环素等。

4. 手术治疗

血钙浓度>0.25mmol/L者，即使无症状，也应接受手术治疗[110]。骨骼（骨质疏松症，通过骨密度测量，脆性骨折）或肾脏受累（肾结石或肾钙沉着症，肌酐清除率<60mL/min，或钙尿浓度>10mmol/d并增加患结石的风险）和年龄<50岁被认为是PH-PT患者的手术标准[12]对于那些不适合手术的患者，应每年测量血钙浓度和肌酐水平，每隔1年或2年测量一次骨密度，并进行肾脏成像监测。在随访期间，如果血钙浓度值升高>0.25mmol/L，肾脏或骨骼受累，则应将患者转介手术[121]。手术不仅是治疗PHPT的有效方法，而且是一种安全的治疗方法[122]。

5. 类固醇

皮质类固醇对高钙血症起治疗作用，尤其是淋巴瘤或浆细胞瘤患者的高钙血症。在罕见的淋巴瘤相关性高钙血症中，类固醇（泼尼松龙，40~100mg/d）可防止淋巴瘤细胞中骨化三醇的合成，并减少肠道对钙的吸收。

6. 严重高钙血症的治疗

如果血钙浓度适度升高（3.0~3.5mmol/L），治疗类型和用药时机应根据临床表现而定。严重高钙血症者需入院治疗（>3.5mmol/L）。紧急治疗包括：每日注入3~4L生理盐水，或1~2L生理盐水，然后每小时注入200~250mL生理盐水[123]。

针对 PHPT 致高血钙危象,手术切除病灶是唯一有确切效果的措施[124,125]。

第三节　镁代谢异常

镁是人体必需元素,发挥着重要的生理功能,镁参与人体骨骼组成,是多种酶的激活剂,与神经、肌肉活动、内分泌调节密切相关。人体含镁 20~30g,其中 60%~65%存在于骨骼、牙齿,27%存在于肌细胞,6%~7%分布于其他细胞,分布于细胞外液的镁不到总量的 1%。镁在红细胞和血浆中有三种存在方式,即游离镁、复合镁和蛋白结合镁,其含量比例分别为 55%、13%和 32%。食物中的镁主要在空肠、回肠中被吸收,可通过主动吸收和被动扩散两种机制吸收,其吸收量与摄入量有关。镁稳态的维持依赖于胃肠道的吸收及肾脏的排泄,而这种平衡的破坏会导致镁代谢紊乱。

一、低镁血症

低镁血症指血镁浓度<0.75mmol/L。

(一)低镁血症的病因

1. 镁摄入减少

(1)膳食摄入量减少。在有进食障碍疾病(如神经性厌食症)的患者中,镁的摄入严重不足常导致低镁血症,且低镁血症的发生与再次进食时食物热量的高低无明显相关性。在怀孕或者哺乳期妇女中,镁的相对摄入不足也会导致一过性或轻度的低镁血症[126]。

(2)胃肠道病理状态导致吸收障碍。短肠综合征、吸收不良综合征等胃肠道吸收障碍导致胃肠道对镁的吸收减少。低镁血症可以与粪便脂肪排泄率相关,并且可以通过低脂饮食来减轻。在患乳糜泻的人群中,肠道吸收不良可能由于镁与游离脂肪酸结合形成不溶性复合物而造成镁消耗[127]。

(3)慢性乙醇中毒。在慢性乙醇中毒的患者中,可观察到明显的低镁血症,这是由于饮食不佳减少了对镁的吸收,以及乙醇导致的镁的丢失[128]。

2. 体内镁丢失过多

(1)胃肠道丢失。慢性腹泻时,大量的镁经胃肠道丢失,导致低镁血症。

(2)肾脏丢失。①肾脏功能及多种离子通道和转运蛋白参与肾脏电解质的平衡,其异常会导致电解质紊乱[129]。肝细胞核因子 1β(HNF1β)是肾脏发育的必需转录因子,HNF1β 引起常染色体显性肾小管间质性肾病,其特征为肾囊肿和青少年成人型糖尿病(MODY),HNF1β 突变的患者可能因肾脏中的 Kir5.1(内向整流性 K+通道)活性降低,导致低钾血症和低镁血症[130]。PCBD1(蝶呤-4-甲醇胺脱水酶)突变导致肾脏丢失镁进而导致低镁血症[131]。细胞周期蛋白 M2(CNNM2)基因突变导致肾脏对镁的重吸收减少,进而被确定为严重低镁血症的病因[132]。②遗传性肾脏病。遗传性肾小管病(如 Bartter 综合征和 Gitelman 综合征),机制为肾小管病变导致其远端肾单位不能重吸收 NaCl,进而使体外收缩和肾素血管紧张素醛固酮系统活性增加,最后导致低镁血症。低镁血症伴低钙血症是 Gitelman 综合征的特征[133]。

(3) Ⅱ型糖尿病。镁摄入降低与尿镁增加是Ⅱ型糖尿病发生低镁血症的机制。①胰岛素和血糖是镁代谢的重要调节剂[134],在Ⅱ型糖尿病中,血浆三酰甘油和实际血糖水平与血镁浓度呈负相关,胰岛素使用与血镁浓度呈正相关[135]。②使用二甲双胍、质子泵抑制剂[136][机制并不完全明确,可能为减少胃酸分泌,增加了胃肠道 pH 值[137],进而导致镁吸收减少或抑制 H^+-K^+-ATP 酶而降低肠道 TRPM6(转化受体电位阳离子通道亚家族 M 成员 6)活性]或 β-肾上腺素能受体激动剂均可使血镁浓度下降。

(4) 药物作用。环孢菌素,一种具有抑制远曲小管中重吸收镁的药物;利尿剂,大量 Mg^{2+}被排出,进而导致低镁血症。

(5) 醛固酮增多症。醛固酮可以增加镁的排泄进而导致低镁血症。

3. 镁分布异常

(1) 骨饥饿综合征。甲状旁腺功能亢进伴严重骨病的患者在行甲状旁腺切除术后,过量 PTH 的突然清除使大量 Mg^{2+}进入骨细胞内,使血镁浓度明显下降。

(2) 急性出血性胰腺炎。主要因大量镁盐沉积于坏死的胰腺周围脂肪组织中,使血镁浓度降低。

(3) 高热能肠外营养。大量 Mg^{2+}随营养物质进入细胞内供组织修复,引起血镁浓度下降。

4. 遗传性低镁血症

家族性低镁血症伴高尿钙症和肾钙质沉着症(FHHNC)为常染色体隐性遗传病,遗传发病则会导致低镁血症。

(二) 低镁血症的临床表现

1. 神经系统表现

低镁对中枢以及外周神经系统均会产生一定的影响[138]。镁对钙具有拮抗作用,因此可降低神经-肌肉接头处乙酰胆碱的突触前释放以及外周交感神经和肾上腺素的释放。镁还可增强非去极化肌肉松弛剂的作用,所以低镁血症可导致神经-肌肉接头处兴奋传递增强,神经纤维和骨骼肌的应激性增高,对中枢神经系统的抑制作用减弱,常会表现为小束肌纤维收缩、震颤、手足搐搦和焦虑易激动等。智力障碍和癫痫发作常与低镁血症相关,并具有重要的遗传成分,且与隐性 CNNM2 基因突变有关[139]。

2. 心血管系统表现

(1)低镁血症与高血压前期[140]及最终发展为高血压密切相关。低镁血症会影响镁转运蛋白表达、血管内皮功能及结构,而转运蛋白 TRPM7 信号在维持血管完整性方面具有潜在的调节作用,因而低镁血症与高血压的进展密不可分[141]。

(2)Mg^{2+}具有抗心律失常的作用,可以改善快速性室性心律失常[142-143]。低镁血症可以使心电图的 Q-T 间期延长、S-T 段压低、T 波增宽呈低而平,可导致各种心律失常,包括室性心动过速、室性纤颤,甚至心脏停搏等。

3. 对电解质平衡的影响

慢性低镁血症与低钙血症密切相关[144],低钙血症一般是由 PTH 分泌受损或骨和肾小管对 PTH 的耐受性引起的[20],而低镁血症引起的低钙血症主要原因可能是骨和肾小管对 PTH 具有耐受性,而不是 PTH 分泌受损[145]。

4. 其他影响[146]

Mg^{2+}对人体代谢有一定的影响,可以降低血清总胆固醇。因此,低镁血症会导致高胆固醇血症。

(三)低镁血症的诊断

血镁浓度<0.75mmol/L 时诊断为低镁血症。当 Mg^{2+} 浓度正常时,可能存在镁缺陷,因此,使用其他用于镁评估的技术,例如补充测试以及红细胞和淋巴细胞浓度,可进一步评估血镁浓度。其症状有时很难与低钾血症、低钙血症区别,如在补钾、补钙后情况仍无改善时,可考虑为低镁血症。

(四)低镁血症的治疗

在低镁血症的治疗中有几个重要的原则。首先,伴随低钙血症、手足搐搦、癫痫发作的严重的低镁血症可危及生命,必须在 5~10 分钟内使静脉血镁浓度达到 1mg/dL 以上。其次,全身镁缺乏可能不会反映在血镁水平上,尤其是在治疗后,需要延长治疗时间才能完全替代。最后,随着静脉注射治疗使血镁浓度升高,存在显著的肾功能损失,需要额外治疗。相反,如果存在肾功能不全,镁置换必须谨慎进行。

二、高镁血症

高镁血症指血镁浓度>1.25mmol/L(3.0mg/dL)。

（一）高镁血症的病因

1. 体内镁的排出量减少

（1）慢性肾脏病（CKD）、急性肾衰竭。CKD 早期血镁浓度大多仍能维持正常水平，这是由于镁不受激素调节。随着 CKD 早期进展，镁的分泌量增加，60%~70%的镁在 Helen 环的粗大的上行支被吸收，通过镁活化钙敏感受体可以促进 CKD 中镁的排泄，因而可维持镁浓度正常。在 CKD 晚期或者急性肾衰竭时，由于镁排泄障碍，导致高镁血症[147]。

（2）甲状腺素及甲状旁腺激素减少。甲状腺素及甲状旁腺激素在调节血镁浓度上发挥重要的生理作用[148]。甲状腺激素可抑制肾小管对镁重吸收，促进尿镁排出。在甲状腺功能亢进患者中，血镁及细胞镁浓度明显低于正常人群或者甲状腺功能减退患者[149]，因此甲状腺激素减少（如甲状腺功能减退、甲亢治疗过度和亚急性甲状腺炎）会使肾小管对镁的重吸收增加，尿镁减少，进而可导致高镁血症。血镁与甲状旁腺激素之间同样存在明显的负相关[150]。

（3）醛固酮减少。醛固酮与血镁浓度之间存在明显的相关性[151]，醛固酮具有抑制肾小管对镁重吸收、促进尿镁排出的作用。随着血浆醛固酮水平升高，血镁浓度相应降低，因此醛固酮减少（如肾上腺皮质功能减退、原发性醛固酮减少症和艾迪生病等）会使肾小管对镁重吸收增加，尿镁排出减少，进而导致高镁血症。

2. 摄入镁过多

（1）饮食摄入。Mg^{2+}是人体中第四丰富的阳离子，平均每个成年人体内都有约25g镁，它是细胞中第二丰富的阳离子。成年人的镁平衡是饮食中摄取、消化液分泌，以及肾脏排泄的结果，而镁的吸收不受调节，净吸收约30%，跟摄入量呈线性相关关系。因此，镁的平衡跟肾脏排泄息息相关，肾脏排泄存在障碍的患者中摄入过多的镁会导致高镁血症[152]。

（2）医源性因素。①含镁泻药及抗酸剂的使用。在便秘患者中，大量含镁泻药的应用使其在肠道中滞留并作为镁持续吸收的储存库，最终导致致死性高镁血症[153-154]。大量含镁抗酸剂的使用也会导致高镁血症[31]。②静脉注射硫酸镁。在使用硫酸镁注射治疗时会诱导高镁血症[155]。

3. 镁的细胞内外分布异常

（1）组织细胞大量破坏。Mg^{2+}绝大多数存在于细胞内，当一些致病因素（创伤、溶血等）导致细胞破坏时，大量的 Mg^{2+}被释放导致高镁血症。

（2）细胞内外 Mg^{2+}的转移。在一些病理情况下（如酸中毒）会使细胞内分解代谢增加,进而导致 Mg^{2+} 转运至细胞外,通过离子转换机制进行,进而导致高镁血症。

(二) 高镁血症的临床表现

1. 神经、肌肉系统的影响

(1)高镁血症会减少神经、肌肉联合的 Ach 释放,突触后兴奋性降低,使神经、肌肉系统的动态活动出现障碍,表现为肌无力、四肢肌肉软瘫,影响呼吸肌时会导致呼吸衰竭等。镁还能增强由肌肉松弛剂及使用氨基糖类抗生素产生的神经、肌肉阻滞作用,因此高镁血症患者要慎重使用肌松剂及氨基糖苷类抗生素。

(2)硫酸镁具有神经保护作用,然而外周应用时,其渗透血脑屏障的作用有限[156],血清和脑细胞内 Mg^{2+} 浓度没有明显相关性,脑细胞内 Mg^{2+} 浓度受到严格调控[157],血镁浓度增加时,脑脊液中的镁仅有微弱增加,限制了大脑对硫酸镁的生物利用度。

(3)高镁血症使肌腱反射减退,可以用其作为衡量镁是否使用过量的指标,其相对于血镁浓度的评估效果更优[158-159]。

(4)高镁血症也会导致呼吸衰竭、嗜睡或昏迷。

2. 对心血管系统的影响

(1) Mg^{2+} 具有一定的心脏保护作用[160], Mg^{2+} 适度增加可有效延长 QRS 间期和心室有效不应期,对于缺血性室性心动过速及室颤有一定的治疗效果,但是其过度增高则表现为传导阻滞和心动过缓[161]。

(2)当血镁浓度过高(>5mmol/L)时可导致心脏骤停[155]。血镁因其对外周血管平滑肌具有抑制作用还会导致低血压。

(3)在终末期肾病中,高镁血症可能会延缓动脉钙化的发展[162-163]。

3. 其他

镁对内脏平滑肌功能的抑制可导致恶心、呕吐、便秘和尿潴留等。

(三) 高镁血症的诊断

血镁浓度不超过 2.0mmol/L 时,临床上很难察觉,因此高镁血症的诊断容易被忽略。结合血镁浓度及其临床表现,尤其在肾功能不全的患者中高镁血症不难诊断。

(四) 高镁血症的治疗

高镁血症的治疗包括停止镁摄入、胃肠道去污、静脉输注葡萄糖酸钙溶液和血液透析[164]。在无症状且肾功能正常的情况下,由于肾脏可快速排泄镁,可少量应用利尿剂增加肾脏排泄,无须特殊治疗。在有症状的患者中,可通过静脉注射钙(10%氯化钙或葡萄糖酸钙 10mL,静脉缓慢注射)来对抗神经、肌肉和心血管效应。在最严重的情况下或在肾衰竭的情况下,进行腹膜或血液透析是降低血镁的有效手段。使用柠檬酸盐血液交换输血已被用于抢救危及生命的高镁血症患者。

第四节　磷代谢异常

成年人体内的磷有 700~800g，约 2g 存在于细胞外液中，临床上所说的血磷浓度是以无机磷酸盐形式存在的磷，正常成人血磷浓度为 0.9~1.3mmol/L。

一、低磷血症

低磷血症[165]指血磷浓度<0.9mmol/L。血磷浓度为 0.8~0.9mmol/L 时为轻度低磷血症；血磷浓度为 0.3~0.8mmol/L 时为中度低磷血症；血磷浓度<0.3mmol/L 时为重度低磷血症。由于正常血清磷浓度波动较大，血磷浓度并不是一个能够灵敏而特异的反应机体磷平衡的指标。根据病史、临床表现及实验室检查可以确诊。测定尿磷排泄有助于诊断。

（一）病因

1. 摄入不足

单纯饮食摄入不足引起的低磷血症十分罕见，多见于仅予母乳喂养的早产儿。醋酸钙、碳酸钙及 α-酮酸氨基酸可与磷酸盐结合，抑制磷酸盐的吸收[166]。

2. 丢失过多

使用磷结合剂（主要是含铝的抑酸药物）可使磷酸盐从肠道排泄增多。严重烧伤，见于弥漫Ⅲ度烧伤且肾功能正常的患者，低磷血症多发生于烧伤后的 2~10 天，此时磷酸盐的丢失及大量补液造成的稀释都是导致低磷血症的原因。

3. 分布异常

呼吸性碱中毒[167]可以导致严重的低磷血症。呼吸性碱中毒时，大量的二氧化碳（CO_2）从细胞内弥漫到细胞外，使细胞内 pH 值显著上升，细胞内葡萄糖应用显著增多，磷酸化的碳水化合物在细胞内大量产生，促使血磷进入细胞内。

营养康复综合征，伴有严重的蛋白质及热量供应不足的患者在治疗的康复阶段使用了大量的肠道外营养治疗，使大量的磷酸盐进入细胞内。

4. 其他原因

周期性瘫痪，发生于严重的甲亢患者，与低钾血症同时存在，原因不明。纠正低磷血症可帮助纠正低钾血症。

低磷血症也可见于急性钡剂中毒、氨基糖苷类药物中毒、环磷酰胺化疗及某些肾小管疾病(近端肾小管酸中毒、范可尼综合征[168]等)。

(二) 临床表现

症状主要与缺磷后细胞内 ATP 生成减少及红细胞内 2,3-二磷酸甘油酸(DPG)含量下降有关。中枢神经细胞内 ATP 缺失及红细胞携氧减少可导致代谢性脑病。横纹肌 ATP 功能不足可发生肌无力,诱发横纹肌溶解。红细胞和血小板内 ATP 减少可导致吞噬细胞功能低下及出血。

1. 溶血

低磷血症可以改变红细胞糖酵解的中间产物和氧运输,包括红细胞 ATP 和 2,3-DPG 的显著减少。ATP 的减少导致红细胞内己糖激酶活性降低和磷酸果糖激酶活性增强, 最终导致红细胞内 6-磷酸葡萄糖、6-磷酸果糖的减少和磷酸三碳糖的蓄积。ATP 是维持红细胞凹形结构和变形能力所必需的,ATP 的缺乏将减弱红细胞膜的可变性,缩短其生存期。现仅有少数病例报道重度低磷血症与溶血性贫血相关。这些病例中,血磷浓度不是下降过快就是过低。

2. 白细胞功能异常

低磷血症也可使白细胞内的 ATP 减少,中性粒细胞的吞噬能力、细胞内的杀伤能力下降,吞噬过程中氧的消耗下降和过氧化物产生减少。高营养治疗患者败血症的发生率升高可能与继发性低磷血症导致的白细胞趋化和吞噬能力的下降有关。

3. 呼吸衰竭

低磷血症可能引起呼吸衰竭。一项研究对伴有低磷血症的住院患者的最大吸气和呼气压力进行了测量,发现大多数低磷血症患者存在呼吸无力(定义为最大吸气压或最大呼气压的减低),补磷后呼吸肌肌力恢复,表明最大吸气压的减少与低磷血症严重程度明显相关[169]。

4. 心力衰竭

动物实验发现,犬低磷饮食导致中度低磷症时可出现心肌收缩能力降低。Davis 等[170]研究发现,重度低磷血症患者血磷纠正后左心功能获得改善,而中度低磷血症却无此效应。另一研究发现,近期心肌梗死的患者出现低血磷是发生室性心动过速的重要原因[171]。中度低磷血症可能对心肌收缩力的影响很小。而纠正重度低磷血症可使心肌收缩力增加 20%,但不同患者的疗效并不一致,部分患者很少甚至没有改善,部分患者则改善非常显著。

5. 糖代谢异常

无论血糖是否正常,低磷血症均与糖代谢功能受损相关,主要与组织对胰岛素敏感性降低有关。未经治疗的糖尿病酮症酸中毒患者,尽管肾脏磷排泄增加,但血磷浓度却正常或轻度升高。Seldin 等[172]对糖尿病酮症酸中毒患者的糖代谢和细胞电解质平衡进行了评估,发现在早期阶段磷迅速从细胞内向细胞外转移,而在给予胰岛素和补液治疗后其转移减少,纠正酮症酸中毒后,磷酸盐尿也明显减少。另一研究发现,酮症酸中毒抑制了红细胞内的糖酵解酶——磷酸果糖激酶,导致糖酵解中间产物增多,而 2,3-DPG 等终末产物减少。虽然给予胰岛素后 8~12 小时出现低磷血症,持续 24 小时甚至更长的时间,体外研究表明,酸中毒抑制了磷酸果糖激酶的活性[173],但是临床上糖尿病酮症酸中毒重度低磷血症出现继发性急性溶血性贫血并不常见。

6. 中枢神经系统功能异常

有病例报道提示低磷血症和神经系统疾病相关,如异常精神状态,包括脑神经在内的多发性神经元病、癫痫和中枢脑桥脱髓鞘综合征。报道 3 例饥饿导致的低磷血症患者(平均血磷浓度为 0.1mmol/L)在给予胃肠外高营养治疗期间出现肌肉无力、感觉异常、癫痫和昏迷。大多数低磷血症相关的神经异常其血磷浓度均<0.3mmol/L。有少数报道认为,近端肌无力与低血磷浓度相关[174]。

(三)治疗

低磷血症主要是针对病因治疗,无症状的轻至中度低磷血症,因机体内总磷存储正常,磷的丢失较少,无须补充。有症状的低磷血症患者,或存在严重的低磷血症(血磷浓度<0.32mmol/L)症状的患者可补充磷。可选择服用含磷较多的食物,如奶类、鱼类及果核类。服用磷制剂,每日补磷 1~2g,分次口服。若症状明显,可采用静脉补磷,给予 0.16~0.64mmol/kg(>4~8 小时),肾功能不全和高血钙者禁用。根据补充磷酸盐制剂的不同,补磷治疗的并发症包括高钙血症、转移性钙化、低血压、急性肾损伤、心律失常、高钠血症或高钾血症。

二、高磷血症

高磷血症是指血磷浓度>1.45mmol/L。

(一)病因

1. 肾排磷过少

肾排磷过少最常见的为各种原因造成的肾小球滤过率减少(<20~25mL/min),导致血磷浓度过高。此外,甲状旁腺功能减退症、肢端肥大症等造成近端肾小管磷重吸收增加,也会导致磷排泄过少。

2. 外源性磷摄入增多

外源性磷摄入增多见于某些给予高钙牛奶的小儿、含磷缓泻药或灌肠剂、维生素D中毒及输注库存血。

3. 内源性磷酸根离子(PO_4^{3-})产生过多

内源性PO_4^{3-}产生过多多见于大量溶血、淋巴瘤或白血病化疗、横纹肌溶解症、乳酸酸中毒和糖尿病酮症酸中毒。

4. 假性高磷血症

假性高磷血症主要见于某些多发性骨髓瘤患者。该类患者因血中常有一种单克隆蛋白可与磷酸盐紧密结合,并在自动生化仪上干预磷酸盐的检测,应用硫黄酸处理或血清超滤可避免此干扰。血样溶血也可导致假性高磷血症。

(二) 临床表现

高磷血症本身不产生临床症状[175],急性高磷血症产生钙磷沉积的风险,从而导致软组织(包括肾脏)的转移性钙化,引起急性肾衰竭和低钙血症,可引起抽搐、低血压和心律失常。慢性肾脏病导致的高磷血症,血磷浓度>2.08mmol/L时,死亡率升高。高磷血症是冠状动脉疾病和其他血管钙化的危险因素,与死亡率升高相关。

1. 继发性甲状旁腺功能亢进症(SHPT)

传统的观点认为,高磷血症是通过减低肾脏1-α羟化酶的活性,降低血中1,25-$(OH)_2D_3$的水平,诱发低钙血症,从而刺激甲状旁腺细胞增殖。近年的研究证实,高磷血症可不依赖于血钙和1,25-$(OH)_2D_3$的水平,直接促进PTH-mRNA的合成[176]。此外,血磷浓度升高还可直接刺激甲状旁腺细胞的增殖[177]。

2. 高磷血症与CRF患者患心血管病的死亡率

据报道,透析患者比普通人群患心血管病的概率高10~20倍,并且终末期肾脏病(ESRD)患者中有50%死于心血管并发症[178],而心血管钙化(包括血管内膜和中层的钙化)则是这部分患者死亡率升高的主要原因。研究表明:①高血磷通过增加血清中矿物质的浓度使矿物质代谢失衡,这种平衡紊乱降低了使矿物质处于溶解状态的调节因素的调节能力,使矿物质沉积的阈值降低,易于在心血管和软组织形成沉积。②高磷血症还可诱导血管平滑肌细胞转化为类成骨细胞,表达具有调节血管钙化的选择性骨相关蛋白[179]。③血磷增多使钙磷沉积,过量的钙与磷形成不溶性磷酸钙,沉积于软组织中。

3. 高磷血症与肾性骨病

高磷血症与肾性骨病的发生亦密切相关:①血磷浓度升高引起SHPT,PTH能促进骨吸收和骨形成。②血磷浓度增高可以抑制活性维生素D合成,阻止维生素D对骨的协同作用,抑制 PTH 介导的血钙增多,低血钙与骨质疏松和软骨病有关,同时活性维生素 D 的缺乏使铝性骨病的易感性升高,铝沉积于矿化骨与骨样组织交界面,能阻止骨形成和骨矿化。③CRF 时,由于钙、磷及多种途径代谢紊乱常发生代谢性酸中毒,代谢性酸中毒可以促进骨盐溶解、干扰 $1,25-(OH)_2D_3$ 的合成,促使肾性佝偻病或骨软化症发生[180]。

(三) 治疗

针对急性高磷血症的患者,若其肾功能正常,当过量的磷排泄后,高磷血症多可自动恢复。有症状的和伴有肾衰竭的患者,应通过体外循环治疗以清除磷。由于磷从细胞内储存动员的速度较慢,连续静脉血液滤过较间歇性血液透析更有效。

慢性高磷血症的治疗包括饮食中限制磷的摄入,应用口服磷结合剂,如钙盐(醋酸钙)、碳酸镧等。氢氧化铝也是有效的磷结合剂,但长期服用可导致铝蓄积,引起脑病和骨软化症。慢性肾脏病患者中治疗 SHPT 的拟钙剂西那卡塞也能降低血磷浓度和钙磷沉积。

参考文献

[1] Hebert SC,Brown EM. The scent of an ion:Calcium-sensing and its roles in health and disease. Curr Opin Nephrol Hypertens,1996,5(1):45-53.

[2] Robertson WG,Marshall RW. Calcium measurements in serum and plasma-Total and ionized.CRC Crit Rev Clin Lab Sci,1979,1(3):271-304.

[3] Bronner F,Pansu D. Nutritional aspects of calcium absorption.J Nutr,1999,129(1):9-12.

[4] Mori M,Tanifuji S,Mochida S. Kinetic organization of Ca^{2+} signals that regulatesynaptic release efficacy in sympathetic neurons.Mol Pharmacol,2014,86(3):297-305.

[5] Biber J,Hernando N,Forster I.Phosphate transporters and their function. Annu Rev Physiol,2013,75:535-550.

[6] LiamisG,MilionisHJ,ElisafM.Medication -induced hypophosphatemia:a review.QJM,2010,103(7):449-459.

[7] Wagner CA,Rubio-Aliaga I,Biber J,et al. Genetic diseases of renal phosphate handling.Nephrol Dial Transplant,2014,29(4):45-54.

[8] Whang R,Hampton EM,Whang DD. Magnesium homeostasis and clinical disorders of magnesium deficiency.Ann Pharmacother,1994,28(2):220-226.

[9] Konrad M,Schlingmann KP,Gudermann T. Insights into the molecular nature of magnesium homeostasis. Am J Physiol Renal Physiol,2004,286(4):599-605.

[10] Topf JM,Murray PT. Hypomagnesemia and hypermagnesemia.Rev Endocr Metab Disord.2003,4(2):195-206.

[11] Ayuk J,Gittoes NJ. How should hypomagnesaemia be investigated and treated Clin Endocrinol (Oxf),2011,75(6):743-746.

[12] Agus ZS. Hypomagnesemia. J Am Soc Nephrol. 1999,10(7):1616-1622.

[13] Johnson JA,Kumar R. Renal and intestinal calcium transport:Roles of vitamin D and vitamin D-dependent calcium binding proteins.Semin Nephrol,1994,14(2):119-128.

[14] Kumar R. Calcium transport in epithelial cells of the intestine and kidney. J Cell Biochem,1995,57 (3):392–398.

[15] Keller J,Schinke T. The role of the gastrointestinal tract in calcium homeostasis and bone remodeling. Osteoporos Int,2013,24(11):2737–2748.

[16] Friedman PA,Gesek FA. Cellular calcium transport in renal epithelia:Measurement,mechanisms,and regulation.Physiol Rev,1995,75(3):429–471.

[17] Alexander RT,Rievaj J,DimkeH.Paracellular calcium transport across renal and intestinal epithelia. Biochem Cell Biol,2014,92(6):467–480.

[18] Pérez AV,Picotto G,Carpentieri AR,et al. Minireview on regulation of intestinal calcium absorption. Emphasis on molecular mechanisms of transcellular pathway. Digestion,2008,77(1):22–34.

[19] Van der Velde RY,Brouwers JR,Geusens PP,et al. Calcium and vitamin D supplementation:state of the art for daily practice. Food Nutr Res,2014,58(1):21796.

[20] Ferre S,Hoenderop JG,Bindels RJ. Sensing mechanisms involved in Ca^{2+} and Mg^{2+} homeostasis. Kidney Int,2012,82(11):1157–1166.

[21] Andrukhova O,Smorodchenko A,Egerbacher M,et al. FGF23 promotes renal calcium reabsorption through the TRPV5 channel.EMBO J,2014,33(3):229–246.

[22] Igarashi P,Vanden Heuvel GB,Payne JA,et al. Cloning,embryonic expression,and alternative splicing of a murine kidney specific Na–K–Cl cotransporter. Am J Physiol Renal Fluid Electrolyte Physiol,1995,269(3):405–418.

[23] Kiuchi–Saishin Y,Gotoh S,Furuse M,et al. Differential expression patterns of claudins,tight junction membrane proteins,in mousenephron segments. J Am Soc Nephrol,2002,13(4):875–886.

[24] Kestenbaum B.Phosphate metabolism in the setting of chronic kidney disease:significance and recommendations for treatment. Semin Dial,2007,20(4):286–294.

[25] Reshkin SJ,Forgo J,Biber J,et al.Functional asymmetry of phosphatetransport and its regulation in opossum kidney cells:phosphate "adaptation". Pflugers Arch,1991,419(3–4):256–262.

[26] Blaine J,Weinman EJ,Cunningham R. The regulation of renal phosphate transport.Adv Chronic Kidney Dis,2011,18(2):77–84.

[27] Wagner CA,Hernando N,Forster IC,et al. The SLC34 family of sodium–dependent phosphate transporters.Pflugers Arch,2014,466(1):139–153.

[28] Forster IC,Hernando N,Biber J,et al.Proximal tubular handling of phosphate:A molecular perspective.Kidney Int,2006,70(9):1548–1559.

[29] Quamme GA. Recent developments in intestinal magnesium absorption.CurrOpin Gastroenterol,2008,24(2):230–235.

[30] Fine KD,Santa Ana CA,Porter JL,et al. Intestinal absorption of magnesium from food and supplements.J Clin Invest,1991,88(2):396–402.

[31] Schweigel M,Martens H. Magnesium transport in the gastrointestinal tract. Front Biosci,2000,1(5):666–677.

[32] Le Grimellec C. Micropuncture study along the proximal convoluted tubule. Electrolyte reabsorption in first convolutions. Pflugers Arch,1975,354(2):133–150.

[33] Shareghi GR,Agus ZS. Magnesium transport in the cortical thick ascending limb of Henle's loop of the rabbit. J Clin Invest,1982,69(4):759–769.

[34] Haisch L,Konrad M. Impaired paracellular ion transport in the loop of Henle causes familial hypomagnesemia with hypercalciuria and nephrocalcinosis. Ann N Y Acad Sci,2012,1258(1):177–184.

[35] Potts Jr JT,Kronenberg HM,Rosenblatt M.Parathyroid hormone:chemistry,biosynthesis,and mode of action. Adv Protein Chem,1982,35:323–396.

[36] Lee SK,Lorenzo JA.Parathyroid hormone stimulates TRANCE and inhibits osteoprotegerin messenger

ribonucleic acid expression inmurine bone marrow cultures:correlation with osteoclast-like cell formation. Endocrinology,1999,140(8):3552-3561.

[37] Santa MC,Cheng Z,Li A,et al.Interplay between CaSR and PTH1R signaling in skeletal development and osteoanabolism.Semin Cell Dev Biol,2015,44(3):64-74.

[38] Goodman WG,Quarles LD. Development and progression of secondary hyperparathyroidism in chronic kidney disease:Lessons from molecular genetics. Kidney Int,2008,74(3):276-288.

[39] Brenza HL,Kimmel-Jehan C,Jehan F,et al. Parathyroid hormone activation of the 25-hydroxyvitamin D-1α-hydroxylase gene promoter. Proc Natl Acad Sci USA,1998,95(4):1387-1391.

[40] Felsenfeld A,Rodriguez M,Levine B. New insights in regulation of calcium homeostasis. Curr Opin Nephrol Hypertens,2013,22(4):371-376.

[41] Kogawa M,Findlay DM,Anderson PH,et al.Osteoclastic metabolism of 25 (OH)-vitamin D3:a potential mechanism for optimization of bone resorption.Endocrinology,2010,151(10):4613-4625.

[42] Dusso AS,Brown AJ,Slatopolsky E. Vitamin D. Am J Physiol Renal Physiol,2005,289(1):8-28.

[43] Holick MF. Vitamin D deficiency. N Engl J Med 2007,357(3):266-281.

[44] Lips P. Interaction between vitamin D and calcium.Scand J Clin Lab Invest Suppl,2012,243(4):60-64.

[45] Anderson PH,Turner AG,Morris HA. Vitamin D actionsto regulate calcium and skeletal homeostasis. Clin Biochem,2012,45(12):880-886.

[46] Christakos S,Dhawan P,Porta A,et al. Vitamin D and intestinal calcium absorption. Mol Cell Endocrinol,2011,347(1-2):25-29.

[47] Caverzasio J,Bonjour JP.Mechanism of rapid phosphate (Pi)transport adaptation to a single low Pi meal in rat renal brush border membrane. Pflugers Arch,1985,404(3):227-231.

[48] St John HC,Meyer MB,Benkusky NA,et al. The parathyroid hormone-regulated transcriptome in osteocytes:parallel actions with 1,25-dihydroxyvitamin D3 to oppose gene expression changes during differentiation and to promote mature cell function.Bone,2015,72(3):81-91.

[49] Woodrow JP,Sharpe CJ,Fudge NJ,et al. Calcitonin plays a critical role in regulating skeletal mineral metabolism during lactation.Endocrinology,2006,147(9):4010-4021.

[50] Allgrove J.Physiology of Calcium,Phosphate,Magnesium and Vitamin D. Endocr Dev,2015,28:7-32.

[51] Sexton PM,Findlay DM,Martin TJ. Calcitonin.Curr Med Chem,1999,6(11):1067-1093.

[52] Allard L,Demoncheaux N,Machuca-Gayet I,et al. Biphasic Effects of Vitamin D and FGF23 on Human Osteoclast Biology.Calcif Tissue Int,2015,97(1):69-79.

[53] Brandenburg VM,KleberME,VervloetMG,etal.Fibroblast growth factor23 (FGF23)and mortality:the Ludwigshafen Risk and Cardiovascular Health Study.Atherosclerosis,2014,237(1):53-59.

[54] Yamashita T,Yoshioka M,Itoh N. Identification of a novel fibroblast growth factor,FGF-23,preferentially expressed in the ventrolateral thalamic nucleus of the brain.Biochem Biophys Res Commun, 2000,277(2):494-498.

[55] Farrow EG,White KE.Recent advances in renal phosphate handling.Nat Rev Nephrol,2010,6(4): 207-217.

[56] Silver J,Naveh-Many T.FGF23 and the parathyroid.Adv Exp Med Biol,2012,728:92-99.

[57] Kuro-O M.Phosphate and Klotho.Kidney Int,2011,79(121):20-23.

[58] Quinn SJ,Thomsen AR,Pang JL,et al. Interactions between calcium and phosphorus in the regulation of the production of fibroblast growth factor 23 in vivo. Am J Physiol Endocrinol Metab,2013,304 (3):310-320.

[59] Ba J,Friedman PA.Calcium-sensing receptor regulation of renal mineral ion transport. Cell Calcium, 2004,35(3):229-37.

[60] Brown EM,Gamba G,Riccardi D,et al. Cloning and characterization of an extracellular Ca (2+)-

sensing receptor from bovine parathyroid. Nature,1993,366(6455):575 – 580.

[61] Houillier P. Calcium–sensing in the kidney. Current opinion in nephrology and hypertension,2013,22 (5):566–571.

[62] Chakravarti B,Chattopadhyay N,Brown EM. Signaling Through the Extracellular Calcium –Sensing Receptor (CaSR).Adv Exp Med Biol,2012,740:103–142.

[63] Toka HR,Al–Romaih K,Koshy JM,et al. Deficiency of the calcium–sensing receptor in the kidney causes parathyroid hormone –independent hypocalciuria. J Am Soc Nephrol,2012,23 (11):1879–1890.

[64] Loupy A,Ramakrishnan SK,Wootla B,et al. PTH–independent regulation of blood calcium concentration by the calcium–sensing receptor. J Clin Invest,2012,122(9):3355–3367.

[65] Brown EM,Chattopadhyay N,Yano S. Calcium–sensing receptors in bone cells. J Musculoskelet Neuronal Interact,2004,4(4):412–413.

[66] Grober U,Schmidt J,Kisters K. Magnesium in prevention and therapy.Nutrients,2015,7 (9):8199–8226.

[67] Groenestege WM,Hoenderop JG,van den Heuvel L,et al. The epithelial Mg^{2+} channel transient receptor potential melastatin 6 is regulated by dietary Mg^{2+} content and estrogens. J Am Soc Nephrol, 2006,17(4):1035–1043.

[68] Glaudemans B,Knoers NV,Hoenderop JG,et al. New molecular players facilitating Mg(2+) reabsorption in the distal convoluted tubule.?Kidney Int,2010,77(1):17–22.

[69] Ho C,Conner DA,Pollak MR,et al. A mouse model of human familial hypocalciuric hypercalcemia and neonatal severe hyperparathyroidism. Nat Genet,1995,11(4):389–394.

[70] Kladnitsky O,Rozenfeld J,Azulay–Debby H,et al. The claudin–16 channel gene is transcriptionally inhibited by 1,25–dihydroxyvitamin D.Exp Physiol,2015,100(1):79–94.

[71] Riccardi D,Kemp PJ. The calcium - sensing receptor beyond extracellular calcium homeostasis:conception,development,adult physiology,and disease.Annu Rev Physiol,2012,74(1):271–297.

[72] Chan AK,Paredes N. The coagulation system in humans. Methods Mol Biol,2013,992:3–12.

[73] Clapham DE. Calcium signaling. Cell,2007,131(6):1047–1058.

[74] Katz AK,Glusker JP,Beebe SA,et al. Calcium ion coordination:a comparison with that of beryllium, magnesium,and zinc. J Am Chem Soc,1996,118:5752–5763.

[75] Song ZX,Chen Q,Ding Q,et al. Function of Ca^{2+}–/calmodulin–dependent protein kinase IV in Ca^{2+}– stimulated neuronal signaling and behavior. Sci China Life Sci,2015,58(1):6–13.

[76] Smajilovic S,Tfelt–Hansen J. Calcium acts as a first messenger through the calcium–sensing receptor in the cardiovascular system. Cardiovasc Res,2007,75(3):457–467.

[77] Hofer AM,Browne EM. Extracellular calcium sensing and signalling.Nat Rev Mol Cell Biol,2003,4 (7):530–538.

[78] Shoback DM,Bilezikian JP,Turner SA,et al. The calcim imeticcinacalcet normalizes serum calcium in subjects with primary hyper parathyroidism. J Clin Endocrinol Metab,2003,88(12):5644–5649.

[79] Dhalla NS,Zhao D. Cell membrane Ca^{2+}/Mg^{2+} ATPase. Progress in Prog Biophys Mol Biol,1998,52 (1):1–37.

[80] Wickson RD,Boudreau RJ,Drummond GI.Activation of 3′,5′–cyclic adenosine monophosphatephosphodiesterase by calcium ion and a protein activator. Biochemistry,1975,14(4):669–675.

[81] Bland R,WalkerEA,Hughes SV,et al. Constitutive expression of 25–hydroxyvitamin D3–1α–hydroxylase in a transformed human proximal tubule cell line:evidence for direct regulation of vitamin D metabolism by calcium.Endocrinology,1999,140(5):2027–2034.

[82] Johns A,Leitjten P,Yamamoto H,et al. Calcium regulation in vascular smooth muscle contractility. Am J Cardiol,1987,59(2):18–23.

[83] Orrenius S,Gogvadze V,Zhivotovsky B. Calcium and mitochondria in the regulation of cell death. Biochem Biophys Res Commun,2015,460(1):72-81.

[84] Davison AN. Pyridoxal phosphate as coenzyme of diamine oxidase.Biochem J,1956,64(3):546-548.

[85] Sztark F,Payen JF,PiriouV,et al. Cellular energy metabolism:physiologic and pathologic aspects. Ann Fr AnesthReanim,1999,18(2):261-269.

[86] Ozlu N,Akten B,Timm W,et al.Phosphoproteomics.WileyInterdiscip RevSystBiol,2010,2(3):255-276.

[87] Randall HT.Fluid,electrolyte,and acid-base balance. Surg ClinNorth Am,1976,56(5):1019-58.

[88] BairochA. The ENZYME database in 2000. Nucleic Acids Res,2000,28(1):304-305.

[89] BrautigamCA,SteitzTA. Structural and functional insights provided by crystal structures of DNA polymerases and their substrate complexes. CurrOpin Struct Biol,1998,8(1):54-63.

[90] GarfinkelL,GarfinkelD. Magnesium regulation of the glycolytic pathway and the enzymes involved. Magnesium,1985,4(2-3):60-72.

[91] Karaki H. Magnesium as a modifier of smooth muscle contractility. Microcirc Endothelium Lymphatics,1989,5(1-2):77-97.

[92] MisraVK,DraperDE.On the role of magnesium ions in RNA stability. Biopolymers,1998,48(2-3):113-135.

[93] ChiuTK,DickersonRE. 1 A crystal structures of B-DNA reveal sequence-specific binding and groove-specific bending of DNA by magnesium and calcium. J Mol Biol,2000,301(4):915-945.

[94] De Baaij J.H,Hoenderop J.G,and Bindels R.J. Magnesium in man:implications for health and disease.Physiol Rev,2015,95(1):1-46.

[95] PelletierH,SawayaMR,KumarA,et al.Structures of ternary complexes of rat DNA polymerase beta,a DNA template-primer,and ddCTP. Science,1994,264(5167):1891-1903.

[96] Cooper MS,Gittoes NJ. Diagnosis and management of hypocalcaemia. Bmj. Vol 336. 2008/06/07 ed2008:1298-1302.

[97] Kobrynski LJ,Sullivan KE. Velocardiofacial syndrome,DiGeorge syndrome:the chromosome 22q11.2 deletion syndromes. Lancet (London,England) 2007;370:1443-1452.

[98] Fong J,Khan A. Hypocalcemia:updates in diagnosis and management for primary care. Canadian family physician Medecin de famille canadien 2012;58:158-162.

[99] Al-Azem H,Khan AA. Hypoparathyroidism. Best practice & research Clinical endocrinology & metabolism 2012;26:517-522.

[100] Bilezikian JP,Khan A,Potts JT,Jr.,Brandi ML,Clarke BL,Shoback D,Juppner H,D'Amour P,Fox J,Rejnmark L,Mosekilde L,Rubin MR,Dempster D,Gafni R,Collins MT,Sliney J,Sanders J. Hypoparathyroidism in the adult:epidemiology,diagnosis,pathophysiology,target-organ involvement, treatment,and challenges for future research. Journal of bone and mineral research :the official journal of the American Society for Bone and Mineral Research 2011;26:2317-2337.

[101] Shoback D. Clinical practice. Hypoparathyroidism. The New England journal of medicine 2008; 359:391-403.

[102] Fukumoto S,Namba N,Ozono K,Yamauchi M,Sugimoto T,Michigami T,Tanaka H,Inoue D,Minagawa M,Endo I,Matsumoto T. Causes and differential diagnosis of hypocalcemia--recommendation proposed by expert panel supported by ministry of health,labour and welfare,Japan. Endocrine journal 2008;55:787-794.

[103] Marx SJ. Hyperparathyroid and hypoparathyroid disorders. The New England journal of medicine 2000;343:1863-1875.

[104] Lee G,Arepally GM. Anticoagulation techniques in apheresis:from heparin to citrate and beyond. Journal of clinical apheresis 2012;27:117-125.

[105] Payne RB, Carver ME, Morgan DB. Interpretation of serum total calcium: effects of adjustment for al-bumin concentration on frequency of abnormal values and on detection of change in the individual. Journal of clinical pathology 1979;32:56–60.

[106] Dickerson RN. Treatment of hypocalcemia in critical illness——part 1. Nutrition（Burbank, Los Angeles County, Calif）2007;23:358–361.

[107] Turner J, Gittoes N, Selby P. SOCIETY FOR ENDOCRINOLOGY ENDOCRINE EMERGENCY GUIDANCE: Emergency management of acute hypocalcaemia in adult patients. Endocrine connections 2016;5:G7–g8.

[108] Andrysiak–Mamos E, Zochowska E, Kazmierczyk–Puchalska A, Popow M, Kaczmarska–Turek D, Pachucki J, Bednarczuk T, Syrenicz A. Treatment of severe life threatening hypocalcemia with re-combinant human teriparatide in patients with postoperative hypoparathyroidism – a case series. Endokrynologia Polska 2016;67:403–412.

[109] Rosner MH, Dalkin AC. Onco–nephrology: the pathophysiology and treatment of malignancy–associated hypercalcemia. Clinical journal of the American Society of Nephrology: CJASN 2012;7:1722–1729.

[110] Minisola S, Pepe J, Piemonte S, Cipriani C. The diagnosis and management of hypercalcaemia. BMJ （Clinical research ed）2015;350:h2723.

[111] Meng QH, Wagar EA. Laboratory approaches for the diagnosis and assessment of hypercalcemia. Critical reviews in clinical laboratory sciences 2015;52:107–119.

[112] Cates MC, Singh SM, Peick AL, Harvey MH, Reber HA. Acute hypercalcemia, pancreatic duct per-meability, and pancreatitis in cats. Surgery 1988;104:137–141.

[113] Yilmaz BA, Altay M, Degertekin CK, Cimen AR, Iyidir OT, Biri A, Yuksel O, Toruner FB, Arslan M. Hyperparathyroid crisis presenting with hyperemesis gravidarum. Archives of gynecology and obstet-rics 2014;290:811–814.

[114] Kasperk C. [Hypercalcemic crisis and hypocalcemic tetany]. Der Internist 2017;58:1029–1036.

[115] Varghese J, Rich T, Jimenez C. Benign familial hypocalciuric hypercalcemia. Endocrine practice: of-ficial journal of the American College of Endocrinology and the American Association of Clinical Endocrinologists 2011;17 Suppl 1:13–17.

[116] LeGrand SB, Leskuski D, Zama I. Narrative review: furosemide for hypercalcemia: an unproven yet common practice. Annals of internal medicine 2008;149:259–263.

[117] Kawada K, Minami H, Okabe K, Watanabe T, Inoue K, Sawamura M, Yagi Y, Sasaki T, Takashima S. A multicenter and open label clinical trial of zoledronic acid 4 mg in patients with hypercalcemia of malignancy. Japanese journal of clinical oncology 2005;35:28–33.

[118] Purohit OP, Radstone CR, Anthony C, Kanis JA, Coleman RE. A randomised double–blind compari-son of intravenous pamidronate and clodronate in the hypercalcaemia of malignancy. British journal of cancer 1995;72:1289–1293.

[119] Reagan P, Pani A, Rosner MH. Approach to diagnosis and treatment of hypercalcemia in a patient with malignancy. American journal of kidney diseases: the official journal of the National Kidney Foundation 2014;63:141–147.

[120] Kindgen–Milles D, Kram R, Kleinekofort W, Morgera S. Treatment of severe hypercalcemia using continuous renal replacement therapy with regional citrate anticoagulation. ASAIO journal （Ameri-can Society for Artificial Internal Organs: 1992）2008;54:442–444.

[121] Bilezikian JP, Brandi ML, Eastell R, Silverberg SJ, Udelsman R, Marcocci C, Potts JT, Jr. Guidelines for the management of asymptomatic primary hyperparathyroidism: summary statement from the Fourth International Workshop. The Journal of clinical endocrinology and metabolism 2014;99:3561–3569.

[122] Chen H, Parkerson S, Udelsman R. Parathyroidectomy in the elderly: do the benefits outweigh the

risks? World journal of surgery 1998;22:531–535;discussion 535–536.

[123] Schwarz P,Body JJ,Cap J,Hofbauer LC,Farouk M,Gessl A,Kuhn JM,Marcocci C,Mattin C,Munoz Torres M,Payer J,Van De Ven A,Yavropoulou M,Selby P. The PRIMARA study:a prospective,descriptive,observational study to review cinacalcet use in patients with primary hyperparathyroidism in clinical practice. European journal of endocrinology 2014;171:727–735.

[124] Harrison BJ,Triponez F. Intraoperative adjuncts in surgery for primary hyperparathyroidism. Langenbeck´s archives of surgery 2009;394:799–809.

[125] Kearney T,Dang C. Diabetic and endocrine emergencies. Postgraduate medical journal 2007;83:79–86.

[126] Golden NH,Keane–Miller C,Sainani KL,et al. Higher caloric intake in hospitalized adolescents with anorexia nervosa is associated with reduced length of stay and no increased rate of refeeding syndrome. The Journal of Adolescent Health,2013,53（5）:573–578.

[127] Hahn M,Raithel M,Hagel A,et al. Chronic calcium pyrophosphate crystal inflammatory arthritis induced by extreme hypomagnesemia in short bowel syndrome. BMC Gastroenterology,2012,12:129–133.

[128] Kurajoh M,Ohsugi K,Kakutani–Hatayama M,et al. Hypokalemia associated with pseudo–Cushing´s syndrome and magnesium deficiency induced by chronic alcohol abuse. CEN Case Reports 2018,7（1）,148–152.

[129] Dietrich A,Chubanov V,Gudermann T. Renal TRPathies. Journal of the American Society of Nephrology,2010,21（5）:736–744.

[130] Kompatscher A,de Baaij JHF,Aboudehen K. Loss of transcriptional activation of the potassium channel Kir5.1 by HNF1beta drives autosomal dominant tubulointerstitial kidney disease. Kidney international,2017,92（5）:1145–1156.

[131] Ferre S,de Baaij JH,Ferreira P. Mutations in PCBD1 cause hypomagnesemia and renal magnesium wasting. Journal of the American Society of Nephrology,2014,25（3）:574–586.

[132] de Baaij JH,Stuiver M,Meij IC. Membrane topology and intracellular processing of cyclin M2（CNNM2）. The Journal of Biological Chemistry,2012,287（17）:13644–13655.

[133] Koulouridis E,Koulouridis I. Molecular pathophysiology of Bartter´s and Gitelman´s syndromes. World Journal of Pediatrics:WJP 2015,11（2）:113–125.

[134] Barbagallo M,Dominguez LJ. Magnesium and type 2 diabetes. World Journal of Diabetes,2015,6（10）:1152–1157.

[135] Kurstjens S,de Baaij JH,Bouras H. Determinants of hypomagnesemia in patients with type 2 diabetes mellitus. European Journal of Endocrinology,2017,176（1）:11–19.

[136] Sharara AI,Chalhoub JM,Hammoud N,et al. Low pevalence of hypomagnesemia in long–term recipients of proton pump inhibitors in a managed care cohort. Clinical Gastroenterology and Hepatology:the Official Clinical Practice jJournal of the American Gastroenterological Association,2016,14（2）:317–321.

[137] Hess MW,de Baaij JH,Gommers LM,et al. Dietary inulin fibers prevent proton –pump inhibitor（PPI）–induced hypocalcemia in mice. PloS one,2015,10（9）:013881.

[138] Riggs JE. Neurologic manifestations of fluid and electrolyte disturbances. Neurologic Clinics,1989,7（3）:509–523.

[139] Arjona FJ,de Baaij JH,Schlingmann KP. CNNM2 mutations cause impaired brain development and seizures in patients with hypomagnesemia. PLoS Genetics,2014,10（4）:1004267.

[140] Rodriguez–Ramirez M,Simental–Mendia LE,Gonzalez–Ortiz M,et al. Prevalence of prehypertension in Mexico and its association with hypomagnesemia. American Journal of Hypertension,2015,28（8）:1024–1030.

[141] Paravicini TM,Yogi A,Mazur A,et al. Dysregulation of vascular TRPM7 and annexin-1 is associated with endothelial dysfunction in inherited hypomagnesemia. Hypertension,2009,53(2):423-429.

[142] Thiele R,Protze F,Winnefeld K,et al. Effect of intravenous magnesium on ventricular tachyarrhythmias associated with acute myocardial infarction. Magnesium Research,2000,13(2):111-122.

[143] De Falco CN,Darrieux FC,Grupi C,et al. Late outcome of a randomized study on oral magnesium for premature complexes. Arquivos Brasileiros de Cardiologia,2014,103(6):468-475.

[144] Paunier L. Effect of magnesium on phosphorus and calcium metabolism. Monatsschrift Kinderheilkunde,1992,140:17-20.

[145] Mutnuri S,Fernandez I,Kochar T. Suppression of parathyroid hormone in a patient with severe magnesium depletion. Case Reports in Nephrology,2016,268538.

[146] Yamamoto M,Yamaguchi T,Yamauchi M,Yano S,Sugimoto T. Acute-onset hypomagnesemia-induced hypocalcemia caused by the refractoriness of bones and renal tubules to parathyroid hormone. Journal of bone and mineral metabolism,2011,29(6),752-755.

[147] Fu ZY,Yang FL,Hsu HW,et al. Drinking deep seawater decreases serum total and low-density lipoprotein-cholesterol in hypercholesterolemic subjects. Journal of Medicinal Food,2012,15(6):535-541.

[148] Felsenfeld AJ,Levine BS,Rodriguez M. Pathophysiology of calcium,phosphorus,and magnesium dysregulation in chronic kidney disease. Seminars in Dialysis,2015,28(6):564-577.

[149] Rayssiguier Y. The influence of the thyroid and parathyroid glands on the variations in magnesemia in fed and fasted rats. Hormone and metabolic research,1977,9(2):161-163.

[150] Disashi T,Iwaoka T,Inoue J,et al. Magnesium metabolism in hyperthyroidism. Endocrine Journal,1996,43(4):397-402.

[151] Wei M,Esbaei K,Bargman J,et al. Relationship between serum magnesium,parathyroid hormone,and vascular calcification in patients on dialysis:a literature review. Peritoneal Dialysis International:Journal of the International Society for Peritoneal Dialysis,2006,26(3):366-373.

[152] Garcia ZJL,Padilla VM,Castro A. Aldosterone and magnesium in essential arterial hypertension. Clinical Physiology and Biochemistry,1988,6(6):293-300.

[153] Dirks JH,Quamme GA. Renal magnesium transport and the effects of hypermagnesemia,hypercalcemia,body magnesium stores and parathyroid hormone. Advances in Experimental Medicine and Biology,1980,128:41-49.

[154] Karahan MA,Kucuk A,Buyukfirat E,et al. Acute respiratory and renal failure due to hypermagnesemia,induced by counter laxatives in an elderly man. Journal of Clinical and Diagnostic Research,2015,9(12):ul01.

[155] Bokhari SR,Siriki R,Teran FJ,et al. Fatal hypermagnesemia due to laxative use. The American Journal of the Medical Sciences,2018,355(4):390-395.

[156] Tatsumi H,Masuda Y,Imaizumi H,et al. A case of cardiopulmonary arrest caused by laxatives-induced hypermagnesemia in a patient with anorexia nervosa and chronic renal failure. Journal of Anesthesia,2011,25(6):935-938.

[157] McKee JA,Brewer RP,Macy GE,et al. Analysis of the brain bioavailability of peripherally administered magnesium sulfate:A study in humans with acute brain injury undergoing prolonged induced hypermagnesemia. Critical Care Medicine,2005,33(3):661-666.

[158] Gee JB,Corbett RJ,Perlman JM,Laptook AR. Hypermagnesemia does not increase brain intracellular magnesium in newborn swine. Pediatric Neurology,2001,25(4):304-308.

[159] Nick JM. Deep tendon reflexes,magnesium,and calcium:assessments and implications. Journal of Obstetric,Gynecologic,and Neonatal Nursing,2004,33(2):221-230.

[160] Chao A.The patellar reflex in preeclamptic women with subtherapeutic and therapeutic serum

magnesium levels. The Journal of Reproductive Medicine, 1990, 35(7):678-681.

[161] Mallet RT, Sun J, Fan WL, et al. Magnesium activated adenosine formation in intact perfused heart: predominance of ecto 5′-nucleotidase during hypermagnesemia. Biochemical Biophysical Acta, 1996, 1290(2):165-176.

[162] Keren A, Dorian P, Davy JM., Opie LH. Effects of magnesium on ischemic and reperfusion arrhythmias in the rat heart and electrophysiologic effects of hypermagnesemia in the anesthetized dog. Cardiovascular Drugs and Therapy, 1988, 2(5):637-645.

[163] Molnar AO, Biyani M, Hammond I, et al. Lower serum magnesium is associated with vascular calcification in peritoneal dialysis patients: a cross sectional study. BMC Nephrology, 2017, 18(1):129-133.

[164] Meema HE, Oreopoulos DG, Rapoport A. Serum magnesium level and arterial calcification in endstage renal disease. Kidney International, 1987, 32(3):388-394.

[165] Weng YM, Chen SY, Chen HC, et al. Hypermagnesemia in a constipated female. The Journal of Emergency Medicine, 2013, 44(1):57-60.

[166] 李世军, 章海涛. 低磷血症[J]. 肾脏病与透析肾移植杂志, 2006, 5:457-462.

[167] Pivnick EK, Kerr NC, Kaufman RA, et al. Rickets secondary to phosphate depletion. A sequela of antacid use in infancy. Clinical Pediatrics, 1995, 34(2):73.

[168] Hoppe A, Metler M, Berndt TJ, et al. Effect of respiratory alkalosis on renal phosphate excretion. American Journal of Physiology, 1982, 243(5):471-475.

[169] Green J, Debby H, Lederer E, et al. Evidence for a PTH-independent humoral mechanism in posttransplant hypophosphatemia and phosphaturia. Kidney International, 2001, 60(3):1182-1196.

[170] Gravelyn TR, Brophy N, Siegert C, et al. Hypophosphatemia-associated respiratory muscle weakness in a general inpatient population. American Journal of Medicine, 1988, 84(5):870-876.

[171] Davis, SV, Rn KKO, Chakko, SC. Reversible depression of myocardial performance in hypophosphatemia. American Journal of the Medical Sciences, 1988, 295(3):183-187.

[172] Ognibene A, Ciniglio R, Greifenstein A, et al. Ventricular tachycardia in acute myocardial infarction: the role of hypophosphatemia. Southern Medical Journal, 1994, 87(1):65.

[173] Simonson D, Defronzo RA. Hypophosphatemia and glucose intolerance. Advances in Experimental Medicine & Biology, 1982, 151(2):217.

[174] Kono N, Kuwajima M, Tarui S. Alteration of glycolytic intermediary metabolism in erythrocytes during diabetic ketoacidosis and its recovery phase. Diabetes, 1981, 30(4):346-53.

[175] Yagnik P, Singh N, Burns R. Peripheral neuropathy with hypophosphatemia in a patient receiving intravenous hyperalimentation. Southern Medical Journal, 1985, 78(11):1381-1384.

[176] 王菁, 张晓燕, 管又飞. 慢性肾脏病高磷血症研究进展[J]. 生理科学进展, 2015, 46(04):241-244.

[177] Almaden Y, Hernandez A, Torregrosa V, et al. High phosphate level directly stimulates parathyroid hormone secretion and synthesis by human parathyroid tissue in vitro. Journal of the American Society of Nephrology, 1998, 9(10):1845-1852.

[178] Roussanne MC, Lieberherr M, Souberbielle JC, et al. Human parathyroid cell proliferation in response to calcium, NPS R-467, calcitriol and phosphate. European Journal of Clinical Investigation, 2015, 31(7):610-616.

[179] Foley RN, Parfrey PS, Sarnak MJ. Clinical epidemiology of cardiovascular disease in chronic renal disease. Am J Kidney Dis, 1998, 32:S112-S119.

[180] Willian G. Goodman WG. Importance of hyperphosphataemia in the cardio-renal axis. Nephrol Dial Transplant, 2004, 19:suppl 1:i4.

第四章 酸碱平衡的生理学

第一节 氢离子(H^+)稳态维持的生理学

维持细胞内 pH 值稳定是维持细胞代谢进程和保持活力的关键。与细胞内 H^+ 调节有关的因素包括活性转运系统、产物修饰、有机酸再利用和化学缓冲系统。本章将综述这些调节细胞内 H^+ 的细胞膜转运机制。

一、H^+ 的非均衡分布

根据多数正常细胞跨膜电位差分析（细胞内与细胞外电位差 $-90mV$），如果 H^+ 能通过被动弥散作用穿过细胞膜，则细胞内 pH 值应该为 $5.8 \sim 6.0$。对此唯一的例外是红细胞，其细胞 H^+ 与其电化学平衡后的值相一致。对于其他细胞，无论细胞内缓冲液的性质如何，不管细胞 H^+ 外移还是氢氧根离子（OH^-）进入以维持细胞内环境的酸碱度，都需要持续消耗能量[如氧气（O_2）的消耗]。这种选择性的离子运动伴随主动（或继发主动）的 H^+ 和碳酸氢根离子（HCO_3^-）运动，并与其他离子转运相关（最主要的是 Na^+、K^+ 和 Cl^-）。

二、细胞内 pH 值调节

为维持细胞内 pH 值在一个平衡值较高的水平需要持续 H^+ 外流的活化和调节，而且 H^+ 外流必须与内流比率相当。由于 HCO_3^- 同样也能穿过细胞膜，因此其内流与外流速度也应相当。细胞内缓冲液能减少由于 H^+ 增加或碱丢失造成的微小变化，但是不能将 pH 值恢复至基线水平。针对 H^+ 内流，相应的 H^+ 外流（或碱内流）必须达到足以使细胞缓冲液恢复至正常水平的程度。

三、H^+ 进入细胞

H^+ 有固定的进入细胞的通路，可以通过挥发性的弱酸碳酸（H_2CO_3）的形式，也可以通过与其他各种有机弱酸（如乳酸）的联系进入细胞。CO_2 能稳定穿过细胞膜，可逆地

与水反应生成 H_2CO_3，同时分解出 H^+ 和 HCO_3^-。当 H^+ 从 H_2CO_3 中解离出来的时候，电化学势能趋向于保留在细胞内，而使 HCO_3^- 离开细胞以降低细胞内 pH 值。除了这些进入方式，细胞膜上还有 H^+ 通道，虽然对其在调节 H^+ 进入细胞方面的作用还不十分清楚，但事实上这些通道在神经和肌肉细胞除极过程中在促进 H^+ 排出时发挥了巨大的作用。

四、细胞 pH 值调控

细胞含有各种膜转运蛋白，能够调节 H^+ 外流。其中一些是活性的转运蛋白（如 H^+-ATP 酶），但多数依赖细胞膜 Na^+-K^+-ATP 酶创造出必需的电和化学梯度，从而将 H^+ 外流与碱内流结合在一起。Na^+-H^+ 转运蛋白是优势蛋白。实际上，所有脊椎动物细胞都是主要依赖转运蛋白调节来中和 H^+ 外流的，其中主要的区别在于细胞类型不同及参与保持细胞内较低 H^+ 浓度的细胞膜 H^+ 或 HCO_3^- 转运蛋白不同。

五、Na^+-H^+ 转运蛋白

Na^+-H^+ 转运蛋白的许多异构体已经被克隆并进行了特性分析。其中，首先被克隆的是氢钠交换蛋白（NHE1），称为"看家"转运蛋白，是在上皮和非上皮细胞膜中普遍存在的。NHE1 利用由 Na^+-K^+-ATP 酶形成的 Na^+ 电化学梯度，引起电中性 Na^+ 内流，从而完成 H^+ 跨膜外流。在不同种类的细胞中加入该转运蛋白的抑制剂，细胞酸负荷后的 pH 值恢复能力被显著削弱。除了在细胞遭遇急性酸负荷时恢复细胞内正常 pH 值的重要功能之外，NHE1 在维持细胞 pH 值稳态方面也有重要作用。抑制这种转运蛋白的活性可导致细胞内 pH 值持续降低。NHE 家族异构对细胞膜 Na^+-H^+ 转运的活性的调节是 pH 值依赖的，在细胞内 pH 值碱度升高的情况下失活。转运蛋白除受细胞内 pH 值影响外，还受细胞周围液体的影响；浴槽内 pH 值升高能增加其活性，pH 值降低能抑制其活性。

现已识别了 NHE 家族的 6 种异构体（NHE1~6）。其中 NHE2 和 NHE3 位于肠道和肾脏上皮细胞膜顶端，都能被细胞内降低的 pH 值激活，是 H^+ 进入胃肠道和泌尿道的关键性转运蛋白。NHE4 位于胃和肾上皮细胞的基底及侧面细胞膜上，同时也存在于脑细胞中，目前的研究显示这种转运蛋白是非 pH 值依赖的。NHE5 也存在于脑组织中。NHE6 是线粒体转运蛋白。

六、H⁺-ATP 酶

空泡 H⁺-ATP 酶是一类存在于人体内特定细胞亚群的电遗传的活性转运蛋白,见于肾小管和角膜上皮细胞、中性粒细胞、巨噬细胞和破骨细胞。在所有这些细胞中,H⁺-ATP 酶存在于细胞膜中, 在细胞遭遇急性酸化,Na⁺-H⁺转运受抑制时对于维持细胞内pH 值稳定具有重要作用。正常状况下,细胞膜 H⁺-ATP 酶作为一种慢性反应蛋白,常与Na⁺-H⁺转运系统协调作用(最常见的是 NHE1)而维持细胞内的 pH 值稳定。由于二氧化碳分压(PCO_2)增加导致的细胞 pH 值下降可以使进入肾小管上皮细胞膜顶端的空泡H⁺-ATP 酶增多,可能增加分泌 H⁺的能力。但是当肾脏细胞暴露于细胞外代谢的酸性或碱性环境中时会显示出矛盾的结果:一份研究显示,在代谢的酸环境中酶活性降低,而另一份研究则显示活性增加。但是这些研究中均没有检测细胞内的 pH 值。相对于维持细胞质整体的低 H⁺浓度来说, 空泡 H⁺-ATP 酶更是维持细胞内局部较低 H⁺浓度的关键转运蛋白。

七、H⁺-K⁺-ATP 酶

特定上皮细胞(胃、肾和结肠)的细胞膜局部具有 H⁺-K⁺-ATP 酶,通过使 K⁺进入细胞交换 H⁺外流,该转运蛋白的作用相当于细胞 H⁺外流的调节机制。肾皮质收集小管细胞酸负荷后 pH 值恢复需要 K⁺依赖的成分参与, 并可以被胃型 H⁺-K⁺-ATP 酶抑制剂所阻断。而对于 H⁺-ATP 酶,只有在 Na⁺-H⁺转运系统失活时这种效应才会发生。另外一些研究发现,无论是在胃还是结肠,该转运系统的异构体上调都不是由代谢性酸中毒引起的,这也体现了其在维持 K⁺平衡方面的作用。虽然胃型异构体在维持细胞 pH 值方面的作用方式还不明了,但其无疑具有重要作用。

八、Na⁺依赖的 Cl⁻-HCO₃⁻ 交换系统

在体外培养的成纤维细胞、肾小球间质细胞和神经元细胞膜上存在 Na⁺依赖的Cl⁻-HCO₃⁻ 交换系统,其作用是使 Na⁺和 HCO₃⁻进入细胞,完成 H⁺和 Cl⁻外流。具体的交换过程尚不清楚, 其原因是无法将以上离子交换与包含 2 个 HCO₃⁻或 1 个 HCO₃²⁻的交换区分,更何况是 H⁺的外流。无论这些交换导致怎样的离子浓度变化,其直接结果就是降低细胞内 H⁺浓度。而 Na⁺依赖的 Cl⁻-HCO₃⁻ 交换系统对于维持细胞 H⁺浓度在平衡值以下具有一定作用。细胞内 pH 值降低能增加该交换系统的活性,而当 pH 值超过7.40 的阈值后活性减弱,转运活性高度依赖于细胞外 Na⁺,并与细胞外HCO₃⁻ 浓度

有关。肾小球间质细胞中的 Na^+ 依赖的 Cl^-–HCO_3^- 交换系统与 Na^+–H^+ 转运蛋白一起参与维持细胞内较低的 H^+ 浓度。在浴槽内无 HCO_3^- 的情况下,酸负荷后的 pH 值恢复至完全由 Na^+–H^+ 转运蛋白调节。向浴槽内加入 HCO_3^- 后,Na^+ 依赖的 Cl^-–HCO_3^- 交换系统参与大约 50% 的 pH 值恢复过程。在哺乳动物神经元细胞中,该转运系统是主要的酸外流机制,但在哺乳动物其他类型细胞中是否发挥同样的作用还不清楚。

九、乳酸根–H^+ 协同转运蛋白

乳酸根–H^+ 协同转运蛋白位于横纹肌细胞膜上,主要作用是在 H^+ 和乳酸产量高时将其携带出细胞,降低细胞内酸度。静息状态下的横纹肌中,Na^+–H^+ 转运蛋白是调节细胞内 pH 值的主要转运蛋白,同时还有膜 HCO_3^- 交换系统参与。在激烈运动时,细胞 pH 值下降,此时通过乳酸根–H^+ 协同转运蛋白发生的泌酸作用强于 Na^+–H^+ 转运蛋白。

十、其他可能参与调节的转运蛋白

目前的讨论包括哺乳动物中可能参与调节细胞 pH 值的多种蛋白。在不同细胞中另有很多其他酸、碱转运蛋白参与细胞内 H^+ 浓度的调节,包括 Na^+–H^+ 协同转运蛋白中的 NBC 类(碳酸氢钠协同转运蛋白),其可能在细胞碱血症的情况下发挥作用。另外,K^+–Cl^- 和 K^+–碱转运蛋白也存在于某些细胞的细胞膜上。

十一、细胞外液变化对细胞 pH 值的影响

由于有稳定的 CO_2、H^+ 和 HCO_3^- 通道,因此细胞外液酸碱状态的变化会通过细胞内介质表现出来。实际上,该通道也是细胞针对细胞外液酸碱状态变化进行缓冲反应的一部分。无论是呼吸或是代谢性酸中毒导致的细胞外液 pH 值下降都会引发可预料的细胞内 pH 值的平稳降低。虽然细胞缓冲能力决定了其在细胞外液 pH 值下降情况下 pH 值变化的程度,但这种缓冲在维持细胞新的稳态过程中并未发挥作用。新的稳态决定于细胞内 H^+ 内流和外流的重新平衡。代谢性酸中毒时,这种重新平衡很大程度上反映了此时由细胞外液 H^+ 增加诱导的、通过 Na^+–H^+ 转运蛋白抑制的 H^+ 外流,及由细胞外液 HCO_3^- 减少诱导的、通过 Na^+ 依赖的 Cl^-–HCO_3^- 交换系统抑制的 HCO_3^- 内流。呼吸性酸中毒时,细胞内 pH 值迅速下降,随后部分恢复。细胞 pH 值恢复程度取决于细胞外液 H^+ 浓度。当呼吸性或代谢性碱中毒时细胞外液 H^+ 浓度低而细胞 H^+ 浓度同时下降,形成的势能通过影响膜酸碱转运蛋白的活性维持稳态。

十二、细胞内细胞器的 pH 值

大多数细胞包含 pH 值极为不同的若干细胞器，这些 pH 值差别是由位于膜上的 H^+ 转运蛋白来维持的。一些细胞器处于极酸的环境（如溶酶体、高尔基体），也有处于极为碱性的环境（线粒体）。这些细胞器中不同 pH 值的维持对于保持细胞的正常功能是极为重要的。通过靶向荧光染色和分子生物技术，新近对于细胞器 pH 值已经有了一定的深入了解。研究显示，细胞内吞噬小体在进入溶酶体的过程中越来越偏酸性，在从细胞内质网到高尔基体的过程中其 pH 值渐进性降低。

十三、线粒体

分离细胞和活细胞中的线粒体 pH 值测量结果一致显示碱度很高。线粒体内较高的 pH 值是细胞通过呼吸链产生高能量磷酸盐产物的关键。1965 年，Mitchell 和 Moyle 提出假说，指出二磷酸腺苷磷酸化是由电化学梯度造成的，并由线粒体跨膜 H^+ 内流驱动的。这一具有洞察力的假说被之后的实验证实。氧化磷酸化，也就是所谓的呼吸链，其中的最后步骤是由嵌入线粒体内膜上的特殊蛋白质完成的。这些蛋白质从还原型烟酰胺腺嘌呤二核苷酸（NADH）上接受 H^+ 并传递到膜内空间，增加 pH 值和线粒体基质内的负电荷。H^+ 跨内膜的外流为其再次进入制造了巨大的电化学梯度，而 H^+ 再次进入很大程度上依赖于膜上的 $F_0F_1H^+$-ATP 合成酶。H^+ 内流过程中 $F_0F_1H^+$-ATP 合成酶激活并使 ADP 磷酸化生成新的 ATP。$F_0F_1H^+$-ATP 合成酶通常的作用在于使 ADP 磷酸化，但也可以逆行性地发挥 ATP 酶的作用，逆转 H^+ 运动的方向。除了 $F_0F_1H^+$-ATP 合成酶，线粒体细胞膜上还有一整套 H^+ 转运蛋白，包括 Na^+-H^+、K^+-H^+、Cl^--HCO_3^- 转运蛋白。这些转运蛋白的作用是调整和维持磷酸化所需的 H^+ 梯度，这一梯度是细胞生命所需的，梯度丧失是细胞程序死亡的特征。线粒体外膜对于 H^+ 是自由通透的。

十四、酸性细胞器

细胞的酸性细胞器的特征归纳起来是一些空泡形成的系统，通常用于内流或外流。内流途径始于浆膜形成的早期内含体，进一步形成晚期内含体，最后是溶酶体；外流途径始于内质网，进一步形成高尔基体复合物，最后是分泌颗粒。两条途径在其各自的过程中都存在细胞器内酸化。这些细胞器酸化都是通过常见的内向空泡 H^+-ATP 酶完成的，空泡 H^+-ATP 酶是以稳定的速率将 H^+ 从细胞质转运至细胞器的电势泵，也就能产生跨膜电梯度（内膜为正），但实际上不会出现跨膜梯度，这是由于 Cl^- 内流和

K$^+$外流，及 H$^+$运动的结果。由于 H$^+$–ATP 酶不根据细胞器 pH 值改变转运速率，因此需要另一调节机制维持细胞器内酸度稳定。虽然一些研究显示细胞器 pH 值通过 Cl$^-$电导的变化调节，但目前认为主要还是通过 K$^+$外流完成的，估计还有目前尚未确认的 H$^+$通道的参与。同时也不能除外 K$^+$和 Cl$^-$电导变化对某些细胞器的直接作用。内流和外流途径的一些参与蛋白的特性将在后面介绍。

十五、内含体和溶酶体

Metchnikoff 是首次报道溶酶体是酸性的人，他在 1893 年给原生动物喂食石蕊试纸后观察到空泡变红。对完整细胞进行检查显示溶酶体 pH 值是 4.6~5.0，是有生命细胞中最酸的环境。溶酶体中较低的 pH 值是由空泡 H$^+$–ATP 酶产生的，其维持可能与 H$^+$外流速率较慢有关。内含体也被同样的 H$^+$–ATP 酶完成酸化过程，但是酸度较溶酶体弱。检测到的早期内含体的 pH 值平均为 5.5~6.0，经过循环之后返回细胞质膜的内含体 pH 值为 6.2。

十六、内质网和高尔基体

利用靶向荧光探针检测到培养的 Hela 细胞的内质网 pH 值为 7.1，这与细胞质的 pH 值相当。该细胞对 H$^+$具有高度的通透性，与细胞质的缓冲值相当。没有证据表明在这种细胞器中有空泡 H$^+$–ATP 酶。相反，细胞中高尔基体的 pH 值为 6.56，而且不受细胞酸化影响，这说明在细胞器中存在更为强大的 pH 值调节机制。很多研究者通过相似的技术证实高尔基体复合物中的 pH 值比细胞质要低得多。抑制空泡 H$^+$–ATP 酶能使之迅速碱化，这说明 ATP 酶对维持细胞微环境 pH 值具有重要作用。H$^+$–ATP 酶酸化高尔基体的作用依赖 Cl$^-$的存在，其可能作为一种平衡离子进入细胞器，但稳定的 pH 值的维持还是主要依赖 H$^+$外流的速率。作为该复合物的最终部分，高尔基体（形成分泌小泡）的 pH 值约降低到 6.0。

十七、分泌小泡

通过对一系列分泌小泡包括嗜铬颗粒、血小板密集颗粒、垂体的神经内分泌颗粒和胆碱能分泌颗粒等进行检测，都得到了与膜 H$^+$–ATP 酶活性相关的较低的 pH 值。牛肾上腺的嗜铬颗粒内 pH 值接近 5.7。

十八、小结

活体细胞是细胞 pH 值精密调节的复合机器。既往的测量方法最终显示,除了极少见的情况外,H⁺不是被动地通过细胞膜的。细胞 pH 值的调节起始于细胞膜,此处发生的 H⁺内流和 HCO_3^- 外流被很多酸碱转运蛋白调节中和, 其中最重要的是 Na^+–H^+转运蛋白,其利用 H^+–ATP 酶造成的电势能梯度发挥作用促使 H⁺外流。同时,细胞具有巨大的缓冲 H⁺的能力,能改变有机酸的产生,减少由于酸、碱干扰造成的细胞外液 pH 值变化。细胞通过一定的机制使不同细胞器内的 H⁺浓度维持在不同水平,保持线粒体较高的碱度以维持其高能磷酸化的驱动力, 保持空泡和高尔基体较细胞质更酸以利于蛋白质合成和分解代谢。

第二节　机体的 H⁺缓冲系统

酸、碱的生物化学包括了影响 H⁺解离,也是影响 H⁺浓度的生物溶液成分的物理化学。人体体液的生物溶液的构成包括能在溶液中完全解离的电解质,被称为强离子,它们在体内有很强的解离能力。酸是 H⁺的供者,碱是 H⁺的受者。强离子的另一种作用是能独立调节酸碱稳态。

一、H⁺的中心作用:Bronsted–Lowry 公式

各种物质中广泛包含氢原子,它们可在溶液中解离产生 H⁺。一旦解离,这些相同的分子就变成具有与 H⁺重新结合能力的位点。解离与再结合的循环使 Bronsted–Lowry 得出如下定义:酸是具有质子供者功能的任何分子,即该分子可解离释放 H⁺。碱是质子的受者(例如一个化合物可结合溶液中释放出来的 H⁺)。酸(HA)释放 H⁺后剩余的阴离子称为该酸的结合碱(A^-),因为它已成为有能力结合质子的质子受者。此概念见下面公式的表达:

$$HA(酸) \leftrightarrow A^-(碱) + H^+$$

这一简单的公式是酸度测定的基础,也就是说在任何设定的平衡状态下从 HA 释放出来游离 H⁺的量,避免了通过其他方式描述体液酸、碱状态引起的混乱,如定义阳离子为酸,阴离子为碱。对于一定的分子在给定的平衡状态环境下,H⁺解离后酸度的测定是相当容易的。在构成生物溶液的弱酸混合液中,H⁺与 HA 和 A^-相比非常少,它的测定需要应用 pH 值电极。

二、缓冲作用

当弱酸在溶液中仅部分解离,未解离酸和结合碱共存。这些溶液有能力抵抗加入另一种酸或碱后所引起的溶液中酸度的变化。这种作用被称为缓冲,其中酸和结合碱被称为缓冲对。缓冲液的作用就像是碱倾向于与酸结合,酸倾向于与碱结合一样。当强酸加入缓冲液时,加入的 H^+ 与缓冲液中的碱结合(增加酸的形成)而不是在溶液中一直保持游离 H^+ 状态。此时,H^+ 浓度增加(或溶液 pH 值降低),本应比没有缓冲液时要小得多。反之,强碱加入缓冲液时 H^+ 浓度的降低受限(或溶液 pH 值升高受限)。

三、等 H^+ 原则

尽管大多数生物溶液中都包含有各种各样的简单和复杂的缓冲剂,这种溶液在任一时刻,假如在混合均匀的同一种溶液中只有单一的 pH 值。根据方程式得出:

$$[H^+]=K'_1[HA_1]/[A_1]=K'_2[HA_2]/[A_2]=K'_3[HA_3]/[A_3]=K'_n[HA_n]/[A_n]$$

这种复杂溶液中,平衡态 H^+ 浓度的值是由于各缓冲对以及它们各自的解离常数(K')的综合效应决定的。这一等式精美之处在于:已知系统中,根据一种酸和其结合碱的浓度以及其 K' 值,可以迅速并很容易地得出该种溶液中的 H^+ 浓度值,不管要评估的溶液成分如何复杂。

Bronsted-Lowry 的方法为单一缓冲剂酸、碱状态的分析提供了有效的方法。以此方法进行分析的产物溶液最常见的缓冲系统是碳酸–二价碳酸盐。但应该强调任何缓冲对都有同样的作用。碳酸的特性使之成为强有力的缓冲剂,见下文介绍。

四、碳酸–二价碳酸盐缓冲系统

CO_2 是氧化代谢的终末产物,在生物系统中无处不在。另外,它能在细胞内液与细胞外液之间自由平衡。CO_2 在水中高度溶解,由于小部分 CO_2 与水分子作用形成 HCO_3^- 和 H^+,而这些离子可以迅速结合形成 H_2CO_3。因此,CO_2 起弱酸的作用。酸碱反应的生理意义的重点在于对 CO_2、H_2CO_3 和 HCO_3^- 相互关系的理解。

五、CO_2 的溶解性

(一) 相关数据的计算

溶液中的 CO_2 浓度与平衡液中的气相 CO_2 分压成正比。其关系称为 Henry 法则:

$$[CO_{2dis}]=A \cdot PCO_2$$

等式中，CO_{2dis} 单位为 mmol/L，PCO_2 单位为 mmHg。比例常数 A 是 CO_2 的溶解系数。温度升高，A 值降低（溶液温度越高，在特定的 PCO_2 时，溶解的 CO_2 越少）。血浆为 37℃时，A=0.0308mmol/mmHg，动脉血及静脉血二者之中：

$[CO_{2dis}]=0.0308 \cdot PCO_2$

在正常动脉血 PCO_2=40mmHg 时，$[CO_{2dis}]$=1.2mmol/L。

溶解 CO_2 的氢化作用，上文提到，小部分溶解的 CO_2 与水形成弱酸 H_2CO_3：

$CO_{2dis}+H_2O \leftrightarrow H_2CO_3$

这一关系说明了可逆反应终末产物，而不是一个重要的中间步骤。溶解的 CO_2 与 OH^-作用，产生 HCO_3^-。此步骤在体内多数细胞中有碳酸酐酶的催化以保证在几微秒内达到平衡状态：

$H^++OH^-+CO_{2dis} \leftrightarrow HCO_3^-+H^+ \leftrightarrow H_2CO_3$

虽然人体生物学中碳酸酐酶的催化作用极其重要，但值得注意的是在没有该酶存在的情况下，达到平衡态的时间可能也不到 1 分钟。此反应中的任一部分都可以用平衡关系式来分析。终末产物的平衡条件告诉了我们 CO_{2dis} 和 H_2CO_3 之间的关系：

$K'=[H_2CO_3]/[CO_{2dis}]$

37℃时，K'=0.0029，说明平衡态下每一分子的 H_2CO_3 大约有 340 分子的 CO_2 溶解。由于 H_2CO_3 直接测量困难，与溶解的$[CO_{2dis}]$相比，其浓度很小，两者处于动态平衡状态。如方程式$[CO_{2dis}]=0.0308 \cdot PCO_2$，可测得 PCO_2，很容易计算出变化着的后者。

碳酸–二价碳酸盐的平衡关系式，碳酸是弱酸，而且平衡时：

$K'=[H^+] \cdot [HCO_3^-]/[H_2CO_3]$

等式中 K'值在 37℃时为 0.27mmol/L（Pk'=3.75）。由于$[HCO_3^-]$很难测出，并且和$[CO_{2dis}]$相关（$[H_2CO_3]=0.0029 \cdot [CO_{2dis}]$，见上文），因而通过更为简便的方法测出。评价各种平衡条件，即如下公式中用$[CO_{2dis}]$替代$[H_2CO_3]$：

$Ka'=[H^+] \cdot [HCO_3^-]/[CO_{2dis}]$

等式中 Ka'代表 HCO_3^-/H_2CO_3 系统"拟似"的解离常数。"拟似"是由于被命名者已不再是酸，而是与一种酸直接成比例的数值。假如方程式中用的 $A \cdot PCO_2$ 替代$[CO_{2dis}]$，可得出评估酸碱状态的一种实用方法，由 Henderson 公式得出新的关系式为：

$[H^+]=Ka' \cdot A \cdot PCO_2/[HCO_3^-]$

用 PH 表示，公式成为 Henderson——Hasselbalch 等式：

$PH=pKa'+lg[HCO_3^-]/(A \cdot PCO_2)$

pKa（或 pKa'）的数值随温度、离子强度和 pH 值变化。pH 值的作用是最小的。在温度为37℃时,pKa 仅在 pH 值为7.00 时的6.11 与 pH 值为7.60 时的6.09 之间变化。同样方式,在生命体内能适应的温度范围内,pKa' 的作用是很小的。因此,习惯上 pKa 值被视为6.10(此值在体温37℃、正常血浆离子强度时为7.40),与之相应的 Ka' 值为749nmol/L。

临床上所用的 Henderson 公式可写为:

$$[H^+]=23.8 \cdot PCO_2/[HCO_3^-]$$

等式中 Ka'(794 nmol/L)和 A(0.03)相乘等于23.8。为了便于临床计算,此数近似为24,或在某种情况下近似为25。

(二) $CO_2/H_2CO_3/HCO_3^-$ 缓冲系统在酸度调解中的作用

H_2CO_3 的挥发性使之成为强有力的缓冲剂,尽管它的解离常数(pKa'=6.1)与生命所能适应的 pH 值相离甚远。由于 H_2CO_3 的挥发性,当加入强酸时与 HCO_3^- 结合后形成的 H_2CO_3 不能积累,结果 pH 值降低到最小值。37℃时包含 HCO_3^- 的溶液在 HCO_3^- 的浓度为24mmol/L 时的 pH 值与 PCO_2 为40mmHg 时相等,$[CO_{2dis}]=1.2mmol/L$ $(0.0308 \cdot PCO_2)$ 且 pH 值=7.4($[H^+]$=40nmol/L)。

假设将10 nmol 的盐酸加入1L 此溶液中,10mmol 的 H^+ 由强酸中解离出来迅速与 HCO_3^- 结合,形成 H_2CO_3,使 HCO_3^- 浓度由24mmol/L 降到14mmol/L。由此反应使 H_2CO_3 浓度升高,以致 $[CO_{2dis}]$ 由1.2L 升高到11.2L。规定 H_2CO_3 与 CO_2 的关系,而且假如 PCO_2 升高到364mmHg 时 $[CO_{2dis}]$ 也增加的话,假如此溶液置于密闭容器中,如此高的 PCO_2 能够维持的话,系统的 pH 值会降至6.21,此值显然不能适应生命的需要。但是假如同样的溶液,PCO_2 为40mmHg 时达到平衡,那么新形成的 CO_2 将溢出系统,$[CO_{2dis}]$ 将保持在1.2mmol/L,并且 pH 值仅降低为7.17。人体内 PCO_2 不能固定在40mmHg,是在不断变化的,并以自己的方式进行调节。当强酸加入体液中,实际的 $[CO_{2dis}]$ 以及 $[H_2CO_3]$ 降低(作为高通气的结果),使体液的 pH 值降低到最小,甚至进一步下降。CO_2 和 HCO_3^- 是无处不在的,是丰富的,其量是变化的,使此缓冲对成为独特的且是体内维持一个稳定的 pH 值环境的中心环节。

六、非碳酸盐缓冲对

虽然体液中有许多无机和有机成分可起到缓冲剂的作用,但蛋白质(特别是血红蛋白)在数量上是非常重要的,仅次于 CO_2 和 HCO_3^- 缓冲对。

七、蛋白质

蛋白质是复杂的缓冲剂,包含大量的可解离的基团,而且其滴定曲线在生理学家认为有意义的 pH 值范围内接近直线。因此,缓冲能力被认为是一个单一常数。多数具有缓冲能力的蛋白质基团是组氨酸和咪唑基团。各种蛋白质这部分的 pKa' 值为 5.0~8.0,其原因是由蛋白质结构差异导致局部静电作用差异。N 末端 α–氨基酸基团也操纵 PK' 值,其范围为 7.4~7.9。因此,PK' 值受可解离的 N 末端 α–氨基酸基团的影响较小。

蛋白质可解离基团的行为与 pH 值的变化有关,这就解决了特定 pH 值下该蛋白质所带的总电荷量。

用酸滴定可降低总的电荷量,因为阴离子基团与 H+ 结合;反之用碱滴定则能增加总的负电荷量,因为释放 H+,阴离子量增加。总电荷为零时的 pH 值称为等电点。每一种蛋白质有其各自的等电点。假如等电点 pH 值低于生理水平 pH 值(更偏酸),体内蛋白质以多阴离子形式存在。假如等电点时 pH 值偏碱性,体内蛋白质以多阳离子基团的形式存在。血浆中存在的蛋白质是多阴离子基团的蛋白质,与阴离子间隙有关。

八、细胞外液非碳酸盐缓冲剂

(一) 血浆蛋白

血浆蛋白各成分混合液中的缓冲值(β)大约为 0.1mmol/(g·pH)。由此值及正常蛋白质浓度 70g/L 可以得出,它们的缓冲能力是 7slykes,低于碳酸–二价碳酸盐缓冲系统的 55slykes。全血中(55%血浆),血浆蛋白的 β 值为 0~1/6 的血红蛋白。血浆蛋白的等电点低于体液的 pH 值,它们以多阴离子的形式存在,几乎很少有例外。正常 pH 值情况下这些蛋白总电荷(主要是白蛋白)大约为 12mmol/L。白蛋白是血浆中主要的缓冲蛋白,每个蛋白质分子中包含 16 个组氨酸。球蛋白在所有蛋白缓冲剂中作用甚微。

(二) 血红蛋白

虽然血红蛋白在红细胞内,但被视为细胞外液缓冲剂,因为传统上细胞外液缓冲的作用是用全血滴定进行研究的。血红蛋白是细胞外间隙中重要的非碳酸盐缓冲剂,它的浓度高,具有高效的缓冲作用。血红蛋白是特殊的蛋白,因为当它释放 O_2 后其等电点 pH 值增加(6.65~6.80)。这种等电点右移说明有些可解离的基团对 H+ 的亲和力增加,也就是说此分子释放 O_2 后,表现为弱酸的作用。H+ 亲和性变化称为 Bohr 效应,是一种适应性反应,有助于组织中的分子释放 CO_2 转运到肺,而组织中的 pH 值仅有微小的变化。降解的血红蛋白的缓冲值稍高于氧合血红蛋白。降解的血红蛋白及氧合血红蛋白的滴定曲线在 pH 值可信区间内接近于直线。两种形式的缓冲能力大约为 3slykes，表示每克血红蛋白 β 值为 $0.18mmol/(g \cdot pH)$ 单位。正常情况下，全血中血红蛋白的浓度为 150mmol/L，血红蛋白的缓冲能力为 27slykes。缓冲能力的大小大部分是由每个蛋白质 4 个肽链上的 9 个组氨酸决定的，其他一小部分是由蛋白质分子中的 4 个 α–氨基末端基团决定的。

（三）无机磷酸盐

无机磷酸盐化合物在细胞外液中存在，并有 3 个可解离的 H^+。磷酸（H_3PO_4）是非常强的酸（PK'=2.0），因此在体内不存在。$H_2PO_4^{2-}$ 及其结合碱的 PK' 值为 6.8，是极强的缓冲剂（HPO_4^{2-}）。

pH 值为 7.4 时，80% 的磷酸盐以碱性 HPO_4^{2-} 的形式存在，20% 以酸性 $H_2PO_4^-$ 的形式存在。然而因为磷酸盐在细胞外液中的浓度低，所以对细胞外液的缓冲作用的影响小。磷酸盐在尿液中的浓度很高。磷酸盐缓冲对已排泌的酸起重要的缓冲作用。第三种三价磷酸根（PO_4^{3-}）是 HPO_4^{2-} 的结合碱（PK'=12.4），在体液中不存在。

九、细胞内液非碳酸盐类缓冲剂

（一）蛋白质

细胞内各种各样的蛋白质含有组氨酸，对细胞内液有缓冲作用。横纹肌源细胞中组氨酸的含量可通过计算得出，组织中至少 57% 的非碳酸盐类缓冲剂被认为是通过蛋白质及小分子多肽（肌肽）和鹅肌肽发挥缓冲作用。

（二）有机磷酸盐

有机磷由另一组不同的化合物组成，主要包括 2,3-DPG、葡萄糖–1–磷酸，以及各种核苷酸磷酸。每种化合物中的磷酸部分都可作为缓冲剂，与上文描述的细胞外液中的无机磷酸盐的作用类似。但是碱基成分中 H^+ 的亲和力受局部等电点的影响有不同程度的变化，PK' 值为 6.0~9.0。细胞中有机磷丰富，有重要的缓冲作用。

第三节 肾脏在酸碱平衡稳态维持中的作用

肾脏在机体的酸碱平衡中发挥着重要的作用。肾脏对于酸碱平衡的调节主要有两部分，一是重吸收已经滤出的碳酸氢根（HCO_3^-）；二是泌酸，也就是排出除 CO_2 外的所有食物或机体产生的内源性酸。后者包括铵离子（NH_4^+）的排泄和可滴定酸（TA）的排泄两种方式。在肾脏对酸碱平衡的调节中,近曲小管、肾髓袢升支粗段(TAL)、远曲小管都发挥着重要的作用[1]。

一、HCO_3^- 的重吸收

正常人每日滤过的 HCO_3^- 为 4000~4500mmol,通过肾小管后 99% 被重吸收,其中近端肾小管重吸收约 80%,髓袢重吸收 15%,余下的 4% 在远端肾小管和集合管重吸收。各段重吸收的机制主要通过上皮细胞主动分泌 H^+ 间接实现。

HCO_3^- 在近曲小管的重吸收:在肾小球滤过率正常时(GFR 为 120L/min),机体每天有大约 4300mmol 的 HCO_3^- 被滤出。近曲小管大约能重吸收其中的 75%。近曲小管包括三个特殊的节段,即 S1、S2 和 S3,这些部位在酸、碱转运中发挥的作用不同,但基本机制是相同的。一般的机制包括顶膜 H^+ 的分泌和基底外侧膜 HCO_3^- 偶联 Na^+ 排出,这些均借助膜结合型碳酸酐酶和细胞质型碳酸酐酶的帮助。细胞质型和膜结合型是存在于肾脏中的碳酸酐酶的两个异构体。细胞质型存在于肾单位的多数细胞中,参与酸、碱转运。膜结合型分布不多,但也对 H^+ 转运起重要作用。近曲小管分泌的 H^+ 与腔内 HCO_3^- 反应形成 CO_2 和 H_2O,二者可迅速通过近曲小管的上皮细胞膜。细胞内由 CO_2 和 H_2O 生成的 H_2CO_3 从基底外侧膜处排出。基底外侧膜处分泌的 H_2CO_3 和顶膜分泌的 H^+ 均来自 CO_2 和 H_2O,这个过程是可逆的,受细胞质中的细胞质型碳酸酐酶的催化,也受基底外侧膜和顶膜处的结合型碳酸酐酶的作用。

顶膜分泌 H^+ 是通过 Na^+–H^+ 交换体和 H^+–ATP 酶来实现的。Na^+–H^+ 交换中 H^+ 的分泌机制是腔内一个 Na^+ 与细胞内一个 H^+ 的交换,这种交换占 HCO_3^- 交换的 2/3。这种转运的驱动力是腔内与细胞内的 Na^+ 梯度,这一梯度是由基底外侧膜的 Na^+–K^+–ATP 酶维持的。大约 1/3 的 HCO_3^- 重吸收在近曲小管内进行,通过细胞顶膜上 H^+ 的分泌和空泡型 H^+–ATP 酶来完成。

与顶膜分泌 H^+ 同等重要的 HCO_3^- 重吸收途径,就是 HCO_3^- 从细胞膜基底外侧膜排出。细胞内的 HCO_3^- 来源于 CO_2 和 H_2O,二者在细胞质型碳酸酐酶的作用下生成 HCO_3^-,从细胞内排出到毛细血管和间质中完成 HCO_3^- 的重吸收。基底外侧膜 HCO_3^- 的排出是通过偶联的 Na^+–HCO_3^- 转运体介导的,转运的驱动力来自跨膜电压。

另外,有机阴离子在近曲小管的重吸收的变化也可能与酸碱平衡的调节有关。这些阴离子被重吸收产生 HCO_3^- 后进一步代谢为 CO_2 和 H_2O[2]。

二、近曲小管分泌 H^+ 的调节

在生理条件下,近曲小管 H^+ 分泌的调节起到维持体内酸碱平衡的作用。但是在某些病理状态时,有些调节机制会引起酸、碱转运的变化,导致更为严重的酸碱失衡。

多种激素对近曲小管分泌 H^+ 均有调节作用。糖皮质激素可以通过多种机制增加 Na^+-H^+ 交换。代谢性酸中毒时皮质醇水平增加,似乎是增加 Na^+-H^+ 交换所必需的。低浓度的血管紧张素 II 通过增加顶膜的 H^+ 分泌和基底外侧膜的转运而增加 H^+ 的重吸收。内源性血管紧张素 II 还可能在近曲小管刺激腔内受体,增加 HCO_3^- 的重吸收。血管紧张素 II 增加顶膜 Na^+-H^+ 交换体的活性,同时直接刺激基底外侧膜 Na^+-HCO_3^- 的转运。另外,内皮素-1 也是调节近曲小管分泌 H^+ 的激素之一。近曲小管上分布有内皮素 β-受体。酸中毒可以刺激肾脏特别是微血管上皮细胞和近曲小管细胞内皮素-1 的合成。目前的研究表明,pH 值降低刺激内皮素-1 合成可能与非酪氨酸激酶的受体激活有关。内皮素 β-受体激活可以引发 Na^+-H^+ 交换体的磷酸化及其在顶膜的插入。其他激素如甲状旁腺素、儿茶酚胺、多巴胺、胰岛素、腺苷和胆碱能介质也能调控近曲小管 HCO_3^- 的转运。

系统 pH 值下降时,近曲小管 H^+ 的分泌增加。代谢性酸中毒时,Na^+-H^+ 的交换增加。随着时间的延长,顶膜的 Na^+-H^+ 和基底外侧膜 Na^+-HCO_3^- 共转运的活性增加,这与顶膜 Na^+-H^+ 交换体蛋白的增加有关。这种 Na^+-H^+ 交换体蛋白的增加是蛋白的转运增加引发的。另外,系统 pH 值下降使蛋白从细胞外通过顶膜下小泡插入增加。此外,肾内皮素和肾上腺皮质醇也刺激蛋白的转运。代谢性酸中毒时,基底膜的 Na^+-HCO_3^- 共转运增加,由于滤出的 HCO_3^- 的减少,近曲小管对 HCO_3^- 的重吸收是非常有限的。在呼吸型酸中毒时,近曲小管周围和细胞内 pH 值降低,但是滤出的 HCO_3^- 增加,使 HCO_3^- 重吸收能继续进行。顶膜 Na^+-H^+ 交换和基底外侧膜 Na^+-HCO_3^- 共转运增加。H^+ 的分泌受基底外侧膜 PCO_2 升高的直接刺激,与 H^+ 的分泌无关。

细胞外液容量和腔内流速的变化会影响近曲小管 HCO_3^- 的重吸收,使腔内流速增加。HCO_3^- 重吸收增加与腔内 HCO_3^- 浓度高和 Na^+-H^+ 交换速率的增加有关,也与 ATP 酶更直接的作用有关。顶膜 Na^+-H^+ 交换增加导致腔内 pH 值增加,使得 H^+ 的分泌增加。近曲小管的 HCO_3^- 重吸收随着腔内 HCO_3^- 浓度的增加而增加,这与 pH 值效应及跨上皮的 HCO_3^- 浓度梯度增加有关。最终,近曲小管内容量增加引起近端 HCO_3^- 重吸收增加。近曲小管 HCO_3^- 重吸收增加限制了 HCO_3^- 在远端肾单位的运输(图 4-1)。

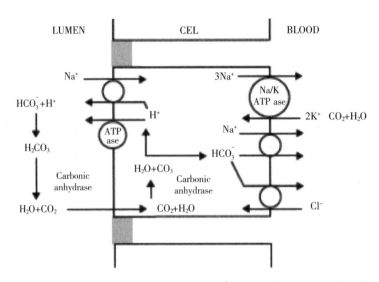

图 4-1　表示近曲小管细胞内 H^+分泌和 HCO_3^-重吸收。（LUMEN,管腔;CEL,近曲小管细胞;BLOOD, 肾周毛细血管;Na/K ATP ase,Na^+-K^+-ATP 酶;Carbonic anhydrase,碳酸酐;ATP-ase,ATP 酶）。（注:摘 自 Alluru S. Reddi,Fluid, Electrolyte and Acid–Base Disorders Clinical Evaluation and Management, Springer Science+Business Media.）

三、髓袢

髓袢在解剖上位于肾单位,紧邻近曲小管,可重吸收更多的 HCO_3^-。从近曲小管到 远曲小管之间许多肾单位节段在 HCO_3^- 重吸收中发挥重要作用,滤出的 HCO_3^- 有 15% ~20%在此节段重吸收。近曲小管 S3 段和 TAL 具有主动运输的能力。近曲小管 S3 段 HCO_3^- 重吸收通过 Na^+-H^+交换及 H^+-ATP 酶双重作用,但由于髓袢中 HCO_3^- 浓度低,HCO_3^- 重吸收的程度可能较小。因此,TAL 在髓袢 HCO_3^- 的重吸收中发挥更重要的作用。

四、远端肾小管

为了解 HCO_3^- 的重吸收,将远端肾小管分为三个不同的节段:①远曲小管;②集 合小管;③皮质集合管。很少有人知道具有 H^+分泌和 HCO_3^- 重吸收功能的远曲小管, 该小管仅由一种细胞类型组成,其顶端膜含有 H^+-ATP 酶。远端肾小管的另外两个节 段由主细胞和闰细胞组成。后者负责酸、碱传输。皮质集合管中的闰细胞有 3 种类 型,为 A 型、B 型和 C 型。A 型细胞在顶端膜中,含有 H^+-ATP 酶和 K^+-H^+交换体。由 H_2CO_3 脱水形成的细胞内的 H^+通过这些转运蛋白分泌到管腔中(图 4-2)。Cl^--HCO_3^- 交换促进 HCO_3^- 排出。相反,B 型闰细胞将 HCO_3^- 分泌到腔内(图 4-3)。这些细胞在顶 端膜中具有 Pendrin,一种 Cl^--HCO_3^- 逆向转运蛋白,在基底膜具有 H^+-ATP 酶。HCO_3^-

分泌受碱负荷刺激,并通过腔内 Cl⁻的耗尽来抑制。C 型细胞在顶端膜中表达 H⁺–ATP
酶和 Pendrin 蛋白（Cl⁻–HCO₃⁻ 交换体）。这些细胞也参与 HCO₃⁻ 的处理[3]。

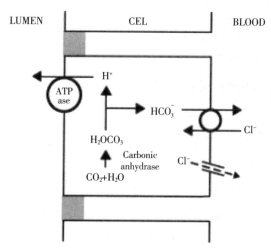

图 4-2　**表示皮层集合管 A 型闰细胞分泌 H⁺和HCO₃⁻ 重吸收的细胞模型**。断点箭头表示电导通道
（LUMEN,管腔；CEL,皮层集合管细胞；BLOOD,肾周毛细血管；Carbonic anhydrase,碳酸酐；ATP–ase,
ATP 酶）。（注：摘自 Alluru S. Reddi,Fluid, Electrolyte and Acid–Base Disorders Clinical Evaluation and
Management,Springer Science+Business Media.）

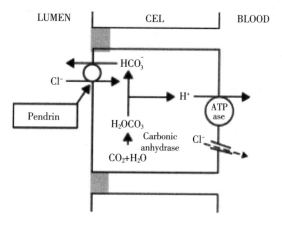

图 4-3　**表示皮层集合管 B 型闰细胞对 H⁺和HCO₃⁻ 重吸收的细胞模型**。断点箭头表示电导通道。
（LUMEN,管腔；CEL,皮层集合管细胞；BLOOD,肾周毛细血管；Carbonic anhydrase,碳酸酐；ATP–ase,
ATP 酶；Pendrin,Pendrin 蛋白）。（注：摘自 Alluru S. Reddi,Fluid, Electrolyte and Acid–Base Disorders
Clinical Evaluation and Management,Springer Science+Business Media.）

五、集合管

包括皮质部分及髓外和髓内部分。前段讨论了 HCO₃⁻ 在皮质集合管中重吸收的机
制。髓外和髓内集合管的闰细胞重吸收 HCO₃⁻ 并分泌 H⁺与 A 型闰细胞的机制相似（图

4-2）。髓外和髓内集合管的细胞不向腔内分泌 HCO_3^- [1]。

六、HCO_3^- 重吸收的调节

许多因素都会影响 HCO_3^- 在肾小管近端和远端的重吸收，并常有交互作用。①HCO_3^- 滤过负荷量和管腔液的 pH 值。这是影响分泌 H^+ 的最重要因素之一，肾小球滤过率及血浆 HCO_3^- 浓度的改变所引起的 HCO_3^- 滤过负荷量的增减，使肾小管，特别是近端肾小管分泌 H^+ 和重吸收 HCO_3^- 发生同向转运。②肾小管周间质的 HCO_3^- 浓度降低、$PaCO_2$ 升高和 pH 值下降可促进肾小管分泌 H^+ 和重吸收 HCO_3^-，但远端肾小管和集合管的重吸收在急性 $PaCO_2$ 改变时并不明显，仅在慢性改变时较显著。有学者认为，急性 $PaCO_2$ 改变时更多地作用于近端肾小管。③细胞外液容量。细胞外液容量不足是许多病理情况下代谢性碱中毒得以维持的重要因素。④体液因素。醛固酮是调节肾脏尿液酸化的重要激素，主要作用于集合管系统，可直接刺激 α 细胞分泌 H^+，促进主细胞对 Na^+ 的重吸收以改变管腔负电势从而间接影响分泌 H^+，改变钾的代谢以间接影响分泌 H^+。抗利尿激素可抑制髓袢升支粗段 HCO_3^- 的回收，又能促进集合系统分泌 H^+，综合作用是增加肾脏分泌 H^+。另外，肾上腺皮质激素、生长激素均能促进分泌 H^+。⑤K^+。血钾浓度的急性改变似乎对分泌 H^+ 和重吸收 HCO_3^- 无明显影响，慢性缺钾可引起 H^+ 分泌增加，导致代谢性碱中毒，代谢性碱中毒可与低钾互为因果，互相促进，高血钾对肾脏分泌 H^+ 作用相反，H^+ 的分泌减少，尤其是近端肾小管产氨受抑，与Ⅳ型肾小管性酸中毒的尿液酸化功能障碍有关。⑥管腔液中的阴离子增加可影响管腔侧电位，从而促进分泌 H^+。

由于 Na^+-H^+ 反转运体是 H^+ 分泌的主要机制，任何增强或抑制这种反转运体的因素都会刺激或减少 HCO_3^- 的重吸收。

醛固酮在 A 型闰细胞的 HCO_3^- 的重吸收和 H^+ 的分泌中起重要作用。它也刺激主细胞重吸收。由于 Na^+ 重吸收，导致管腔变成负电荷，从而促进 H^+ 的分泌。醛固酮对近曲小管对 HCO_3^- 的重吸收的影响不大[1]。

七、通过可滴定酸(TA)排泄产生新的 HCO_3^-

一般来说，每重吸收 1 个 HCO_3^-，将分泌 1 个 H^+ 到腔内。但此机制并不能补充每日在酸负荷中丢失的缓冲碱 HCO_3^-，必须产生额外的 HCO_3^- 才可以。新的 HCO_3^- 如何产生？每当 H^+ 分泌到肾小管中，它就与滤过的 HCO_3^- 或与两个重要的尿液缓冲剂结合，即 HPO_4^{2-} 和 NH_3 结合，分别形成 $H_2PO_4^-$ 和 NH_4^+。对于与 HPO_4^{2-} 结合的每个 H^+，形成一个新

的 HCO_3^- 并被重新吸收。当 NH_3 转化为 NH_4^+ 时,反应过程不同。在这种转化中,HCO_3^- 是由谷氨酰胺代谢产生的。除了产生新的 HCO_3^-,尿缓冲剂也有助于维持尿酸的 pH 值(即 4.5~6)。如果这些缓冲剂不存在,每天的酸负荷将被排泄到尿液中,其 pH 值将< 4.5。尿液中游离 H^+ 的量约为 0.04mmol/L。在没有尿缓冲剂的情况下,个体必须排泄 1750L 尿液用以消除 70mmol/L 的酸负荷。显然,这种排泄量是不可能的。现在我们来看看尿缓冲剂是如何补充 HCO_3^- 负荷的。

如前所述,两个主要的尿缓冲对是 HPO_4^{2-}–$H_2PO_4^-$ 和 NH_3–NH_4^+。大约 40% 的 H^+ 作为磷酸盐排出,剩下的 60% 作为铵排出。磷酸盐对尿酸排泄的贡献称为 TA,其定义为将一单位体积的酸性尿液滴定到血液的 pH 值(即 7.4)所需的氢基离子的当量数目。因此,滴定中使用的氢基离子的量等于缓冲在管腔中的 H^+ 的量。如果用 30mmol 的氢基离子将尿液 pH 值提高到 7.4,则滴定 30mmol 的 H^+,生成 30mmol 的 HCO_3^-。其他有机物质,如肌酸酐和尿酸盐,也有助于 TA 排泄至较小剂量。与肌酸酐和尿酸盐相比,磷酸盐缓冲对的 pKa 值为 6.8,是理想的尿缓冲剂。图 4-4 显示了 TA 在集合管细胞排泄的机制。滤过的 HPO_4^{2-} 通过 H^+–ATP 酶与管腔中分泌的 H^+ 结合形成 $H_2PO_4^-$。在碳酸酐酶的催化下,在细胞内 H_2CO_3 脱水形成 H^+。注意,每个 H^+ 分泌形成 1 个 HCO_3^- [3]。

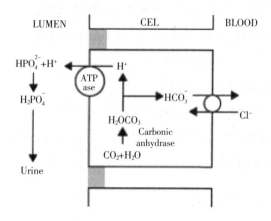

图 4-4　集合管细胞中可滴定酸形成示意图。(LUMEN,管腔;CEL,皮层集合管细胞;BLOOD,肾周毛细血管;Carbonic anhydrase,碳酸酐;ATP–ase,ATP 酶;Urine,尿)。(注:摘自 Alluru S. Reddi,Fluid,Electrolyte and Acid–Base Disorders Clinical Evaluation and Management,Springer Science +Business Media.)

八、肾脏中铵离子(NH_4^+)的产生

尿液中的铵并不是主要通过肾小球滤过的,绝大多数 NH_4^+ 来源于谷氨酰胺代谢,可产生相同量的 HCO_3^- 补充碱储备。出现酸碱平衡紊乱时,肾脏净排酸的相应改变大部

分依赖于 NH_4^+ 的排泄变化。绝大部分 NH_4^+ 在近端肾小管上皮细胞内产生，髓袢和远曲小管少量合成，集合管不合成。谷胺酰胺进入近端肾小管上皮细胞后，在谷胺酰胺酶作用下生成铵、H^+ 以及 α-酮戊二酸，后者进一步代谢可生成 HCO_3^- 被重吸收。NH_4^+ 的分泌在近曲小管可能通过管腔侧 Na^+-NH_4^+ 交换或直接转运方式进行，在近曲小管则为主动分泌 H^+ 和被动分泌 NH_4^+ 所致，远曲小管也有一定的分泌 NH_4^+ 的功能，集合管可将 NH_4^+ 从间质分泌至管腔。K^+ 对 NH_4^+ 的排泄有影响，缺钾可刺激近端肾小管生成和分泌 NH_4^+，高钾作用则相反。酸中毒也可促进近端肾小管 NH_4^+ 的分泌，可能与刺激 NH_4^+ 生成酶的活性有关。此外，另有多种激素均可影响 NH_4^+ 的转运。

NH_4^+ 是由近端肾小管中的谷氨酰胺形成的。它通过 Na^+-H^+ 逆向转运蛋白在该转运蛋白中取代 H^+ 分泌到 B 管腔中。

NH_4^+ 通过 Na^+-K^+-$2Cl^-$ 共转运蛋白取代 K^+ 后，在髓袢升支粗段中被重吸收。在髓质中，NH_4^+ 分裂成 NH_3 和 H^+。因此，NH_3 积累。NH_3 扩散到集合小管中，与 H^+ 结合形成 NH_4^+，并在尿液中排泄。

NH_4^+ 本身的排泄不产生 HCO_3^-。相反，新的 HCO_3^- 是由谷氨酰胺及其有机阴离子（α-酮戊二酸）的代谢形成的。HCO_3^- 的形成和排泄是防止 HCO_3^- 丢失的必要条件。如果在近曲小管中形成的所有 NH_4^+ 都返回到循环中，它将被用于肝脏中的尿素合成。在尿素合成过程中，会形成 H^+，从而中和谷氨酰胺生成的 HCO_3^-。这种中和作用会降低 HCO_3^-，从而抵消 HCO_3^- 生成的有益作用。

由谷氨酰胺生成 HCO_3^- 的反应如下：

谷氨酰胺$\leftrightarrow NH_4^+$+谷氨酸$\leftrightarrow NH_4^+$+$2HCO_3^-$·α-酮戊二酸酯

第一反应由磷酸盐依赖的谷氨酰胺酶催化，第二反应由谷氨酸脱氢酶催化，最终结果是形成 $2NH_4^+$ 和 2 HCO_3^-[4]。

九、净酸排泄(尿液的酸化)

尿液中 TA 主要指将尿液 pH 值滴定至 7.4 时所需要的氢氧化钠（NaOH）的量，肾脏排出的 TA 主要是磷酸盐，每日为 40~60mmol，为 TA 中缓冲能力最强者，其他缓冲物为尿酸、肌酐等。代谢性酸中毒时，TA 的排泄可较正常时增加 2~3 倍。

如前所述，H^+ 作为固定酸产生，必须每天在尿液中排泄以保持正常的酸碱平衡。这些 H^+ 不以游离形式排出，相反，它们以 TA 和 NH_4^+ 的形式排出，只有少量的 H^+ 作为游离离子排出，每升尿液中含有约 0.04mmol 的游离 H^+。由于自由 H^+ 的量可忽略，尿液 pH 值保持为 4.5~6。维持尿液 pH 值的另一个原因是相对低浓度的 HCO_3^-（<3mmol/L尿

液)。尿液中 HCO_3^->5mg 当量,会使尿液 pH 值升高至 6 以上,使尿液呈碱性。尿液中 HCO_3^- 的丢失通常等同于 H^+ 在体内的增加。

H^+ 作为 TA 和 NH_4^+ 的排泄被量化为净酸排泄(NAE)。NAE 被定义为 TA 和 NH_4^+ 减去所有 H^+ 的总和,这是由于尿液中 HCO_3^- 的损失而添加到体内的。因此,NAE 的计算如下:

$$NAE=TA+NH_4^+-HCO_3^-$$

代谢性酸中毒增加了 NAE,因为 TA 和 NH_4^+ 的排泄增加。因此,NAE 反映了尿液排泄缓冲形式的 H^+ 的排泄[4]。

参考文献

[1] DuBose TD. Disorders of acid-base balance. In: Taal MW, Chertow GM, Marsden PA, et al., editors. Brenner & Rector's. The kidney. 9th ed. Philadelphia: Saunders;2012, pp 595–639.

[2] Hamm LL. Renal regulation of hydrogen ion balance. In: Gennari FJ, Adrogué HJ, Galla JH, Madias NE, editors. Acid-base disorders and their treatment. Boca Raton: Taylor & Francis;2005, pp 79–117.

[3] Palmer BF, Alpern RJ. Normal acid-base balance. In: Floege J, Johnson RJ, Feehally J, editors. Comprehensive clinical nephrology. 4th ed. Philadelphia: Mosby;2010, pp 149–54.

[4] Weiner ID, Verlander JW, Wingo CS. Renal acidification mechanisms. In: Mount DB, Sayegh MH, Singh AK, editors. Core concepts in the disorders of fluid, electrolytes and acid-base balance.

第五章 代谢性酸中毒

第一节 代谢性酸中毒的病理生理学

为了保持最佳的细胞功能的完整性,必须严格控制酸碱平衡。代谢性酸中毒可以降低心肌收缩力,过度刺激交感神经活动,减弱儿茶酚胺和血管收缩肺动脉的作用。在危重患者中,"未测量的阴离子"(乳酸、酮酸、中间代谢的副产物和麻醉剂)与不良预后有关[1]。因此,细胞外 pH 值通过血液缓冲和稳态机制的协调作用保持在狭窄的生理状态范围。

酸中毒时,酸负荷的增加立即通过缓冲抵消细胞外碳酸氢盐、细胞内蛋白质和细胞内磷的作用(总容量为 12~15mmol/kg)。之后,肺脏和肾脏通过排泄酸负荷和重新生成 CO_2 来恢复正常的体内平衡缓冲体系。最重要的酸排泄通过肺发生,相当于每天约 13 000mmol 的 CO_2。肾脏每日通过 TA 形式排出量大约为 1mmol/kg,与"新"碳酸氢盐形成过程直接相关[2]。当防御机制变得不堪重负时,身体中的酸碱平衡被打破,术语"酸血症"是指血 pH 值<7.4,更通用的术语"酸中毒"是指酸负荷增加。从概念上讲,酸中毒可分为"呼吸性"(由 CO_2 的保留引起)或"代谢性"(由缓冲碱的净损失或强酸的增加引起)。尽管代谢性酸中毒的定义是基于血 pH 值,但实际上酸中毒通常基于低血浆碳酸氢盐浓度。

通过代谢,每千克肝脏每天生成大约 1mmol 的内源性酸和伴随的阴离子。肾脏由于其调节涉及离子的能力从而在维持全身酸碱平衡中起重要作用[3]。为了抵抗代谢性酸中毒,近端肾小管吸收碳酸氢盐,而远端肾小管分泌质子并产生新的 HCO_3^-。后者取代在缓冲过程中损失的 HCO_3^-。H^+ 与铵和 TA 一起被分泌到远端肾小管中,主要以磷酸盐的形式存在。由于饮食依赖性 TA 的分泌量是固定的,在代谢性酸中毒期间主要是铵分泌会增多,这个过程需要几天才能实现它的最大能力。虽然尿液 pH 值在评估酸碱平衡和某些疾病(如尿酸性结石病)中起重要的病理生理作用,但尿液中的"游离"H^+浓度仅代表排出的总质子量的极少部分。

代谢性酸中毒可由肾脏或肾外病因引起。肾外原因可能是由于添加了非挥发性酸（乳酸阴离子酸中毒）或来自碱丢失（腹泻）。肾脏原因可能来自肾脏结构和功能的异常（肾小管酸中毒）或肾脏生理反应，过度或不足的肾外刺激（比如甲状旁腺功能亢进和低醛固酮减少症）。

代谢性酸中毒是非挥发性酸在体内积累的过程，这可能是由于质子的增加或碱的丢失引发。该过程的结果是细胞外缓冲液碳酸氢盐下降，如果缓冲体系不足以抵消这种作用，则细胞外 pH 值降低[4]。然而受其他酸碱失衡的影响，细胞外 pH 值可能低、正常或升高。正常血 pH 值为 7.36~7.44，对应的 H^+ 浓度介于 36~44nmol/L 之间。

代谢性酸中毒发病机制包括细胞外液酸性物质增多或者 HCO_3^- 减少，其潜在的病理生理学基础就是血清碳酸氢盐浓度降低[5]。原因包括：①体内强酸增加；②肾脏排酸减少，即分泌 H^+ 能力下降；③体内碱丢失，通常为碳酸氢盐（图 5-1）。

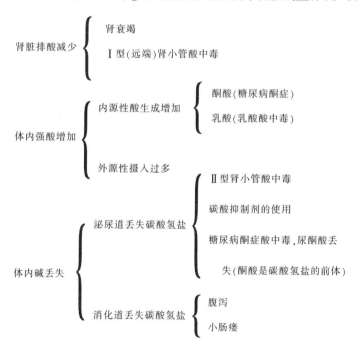

图 5-1 代谢性酸中毒的发病机制

代谢性酸中毒会降低动脉血 pH 值并促使机体产生过度通气的代偿反应，从而减少动脉 PCO_2，并减弱酸中毒的程度。由于增加通气是由酸血症刺激所产生的补偿机制，增加通气不会使血 pH 值恢复正常。对于任何程度的代谢性酸中毒，预期的 PCO_2 可以使用 Winter 公式预测：

$$PCO_2=(1.5 \cdot HCO_3^-)+8\pm2$$

　　根据电中性原理,在任何溶液中,阳离子总电荷浓度必须等于阴离子总电荷浓度(电荷浓度均以 mmol/L 为单位测量)。在人体血清中,实际可测定的阳离子只有 Na^+,可测定的阴离子有 Cl^- 和 HCO_3^-。阳离子(Na^+)电荷浓度通常超过阴离子(Cl^- 和 HCO_3^-)电荷浓度的总和。阴离子间隙(AG)指血浆中未测定的阴离子与未测定的阳离子浓度间的差值。

　　阳离子总和–阴离子总和=0

　　$Na^+ - Cl^- - HCO_3^-$=未测定的阴离子–未测定的阳离子

　　$AG = Na^+ - (Cl^- + HCO_3^-)$

　　AG 仅考虑三种"主要"血清电解质,而不是通常存在于血清中的所有离子。阴离子间隙的存在是由于一些阴离子无法测定,然而尽管这些离子不能直接测定,但酸中毒时 H^+ 的增加会导致 HCO_3^- 消耗,以这种方式定义的 AG 是一种非常有用的诊断工具。AG 的出现是因为未测量的阴离子,如硫酸根、磷酸根、有机阴离子,尤其是弱酸性蛋白,特别是白蛋白,大于未测量的阳离子,如 K^+、Ca^{2+} 和 Mg^{2+}。因此,似乎阳离子超过阴离子产生 AG。对于各种分析物测量技术和每种仪器的独特正常范围,AG 的正常值因实验室而异。

　　$Na^+ +$未测定的阳离子$= Cl^- + HCO_3^- +$未测定的阴离子$+ A^-$

　　其中,未测定的阴离子浓度仅仅为 1~3mmol/L,A^- 符号表示其他弱酸的集合,大多数是血浆蛋白的带电荷的氨基酸残基,90% 的弱酸是在体内 pH 值为 7.4 时解离的(PK 范围是 6.6~6.8),这些弱酸的总浓度(单位是 mmol/L)是血浆蛋白浓度(单位是 g/dL)的 2.4 倍。

　　$A^- = Atot \cdot 0.9$

　　A^-=血浆蛋白浓度$\cdot 2.4 \cdot 0.9$

　　基于血浆蛋白的正常范围,A^- 的正常范围是 11~16mmol/L,所以阴离子间隙的正常范围为 8~12mmol/L。上面这个公式将 K^+ 排除在外,是因为在通常情况下,K^+ 的浓度小到可以忽略不计,但当体内 K^+ 的含量在预期范围内有显著变化时,特别是在合并肾脏病患者体内,$AG = Na^+ + K^+ - Cl^- - HCO_3^-$,正常范围为 12~20mmol/L。

　　酸碱状态的完整评估需要测量血电解质、人血白蛋白和动脉血气分析。诊断代谢性酸中毒的传统方法依赖于 AG 的计算,以及随后将代谢性酸中毒分离为 AG 升高和 AG 正常两种类型,或所谓的高氯性代谢性酸中毒[6]。

　　正常 AG 由体内的主要阴离子白蛋白组成,在较小程度上受体内其他蛋白质(如硫酸盐、磷酸盐、尿酸盐)和各种有机酸阴离子(如乳酸盐)的影响。通常,如果这些"未测量的"阴离子的浓度增加,则 AG 增加。相反,当未测量的阴离子浓度降低时,AG 下降。例如,低蛋白血症是 AG 减少的常见原因,白蛋白每低于正常范围 1g/dL,AG 下降约2.5mmol/L。

　　某些因素可以限制阴离子间隙的准确性[7]。①检测误差。在计算结果时,需要 3~4 种离子的检测值,在检测过程中很可能发生误差。②乳酸酸中毒。在乳酸酸中毒发生时,尽管存在明显的酸中毒,但 AG 有时仍可保持在正常范围内。③低蛋白血症。白蛋白分子表面携带大量负电荷,因此白蛋白含量可以代表大部分未测定的阴离子浓度。在正常情况下,白蛋白对实际的 AG 值会产生重大影响,即"低蛋白-低阴离子间隙"。白蛋白<4.4g/dL 时,每降低 1g/dL,AG 就减少 2.5~3mmol/L。当存在显著低蛋白血症时,AG 会有降低的假象。严重的低蛋白血症(如肾病综合征和肝硬化),阴离子间隙增宽型代谢性酸中毒可能会被低蛋白血症所掩盖。

　　使用 AG 需要注意的是正常间隙主要由白蛋白上的负电荷组成。当存在低蛋白血症时,必须针对人血白蛋白校正 AG。所以就出现了矫正的阴离子间隙(AGC)这一概念,AGC 是根据白蛋白和磷酸盐进行校正后的阴离子间隙。

AGC=Na^+-Cl^--HCO_3^--2·白蛋白(g/dL)+0.5·磷酸盐(mg/dL)-乳酸盐

或者

AGC=Na^+-Cl^--HCO_3^--2·白蛋白(g/dL)+1.5·磷酸盐(mmol/L)-乳酸盐

第二节　正常阴离子间隙代谢性酸中毒的病因及临床诊疗原则

　　发生代谢性酸中毒的必要条件是 HCO_3^- 浓度下降,从上述阴离子间隙的方程式中我们可以发现,当阴离子间隙保持正常时,发生代谢性酸中毒的唯一方式是 Cl^- 相对于 Na^+ 增加。因此,所有"正常阴离子间隙"的代谢酸中毒必须是高氯性代谢性酸中毒[8](图 5-2)。在肾功能和肺功能正常的情况下,正常阴离子间隙代谢性酸中毒的特征是显著的酸中毒(血 pH 值<7.4,HCO_3^-<24mmol/L,BE>-3mmol/L),正常血浆阴离子间隙和足够的(尿阴离子间隙阴性)或不足的(尿阴离子间隙阳性)肾脏反应。鉴别诊断包括腹泻、稀释性酸中毒、全胃肠外营养和肾小管酸中毒(RTA)。例如,肾脏功能正常的患者尿液阴离子间隙为正常,提示有肾小管酸中毒(RTA)的可能性。

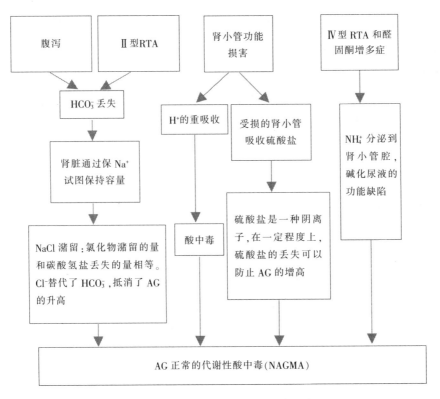

图 5-2 正常阴离子间隙代谢性酸中毒的发病机制

一、近端肾小管酸中毒(RTA)

近端 RTA，通常称为 II 型 RTA，是近端肾小管回收褶皱 HCO_3^- 的能力缺陷[9]。在 II 型RTA 中，近端肾小管的 HCO_3^- 的重吸收阈值降低（约 15mmol/L，正常为 24mmol/L）。当血HCO_3^- 浓度低于该阈值时，发生完全重吸收。近端 RTA 可以是先天性的或获得性的，并且它可以作为 HCO_3^- 的重吸收中的孤立缺陷存在或作为 Fanconi 综合征的更普遍的运输缺陷的一部分存在，其中其他溶质在近端肾小管上的重吸收减少。来自Fanconi 综合征的近端 RTA 患者，除了 HCO_3^- 的损失外，尿液中还不适当地排泄氨基酸、葡萄糖、磷和尿酸。

正如预期的那样，细胞膜上的 Na^+-H^+ 交换，基底外侧膜上的 Na^+-HCO_3^- 协同转运蛋白和细胞溶质碳酸酐酶的突变都与遗传性和散发性近端 RTA 的形式有关。几种阻断碳酸酐酶的药物，包括利尿剂乙酰唑胺和抗惊厥托吡酯，也会引起 HCO_3^- 的减少。在患有胱氨酸病、Wilson 病、Lowe 综合征、多发性骨髓瘤和轻链病的患者中，经常发现具有 Fanconi 综合征的近端 RTA。用于治疗巨细胞病毒性视网膜炎的药物，特别是环磷酰胺类似物异环磷酰胺和西多福韦,也与广泛性近端肾小管病变有关。

远端 H^+ 排泄是正常的,当 HCO_3^- 低于降低的阈值并且不存在碳酸氢尿症时,稳态期间的尿液 pH 值将<5.5。血HCO_3^- 浓度将在 15~18mmol/L 之间。重要的是要认识到,每当 HCO_3^- 浓度增加到重吸收阈值以上时,HCO_3^- 将出现在尿液中,并且尿液 pH 值将>6.5。尽管在近端 RTA 中保留了氨化,但直接或间接测量尿液中 NH_4^+ 水平可能会表现出 NH_4^+ 排泄减少。发生这种情况是因为 HCO_3^- 在近端重吸收减少,对 H^+ 的缓冲作用减弱,从而减少了 NH_4^+ 的重吸收。

近端 RTA 的诊断通过补充碳酸氢盐以试图将血清碳酸氢盐增加至正常时 HCO_3^- 的排泄分数>15%来确定。近端 RTA 的治疗是困难的,因为使用的碱会在尿液中快速排泄,经常需要使用极大量的碱[10~15mmol/(kg·d)]。

二、远端肾性肾盂疾病

(一) 经典远端肾小管酸中毒伴低钾血症

远端 RTA,也称为 I 型 RTA,代表远端肾小管不能使尿液酸化。与近端 RTA 一样,远端肾小管疾病可以是先天性的或获得性的 [10]。在腔内 H^+-ATP 酶和基底外侧 Cl^--HCO_3^- 交换剂中均出现异常。获得性形式与自身免疫性疾病相关,尤其是系统性红斑狼疮、Sjögren 综合征、异常蛋白血症和肾移植排斥反应。免疫细胞化学研究对获得性远端 RTA 形式的患者进行 H^+-ATP ase 和 Cl^--HCO_3^- 交换染色测试,显示两种酶均减少。

经典的远端 RTA 与低钾血症(由于增加的远端 K^+ 分泌代替 H^+ 分泌以换取 Na^+ 重吸收)、低尿酸血症(来自增强的近端肾小管细胞重吸收)、高钙尿症(来自骨中 H^+ 的缓冲和钙的损失)和肾钙质沉着症相关。远端 RTA 的治疗只是提供足够的碱[2~3mmol/(kg·d)]来抵抗每日固体酸的产生,也可以应用碳酸氢盐或柠檬酸盐的钠盐和钾盐的混合物。

联合近端和远端肾小管酸中毒是一种非常罕见的疾病,被称为 III 型 RTA[11]。如所预期的,近端 HCO_3^- 的重吸收和远端 H^+ 分泌均受损。细胞溶质碳酸酐酶基因的突变导致这种缺陷。如前所述,异环磷酰胺也可引起这种疾病。

与 AG 增高异常型代谢性酸中毒不同,大多数高氯性代谢性酸中毒病例很容易用补充剂进行治疗。

第三节　异常阴离子间隙代谢性酸中毒的
病因及临床诊疗原则

电解质紊乱可以使阴离子间隙增加或减少。当未测定的阴离子(如白蛋白、磷酸盐、硫酸盐、尿酸盐和乳酸盐)增加或者未测定的阳离子(如碳酸氢盐)减少时,阴离子间隙增宽。反之,当未测定的阳离子增加或未测定的阴离子减少时,阴离子间隙减少(图5-3)。

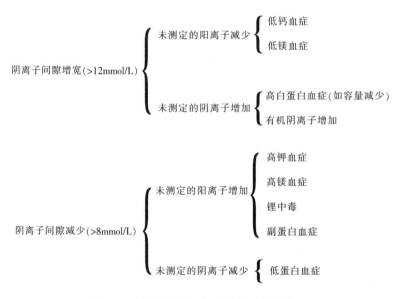

图 5-3　电解质对异常阴离子间隙的影响

异常阴离子间隙代谢性酸中毒可以基于 AG 进行细分,即阴离子间隙增高型代谢性酸中毒和阴离子间隙减少型代谢性酸中毒。

一、阴离子间隙增高型代谢性酸中毒

阴离子间隙增高型代谢性酸中毒的病因通常分为内源性阴离子的异常增多和外源性毒素和药物的摄入两个方面(图5-4)。

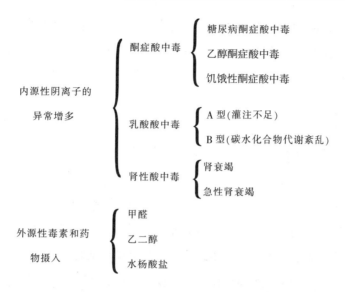

图 5-4 阴离子间隙增高型代谢性酸中毒的病因

GOLD MARK 是一种有用的助记符,用于记住阴离子间隙增高型代谢性酸中毒的常见原因(图 5-5)。

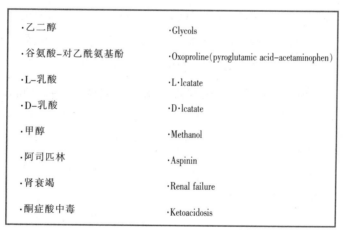

图 5-5 GOLD MARK 记忆法

(一) 乳酸酸中毒

每当乳酸产生超过消耗或清除时都会发生乳酸阴离子酸中毒。首先,葡萄糖通过 Glut-1 转运蛋白扩散进入肌肉细胞,被一系列的葡萄糖氧化酶促反应形成丙酮-酸盐、NADH、ATP 和 2 个分子的 H^+。然后通过胞质酶脱氢酶(LDH)还原丙酮酸以形成乳酸阴离子。乳酸阴离子以及来自 ATP 水解的 H^+,可能会通过膜结合的乳酸根-H^+共转运蛋白进入循环系统。

乳酸酸中毒(血浆浓度>1mmol/L)已分为两类[12]。A 型乳酸阴离子酸中毒由缺氧引起,或当细胞线粒体 PO_2 低时,细胞无法产生足够的 ATP 满足代谢需求。缺氧经常继发于肺部疾病、心脏病、血红蛋白缺乏或一氧化碳(CO)中毒导致的缺血及氧供不足。反过来,线粒体功能障碍导致丙酮酸和乳酸阴离子的积累(通常具有高血浆乳酸/丙酮酸比值)。

B 型乳酸阴离子酸中毒是由于细胞变性缺氧或丙酮酸不能进入三羧酸循环(TCA)或电子传递链(ETC)。继发于药物(双胍、异烟肼、水杨酸盐、丙泊酚、利奈唑胺和核苷类逆转录酶抑制剂)、毒素(乙醇、甲醇、乙二醇、丙二醇和氰化物)或代谢缺陷(先天性乳酸酸中毒和胸腺嘧啶缺乏症)。此外,在充分氧合的败血症患者中加速糖酵解可能由于高生产率而导致高碳酸血症。患有严重肝脏疾病和(或)肾衰竭的患者的乳酸不良"穿梭"可能由于消耗或清除较少而导致高碳酸血症。

乳酸酸中毒是一种常见的 AG 增高型代谢性酸中毒,它是迄今为止所有 AG 增高型代谢性酸中毒中最严重的,L-乳酸酸中毒最常见。葡萄糖的无氧代谢(糖酵解)发生在线粒体外细胞质中,并产生丙酮酸作为中间体。如果这是糖酵解过程的结束,则会净产生两个质子和烟酰胺腺嘌呤二核苷酸(NAD)向 NADH(还原形式)的代谢的减少。之后,丙酮酸迅速开始以下两种代谢:①在厌氧条件下,由于 NADH/NAD 比率高,丙酮酸盐会迅速被乳酸脱氢酶还原为乳酸,释放能量,消耗质子,并减少 NADH/NAD 比例,因此糖酵解持续发生。②在氧气存在下,丙酮酸扩散到线粒体中,并且在被丙酮酸脱氢酶(PDH)复合物氧化后进入三羧酸循环,在那里它被完全氧化成 CO_2 和水。这些途径都不会导致 H^+ 的产生。在糖酵解的过程中,葡萄糖代谢产生两分子乳酸和两分子三磷酸腺苷(ATP),它水解 ATP(ATP=ADP+H^++Pi),释放质子。酸中毒不会因乳酸的产生而发生,而是因为在低氧条件下,ATP 的水解大于 ATP 的产生。因此,乳酸的积累是缺氧状态下 ATP 消耗的替代标志物。

乳酸酸中毒传统上分为 A 型和 B 型。A 型或缺氧性乳酸酸中毒是由供氧和需氧量之间的不平衡引起的。在 B 型乳酸酸中毒中,氧输送是正常的,但氧化磷酸化受损。这在患有先天性代谢缺陷或摄入药物或毒素的患者中可见。越来越清楚的是,乳酸酸中毒通常由同时存在的缺氧和非缺氧因素引起,并且在许多情况下,难以将它们彼此分开。例如,线粒体代谢中的遗传性部分缺陷以及细胞色素Ⅳ复合物活性的年龄相关性下降可导致乳酸酸中毒的缺氧程度低于没有这种缺陷的患者。即使在组织氧输送明显不足的休克的情况下,门静脉血流减少和乳酸的肝清除率降低也导致酸中毒。类似地,在败血症中,组织灌注和使用氧气的能力都有所降低。因此,仅仅基于发病原因对 A 型和 B 型的二分法在很大程度上具有局限性。

乳酸酸中毒的存在被认为是不良的预后信号[13]。研究表明,随着乳酸水平升高超过 4mmol/L,生存概率急剧下降。然而尚不清楚血乳酸水平是否是死亡率的独立贡献者,或者它是否是患者疾病严重程度的标志。影响预后的重要因素是机体在恢复组织灌注后代谢乳酸的能力,能够在复苏后 18 小时内将乳酸盐减少一半的患者存活的可能性显著增加。不能代谢乳酸很大程度上是器官功能障碍的替代标志物。

(二) D-乳酸酸中毒

这种少见的 AG 酸中毒形式是乳酸 d-异构体积累的结果[14]。与通过糖酵解产生的乳酸盐(l-异构体)不同,结肠细菌产生 l-异构体和 d-异构体。D-乳酸的过量产生发生在短肠综合征患者中,并且通常由摄入高碳水化合物引起,由于肠道缩短导致碳水化合物的结肠递送增加以及导致 D-乳酸过量产生的细菌过度生长。哺乳动物对 D-乳酸的清除效率远低于 L-乳酸,并且肠内产生的 D-乳酸在血液中积累。因为在仅测量 L-乳酸的常规测定中未检测到 D-乳酸,所以诊断需要临床症状作为依据。患者通常表现出精神状态改变、共济失调和眼球震颤。治疗方法包括口服或者快速静脉营养以及通过口服抗生素给药恢复肠道正常功能。在严重的情况下,血液透析可以降低 D-乳酸的浓度。

乳酸酸中毒的治疗充满了争议。治疗最重要的一步是纠正发病原因。在败血症中,通过机械通气恢复氧合作用并使用血管升压素或强心药物恢复灌注是至关重要的,尽管这些干预措施并不总能改善乳酸酸中毒。在一些因药物所致的乳酸酸中毒的患者中,停止使用相关药物可能足以纠正该问题。有证据表明,成功使用核黄素或左旋肉碱治疗与获得性免疫缺陷综合征患者的核苷类似物相关的乳酸酸中毒。

通常这些措施无效,并且临床医生面临是否给予 $NaHCO_3$ 以提高血 pH 值的选择。这种方法存在几个潜在的问题。如前所述,尚不清楚酸中毒在多大程度上是有害的以及正常的血清 pH 值是否有益处。

此外,提高血清 pH 值实际上可能会增加乳酸的产生。$NaHCO_3$ 通常作为高渗溶液给药,其可导致高渗透压及细胞脱水。最重要的是,尽管细胞外 pH 值增加,但 HCO_3^- 的使用可导致细胞内 pH 值的反常降低。碳酸氢盐与氢结合形成碳酸,然后碳酸转化为 CO_2 和水。因此,PCO_2 随着碳酸氢盐滴定而增加并迅速扩散到细胞中,引起酸化,而碳酸氢盐仍然存在于细胞外。因此,临床上并不推荐单独使用碳酸氢盐来治疗血 pH 值降低。如果血 pH 值<7.1,尽管缺乏支持数据,许多临床医生选择应用碳酸氢盐,因为血清碳酸氢盐的进一步小幅下降会对血 pH 值产生深远影响。

只要能够缓冲 H^+ 而不增加 CO_2,其他缓冲剂可以更好地耐受。这样的一种缓冲剂是三羟甲基氨基甲烷(THAM),它是一种生物惰性氨基酸,可以缓冲 CO_2 和质子。它不会导致 CO_2 的产生,因此在封闭系统中运行良好。质子化分子由肾脏排泄,应谨慎用于肾衰竭患者。潜在的副作用包括新生儿的高钾血症、低血糖、通气抑制和肝坏死。尽管已经使用多年,但没有研究表明使用 THAM 可以改善预后。使用以下公式可以得到毫升 0.3mol/L 溶液的急性剂量:总剂量=净重(kg)×HCO_3^- 较正常值降低量(mmol/L)。剂量的前 25%~50% 在 5 分钟内给药,其余的在 1 小时内给药。或者可以采用不超过 3.5L/d 的稳定速度输注数天。

二氯乙酸盐也已用于治疗乳酸酸中毒。该药物通过刺激 PDH 活性,增加丙酮酸氧化的速率,从而降低乳酸水平。一项针对人类的大型多中心试验表明,血清乳酸含量降低、血 pH 值升高,能够治疗高乳酸血症的患者数量增加。尽管有这些有利的变化,但未发现血流动力学参数或死亡率的改善。

各种肾脏替代疗法已用于治疗乳酸酸中毒。标准碳酸氢盐血液透析主要通过将碳酸氢盐从透析液中扩散到血液中来治疗酸中毒,因此它是另一种形式的碳酸氢盐给药。与静脉内输注碳酸氢盐相反,高渗透压和体积超负荷不是血液透析的关注点。此外,血液透析除了添加碳酸氢盐外,还可以去除乳酸。尽管去除乳酸不会增加血 pH 值,但有一些证据表明乳酸离子本身是有害的。不幸的是,没有随机的前瞻性试验证明乳酸酸中毒的透析效果,并且在没有其他适应证的情况下使用它是不被常规推荐的。

一些研究表明,使用乳酸盐或碳酸氢盐缓冲替代流体的高容量血液滤过可以快速纠正代谢性酸中毒。这些研究很少,并且酸中毒的程度和类型的特征不明确。此外,通常采取其他治疗措施,因此难以得出关于这种治疗有效性的结论。然而血液透析仍然是一种可行的治疗选择。

腹膜透析也已用于治疗代谢性酸中毒。有使用这种方式成功的病例报告,一项比较乳酸盐缓冲腹膜透析与连续血液滤过的随机研究表明,血液滤过比腹膜透析更快更有效地纠正了酸中毒。新的碳酸氢盐缓冲腹膜透析溶液是否更有效仍有待确定。

AG 增高型代谢性酸中毒的其他内源性原因包括新陈代谢的先天性错误和糖尿病酮症酸中毒。外源性病因包括水杨酸盐摄入、焦谷氨酸酸中毒、D-乳酸酸中毒、丙烯和乙二醇中毒、甲醇摄入、乙醇性酮症酸中毒和砷中毒。

(三) 酮症酸中毒

1. 糖尿病酮症酸中毒

糖尿病酮症酸中毒(DKA)是 AG 增高型酸中毒的另一个常见原因[15]。虽然 DKA

可能是糖尿病的最初表现,但更常见发生于已诊断的糖尿病并且未接受胰岛素治疗方案的患者中,或者有一些其他诱发因素(如感染)。患者通常表现为多尿,但如果体重消耗足够严重,则可能看不到多尿症。尽管 DKA 通常发生在 I 型糖尿病中,但它也可能发生在 II 型糖尿病患者中。DKA 是由胰岛素缺乏引起的,同时伴随着胰高血糖素、肾上腺素和皮质醇等反调节激素的增加。这种激素环境导致细胞不能使用葡萄糖,导致它们将脂肪酸氧化为燃料,并导致产生大量的酮酸。诊断为 DKA 需要血 pH 值<7.35,AG 升高,血清酮阳性至少 1:2 稀释,血清碳酸氢盐降低。然而并非所有 DKA 患者都符合这些标准。如果肾脏灌注和肾小球滤过率(GFR)得到很好的维持,酮(阴离子)会迅速被肾脏排出,代替氯化物。随着尿液中这些阴离子的消失,AG 酸中毒可以被混合的 AG-高氯酸性酸中毒取代,或者被单一的高氯酸性酸中毒取代。此外,在 DKA 期间经常发生的 NADH/NAD 比率的增加导致酮从乙酰乙酸转变为 β-羟基丁酸。如果发生这种情况,血清酮可能呈现阴性或仅呈微量阳性。最后,代谢性碱中毒可能会导致呕吐,将血清碳酸氢盐升高到正常范围,在这种情况下,血清 AG 大概率会升高。

DKA 的治疗包括三个部分:流体复苏、胰岛素给药和钾缺乏校正。DKA 患者经常出现钠和游离水的严重缺陷。应该首先治疗血容量不足所导致的血流动力学受损。患者应迅速接受 1~2L 生理盐水,直至血压稳定。此后,应施用 0.45% 的盐水形式的低渗流体以纠正游离水分,同时继续提高身体内容量。只有在流体复苏进行之后,再给予胰岛素。如果急剧施用胰岛素,由于细胞外渗透压降低,细胞对葡萄糖的快速摄取会导致水分随之而来,可能导致心力衰竭。静脉注射 0.1IU/kg 的常规胰岛素推注,然后连续输注 0.1IU/(kg·h)。如果血清葡萄糖浓度不下降 50~100mg/(dL·h),输注应增加 50%。随着组织灌注的改善,β-羟丁酸转化为乙酰乙酸,血清酮反常增加,但随后应减少。在解决酮症之前,血清葡萄糖浓度通常接近正常。当血清葡萄糖浓度<250mg/dL 时,静脉注射液应改为 5% 葡萄糖溶液,以避免低血糖,同时等待解决生酮作用。

胰岛素输注应持续至 AG 恢复正常,HCO_3^- 浓度升至 14mmol/L 以上,患者口服食物。尽管美国糖尿病协会建议继续输注胰岛素直至 HCO_3^- 浓度>18mmol/L,但 HCO_3^- 的再生可能需要在生酮终止后长达 24 小时,并且胰岛素不能加速这一过程。应在停止静脉输注胰岛素前至少 1 小时给予皮下注射胰岛素,以避免反弹性酮症。

大多数 DKA 患者全身钾耗竭。然而由于严重的胰岛素减少引起细胞储存的转变,它们的血钾浓度可能是正常或升高。当胰岛素恢复时,细胞外的钾被细胞迅速吸收,严重的低钾血症可能随之发生。因此,一旦血钾浓度<4.5mmol/L,建议在 10~20mmol/L 的浓度下向静脉注射液中加入钾。这种治疗方法需要经常进行血钾浓度

的监测。

虽然碳酸氢盐治疗已用于严重的 DKA,但文献并未支持这种用途。事实上,即使在血 pH 值<7.0 的患者中,碳酸氢盐给药也没有显示出有利的作用。在几乎所有情况下,在不使用碳酸氢盐的情况下通过适当的管理可以迅速改善酸中毒。因此,不能常规推荐给患有 DKA 的患者施用 NaHCO₃。然而重要的是要通过频繁分析动脉血气和电解质来密切监测这些患者。

2. 乙醇性酮尿症

乙醇性酮酸中毒(AKA)通常表现为 AG 酸中毒和酮血症,但没有显著的高血糖症[16]。经典的呈现方式是乙醇摄入过量的患者,伴有恶心和呕吐,并停止进食。患者症状通常在口服摄入停止后 24~48 小时出现,并且还可能合并腹痛和呼吸短促。在 AKA 发展的时候,乙醇含量很低甚至无法估量。AKA 类似于 DKA,因为它是一种胰岛素的分泌状态和反调节激素的增加。事实上,这两种疾病的激素水平相似。在 AKA 中,尽管激素环境有利于高血糖,但通常表现为正常或低血糖,因为减少 NAD 会减少肝的糖异生和饥饿会消耗糖原储备。患有 AKA 的患者偶尔会出现高血糖症,并且在那些情况下将其与 DKA 区分开可能是困难的。

AKA 几乎总是呈现高 AG,但酸血症不太普遍。患者常常因肝病引起的呕吐或呼吸性碱中毒并发代谢性碱中毒。因此,患有 AKA 的患者可能很少患有单纯的代谢性酸中毒。由于 NADH/NAD 比率增加,存在的主要酮酸是 β-羟基丁酸,因此血清酮可报告为阴性。该比例也有利于乳酸的形成。电解质紊乱是常见的,包括低钾血症、低磷血症和低镁血症。

AKA 的治疗很简单,包括补充体液、补充葡萄糖(高血糖患者除外)和电解质异常的纠正。患者通常因呕吐和口服摄入不足而容量减少。必须在补充葡萄糖之前或与葡萄糖同时提供硫胺素以避免发生 Wernicke 脑病。当胰岛素增加并且响应于葡萄糖输注而关闭反调节激素时,酸中毒消退。临床医生必须对这种疾病保持高度警惕,因为在常规实验室分析中酸碱平衡紊乱可能很微妙,患者通常只表现出升高的 AG。慢性酗酒者经常患有低蛋白血症,这可能进一步模糊 AG 的解释。任何患有恶心和呕吐以及有近期酗酒史的患者都应考虑治疗假定的 AKA,直至诊断排除为止。

3. 饥饿性酮症

在长时间禁食期间,胰岛素水平受到抑制,而胰高血糖素、肾上腺素、生长激素和皮质醇水平增加。这种激素环境导致脂解作用增加,游离脂肪酸释放到血液中。β-羟基丁酸酯和乙酰乙酸酯的浓度在数周内增加,导致轻度 AG 增高型代谢性酸中毒。

外源毒物摄入刺激呼吸驱动,引发混合型代谢性酸中毒和呼吸性碱中毒。患者出现呕吐、发热和中枢神经系统紊乱,进展为肺水肿和肾衰竭。高代谢导致额外的乳酸阴离子酸中毒,增加了它的渗透性。尿液的碱化有助于水杨酸的肾脏排泄,是有效治疗的关键。在某些严重的情况下,可能需要进行血液透析。

通常情况下,阴离子间隙增宽表明代谢性酸中毒的存在[17]。作为一个经验算法,当 AG>30mmol/L 时,代谢性酸中毒大概率存在。当 AG 介于 20~29mmol/L 时,代谢性酸中毒存在的可能性为 60%。在诊断过程中,已知在一些代谢性酸中毒的病因中 AG 是增宽的,所以通过排除 AG 增宽的原因可以缩小鉴别诊断的范围。

虽然大多数情况下,AG 升高表明存在代谢性酸中毒。但也存在例外的情况,如下。①脱水。机体丢失的水分超过盐分,体内所有电解质的浓度均增加,包括白蛋白和其他未测量的离子,从而导致 AG 升高。②可代谢的钠盐,如乳酸盐、乙酸盐、柠檬酸盐等的快速输注和短暂积累。在这些盐被代谢的过程中,它们产生 $NaHCO_3$,此时 AG 不会升高。③输注不可溶的钠盐,NaCl 或 $NaHCO_3$ 除外。例如,阴离子抗生素(如羧苄西林和青霉素 G)可以作为钠(或钾)盐注入,并且升高 AG。④代谢性碱中毒引起 AG 的轻微升高(通常<3~4mmol/L)。原因是有机酸(主要是乳酸)阴离子的浓度增加或细胞外液体浓缩,白蛋白浓度增加。

二、阴离子间隙减少型代谢性酸中毒

在正常生理环境中很少出现测定的阴离子总和超过测定的阳离子总和的情况,即阴离子间隙减少型代谢性酸中毒,可能的原因如下。①低估血钠。在严重的高钠血症中,Na^+ 浓度可能被低估并且实际浓度可能远高于测量的 Na^+ 浓度。②高估血清氯化物。在严重的高脂血症中,热量法大大高估了血清氯化物。③伪高氯血症。长期应用溴比斯地明治疗重症肌无力,可导致高血清溴化物水平。大部分检测方法中溴化物类似于氯化物。

总之,患者发生代谢性酸中毒时,一般可出现乏力、食欲缺乏、恶心和呕吐等症状。心血管受损主要表现为心律失常、心肌收缩力减弱、血压降低,甚至休克。神经系统受损则表现为乏力、嗜睡,甚至昏迷。

代谢性酸中毒的代偿可通过肺的过度通气降低 $PaCO_2$,以及通过肾脏的 NH_3 合成(因此产生"新的"HCO_3^-)和 NH_4^+ 在尿液中的排出实现。故患者常有呼吸加快,重症患者呼吸深大,呈 Kussmaul 呼吸,偶有哮喘。

代谢性酸中毒还可以引起蛋白分解增多和合成下降、负钙平衡、骨质病变、肌肉

118 水盐代谢电解质平衡理论与实践

病变、高钾血症、贫血、蛋白营养不良和发育障碍等其他代谢紊乱和多个系统病变。因此,对代谢性酸中毒应及时予以纠正。

主要根据临床表现和动脉血气分析的结果进行诊断。如果动脉血碳酸氢根(HCO_3^-)水平降低(<22mmol/L),而PCO_2基本正常或有所下降(代谢性酸中毒时,体内通过肺的过度通气降低PCO_2进行部分代偿),则可诊断为代谢性酸中毒。如血 pH 值在正常范围(7.35~7.45),则可诊断为代谢性酸中毒代偿;如血 pH 值降低(<7.35),则可诊断为代谢性酸中毒失代偿。在个别特殊情况下,代谢性酸中毒患者血HCO_3^-浓度可无明显变化,但此时血 pH 值常低于正常,往往与患者存在代谢性酸中毒合并呼吸性酸中毒有关。了解阴离子间隙有无变化,对鉴别代谢性酸中毒的类型相当重要。

由于人体细胞外液内的阳离子总是多于阴离子,因此,一般情况下细胞外液内的阳离子毫摩尔数减去阴离子毫摩尔数所得出的差值(即"阴离子间隙")总是相对恒定的,即为 8~20mmol。计算人体细胞外液内的阴离子间隙,一般可应用下述公式:阴离子间隙=$Na^+-(Cl^-+HCO_3^-)$。根据静脉血 CO_2 结合力的变化来诊断代谢性酸中毒误差较多,故不宜作为主要依据。

治疗包括病因治疗和对症治疗。病因治疗[18]主要是指对感染、损伤、休克、中毒(药物或毒物)和肾脏病变(肾小球肾炎、间质性肾炎和肾衰竭等)等基础疾病的治疗。对症治疗[19]主要是纠正酸中毒和电解质紊乱。首先要补充 $NaHCO_3$,一般口服即可,轻者用量为 1.5~3.0g/d,重者用量为 10~15g/d,必要时可静脉输注。对有明显心衰的患者,要防止 $NaHCO_3$ 输入总量过多、过快。对低钾血症,应及时补充钾制剂。对伴有严重低钾血症者,应首先纠正低钾血症,再逐步纠正酸中毒,以免纠正酸中毒过程中低钾血症加重。同时,应当重视代谢性酸中毒的各种紊乱和多个系统损伤或病变的治疗,从总体上改善患者的生活质量和预后。

终末期肾衰竭患者代谢性酸中毒往往较重,需要长期进行透析来纠正[20]。透析液中一般加入碱性缓冲液(多为 $NaHCO_3$)。透析可清除 H^+,补充 HCO_3^-,使血 pH 值和缓冲能力逐步恢复正常。对严重代谢性酸中毒(血碳酸氢盐浓度<10mmol/L),应用血液透析纠正酸中毒应当适度,最初的治疗目的是部分纠正酸中毒,透析后血 HCO_3^- 浓度目标值为 15~20mmol/L。如过度纠正会有一定危险,可能会引起脑脊液异常酸化。

参考文献

[1] Goraya N, Wesson DE.Management of the Metabolic Acidosis of Chronic Kidney Disease.Adv Chronic Kidney Dis. 2017 Sep;24(5):298-304. doi: 10.1053/j.ackd.2017.06.006.
[2] Rezende LR, Souza PB, Pereira GRM, Lugon JR.Metabolic acidosis in hemodialysis patients: a re-

view.J Bras Nefrol. 2017 Jul–Sep;39(3):305–311. doi: 10.5935/0101–2800.20170053.

[3] Regolisti G, Fani F, Antoniotti R,et al.Metabolic acidosis.G Ital Nefrol. 2016 Nov–Dec;33 (6). pii: gin/33.6.1.

[4] Lim S.Metabolic acidosis.Acta Med Indones. 2007 Jul–Sep;39(3):145–50.

[5] Tardieu M, Labarthe F.Diagnosis and course to follow for metabolic acidosis.Arch Pediatr. 2015 May; 22(5 Suppl 1):52–3. doi: 10.1016/S0929–693X(15)30027–0.

[6] Funes S, de Morais HA.A Quick Reference on Hyperchloremic Metabolic Acidosis.Vet Clin North Am Small Anim Pract. 2017 Mar;47(2):201–203. doi: 10.1016/j.cvsm.2016.11.001. Epub 2016 Dec 23.

[7] Urso C, Brucculeri S, Carollo C,et al.Analysis of the parameters, traditional or not, for the evaluation of the metabolic acidosis.G Ital Nefrol. 2017 Jan–Feb;34(1). pii: gin/34.1.4.

[8] Adeva–Andany MM, Fernández–Fernández C, Mouriño–Bayolo D,et al. Sodium bicarbonate therapy in patients with metabolic acidosis.Scientific World Journal. 2014;2014:627673. doi: 10.1155/2014/627673. Epub 2014 Oct 21.

[9] Robergs RA, Ghiasvand F, Parker D.Biochemistry of exercise –induced metabolic acidosis.Am J PHysiol Regul Integr Comp PHysiol. 2004 Sep;287(3):R502–16.

[10] Kraut JA, Madias NE.Differential diagnosis of nongap metabolic acidosis: value of a systematic approach.Clin J Am Soc NePHrol. 2012 Apr;7 (4):671–9. doi: 10.2215/CJN.09450911. Epub 2012 Mar 8.

[11] Bell SG.Minding the Gap: Utility of the Anion Gap in the Differential Diagnosis of Metabolic Acidosis.Neonatal Netw. 2017 Jul 1;36(4):229–232. doi: 10.1891/0730–0832.36.4.229.

[12] Rastegar M, Nagami GT.Non–Anion Gap Metabolic Acidosis: A Clinical Approach to Evaluation.Am J Kidney Dis. 2017 Feb;69(2):296–301. doi: 10.1053/j.ajkd.2016.09.013. Epub 2016 Oct 28.

[13] Szaflarski N, Hanson CW 3rd.Metabolic acidosis.AACN Clin Issues. 1997 Aug;8(3):481–96.

[14] Planas –Vilaseca A, Guerrero –Pérez F, Marengo AP,et al. D –lactic acidosis: A rare cause of metabolic acidosis.Endocrinol Nutr. 2016 Oct;63 (8):433 –4. doi: 10.1016/j.endonu.2016.04.007. Epub 2016 Jun 3.

[15] Seidowsky A, Moulonguet–Doleris L, Hanslik T,et al. Tubular renal acidosis.Rev Med Interne. 2014 Jan;35(1):45–55. doi: 10.1016/j.revmed.2013.08.012. Epub 2013 Sep 24.

[16] Liamis G, Milionis HJ, Elisaf M.PHarmacologically–induced metabolic acidosis: a review.Drug Saf. 2010 May 1;33(5):371–91. doi: 10.2165/11533790–000000000–00000.

[17] Funes S, de Morais HA.A Quick Reference on High Anion Gap Metabolic Acidosis.Vet Clin North Am Small Anim Pract. 2017 Mar;47(2):205–207. doi: 10.1016/j.cvsm.2016.11.002. Epub 2016 Dec 23.

[18] Levraut J, Grimaud D.Treatment of metabolic acidosis.Curr Opin Crit Care. 2003 Aug;9(4):260–5.

[19] Kraut JA, Madias NE.Metabolic acidosis: pathoPHysiology, diagnosis and management.Nat Rev NePHrol. 2010 May;6(5):274–85. doi: 10.1038/nrnePH.2010.33. Epub 2010 Mar 23.

[20] Kraut JA, Madias NE.Treatment of acute metabolic acidosis: a pathoPHysiologic approach.Nat Rev NePHrol. 2012 Oct;8(10):589–601. doi: 10.1038/nrnePH.2012.186. Epub 2012 Sep 4.

第六章 代谢性碱中毒

代谢性碱中毒是临床最常见的酸碱平衡紊乱之一，广泛使用利尿剂治疗水肿是主要原因。除高碳酸血症外，任何引起细胞外液中碳酸氢盐浓度增加的因素都会引发这种紊乱。HCO_3^- 的增高会使 HCO_3^-/H_2CO_3 的分子变大，引起血 pH 值升高。机体代偿性反应引起呼吸减弱，动脉的 $PaCO_2$ 继发性增加。因此，代谢性碱中毒的特征是血 HCO_3^- 浓度、动脉血 pH 值和 $PaCO_2$ 升高。只有当 HCO_3^- 持续增加时，代谢性碱中毒才会在临床上表现出来，而肾脏正常排泄过量 HCO_3^- 的调节机制失效可导致持续的高 HCO_3^- 浓度。本章着重阐述引起持续原发性血HCO_3^-升高的病理生理学、继发性反应，以及临床表现、治疗和预防。

第一节　代谢性碱中毒的病理生理学

表 6-1 列出了持续代谢性碱中毒病因的病理生理学类型。最好理解的是肾衰竭患者补碱过度。在肾功能正常的患者中，过量的 HCO_3^- 通常会迅速排出，使血HCO_3^-浓度恢复正常。但肾衰竭患者无法通过尿液排出多余的碱，只有通过生成内源性酸消耗多余的 HCO_3^-，如果过度补碱就会造成血HCO_3^-浓度持续升高。代谢性碱中毒仅在肾小管离子转运发生改变，限制多余的 HCO_3^- 排泄时才会持续。几乎所有持续代谢性碱中毒的临床原因都是集合管中 H^+ 和 K^+分泌异常增加的结果，其原因一种是电解质缺乏，另一种是原发性离子转运异常[1]。最常见的情况是由于经胃肠道 Cl^-丢失或利尿剂抑制肾脏 Cl^-重吸收而耗尽体内 Cl^-的储存。虽然在既不刺激收集管 H^+的分泌，也不减少体内 Cl^-储存的情况下，低钾引起的代谢性碱中毒的发生率非常低，但钾的缺乏也会引起代谢性碱中毒。虽然 Cl^-和 K^+的耗竭常常是分开分类的，但它们在大多数代谢性碱中毒中以互补的方式相互作用。

表 6-1　持续代谢性碱中毒病因的病理生理分类

肾衰竭
继发性集合管 H^+ 和 K^+ 分泌增加
肾外氯丢失伴继发性经肾钾丢失
经肾氯丢失伴继发性经肾钾丢失
药源性(利尿剂)
基因突变所致 Na^+-Cl^- 共转运通道失活
原发性集合管 H^+ 和 K^+ 分泌增加
盐皮质激素诱导
基因突变所致上皮钠通道活化

一、继发性集合管 H^+ 和 K^+ 分泌增加

(一) 氯耗竭

一项对正常志愿者的经典研究阐明了 Cl^- 耗竭引起的代谢性碱中毒的特征[2,3]。给予研究对象含有极少量氯化物的饮食,然后使用组胺刺激胃酸分泌并进行夜间留置鼻胃管抽吸胃液[2],补充除 H^+、Cl^- 外胃液中丢失的所有电解质。在实验过程中观察到代谢性碱中毒在抽吸过程中迅速发生, 血 HCO_3^- 浓度上升至近 40mmol/L。尿 Na^+ 浓度和尿 HCO_3^- 浓度一过性增多,随后肾脏 K^+ 排泄增加,尽管存在持续碱血症,但净酸排泄趋于正常。在抽吸引流停止后,代谢性碱中毒和 K^+ 耗竭在给予正常 K^+ 摄入量的情况下仍持续存在,直至补充足够缺失的 Cl^-[3]。

在进一步的研究中,发现代谢性碱中毒的诱导和维持与细胞外液容量和醛固酮水平升高无关[3,4,5]。即使不补充缺失的 K^+,补充足够的 Cl^- 依然能够纠正这种紊乱。但 K^+ 的缺乏可能在维持这种紊乱的过程中起到了推波助澜的作用。在缺乏 K^+ 补充剂的情况下,必须大量补充 Cl^- 来纠正氯消耗引起的代谢性碱中毒[3,6]。

氯耗竭性碱中毒常与一定程度的细胞外液量减少同时发生,但使用"容量不足性碱中毒"这样的术语来描述这种形式的代谢性碱中毒是不恰当的,因为这个术语暗示容量减少是造成这种酸碱平衡失调的原因,但细胞外液容量减少不可能诱导或维持代谢性碱中毒[4,7]。

大多数氯耗竭性碱中毒与肾小球滤过率(GFR)降低限制了 HCO_3^- 排泄有关。但有研究发现,GFR 在一种持续缺氯碱中毒大鼠模型中高于正常水平[8,9]。该研究认为,GFR 的增加可能是由于 K^+ 耗竭刺激了肾脏生长和肥大所致。在这个模型中, 近端肾小管

HCO_3^-重吸收增加与 GFR 的增加直接相关，因此在肾小管近端持续选择性重吸收 HCO_3^- 导致了碱中毒。尽管如此，大多数肾小管远端病变和集合管的离子转运发生改变是致病的关键因素。

（二）钾耗竭

在代谢性碱中毒的发病机制中，K^+耗竭还是 Cl^-耗竭起主导作用一直是争论的话题，主要是由于 K^+耗竭对酸碱稳态影响的人种差异[10]。一个在正常受试者中进行的研究[6]探索了 K^+消耗是否独立于 Cl^-的消耗引起代谢性碱中毒，给予实验对象低K^+和低 Cl^-饮食或低 K^+和正常的 Cl^-饮食，观察这两种饮食方式是否引起代谢性碱中毒。试验结果表明，有足够的 Cl^-摄入量且没有 Cl^-储备耗竭的受试者在诱导中度 K^+耗竭后，血HCO_3^-浓度增加 2mmol/L。然而在同时存在膳食 Cl^-限制的情况下，血HCO_3^-浓度升高7.5mmol/L。这个实验证实只有在同时存在低 Cl^-的情况下，低 K^+才会造成严重的代谢性碱中毒。

K^+耗竭导致代谢性碱中毒的机制包括：①H^+进入细胞内，引起细胞外液的 HCO_3^-浓度升高；②肾小管近端 Na^+–K^+交换减少，代之 Na^+–H^+交换增多，肾脏分泌 H^+和 NH_4^+增加，促进酸排泄以维持细胞外液 HCO_3^-浓度升高；③K^+耗竭还下调了髓袢和远曲小管近端 Na^+–Cl^-共同转运通道的作用，使输送到集合管的 Na^+增多，以持续刺激该部位的 H^+和 K^+的分泌。

（三）氯耗竭诱导钾缺失

数年前，Schwartz 和同伴推测 Cl^-和 K^+耗竭性碱中毒的维持是由于肾对于 Na^+的重吸收部位由肾小管近端迁移到远端所致，也与 Cl^-重吸收、K^+和 H^+分泌有关[11]。这一假设随着肾小管各节段离子转运体相继被发现而得到证实。排氯性利尿剂、原发性醛固酮增多症和某些遗传疾病明显与这种转运有关。据推测，胃肠道 Cl^-损失引起的碱中毒也与类似的转变有关，但此理论并未在 Na^+和 Cl^-重吸收的相关研究中被完全证实[12]，这种特异性代谢性碱中毒的病理生理学机制还有待进一步研究。

（四）氯耗竭和钾耗竭对特定离子转运通道的影响

1. Na^+–K^+–2Cl^-协同转运蛋白

在髓袢升支粗段，Na^+重吸收通过上皮膜 Na^+–K^+–2Cl^-协同转运蛋白结合 K^+和 Cl^-一起重吸收。无论是由于袢利尿剂，还是由于 Bartter 综合征的某个突变基因，其功能受损都必然导致代谢性碱中毒，即通过增加 Na^+向集合管的输送，引起到达皮质集合管的 Na^+增多，通过集合管管腔上皮细胞 Na^+通道重吸收 Na^+增多，管腔内负性势能增加，促进 K^+和 H^+分泌。微穿刺技术不能证实 Cl^-耗竭本身削弱了 Na^+通过这种转运蛋白的吸收[13]。K^+耗竭对这种转运体也有几个潜在的影响,其导致 Na^+摄取受损,因为K^+在上皮膜上的循环是优化转运蛋白功能所必需的。此外,在大鼠体内 K^+的消耗降低了该转运蛋白的活性和其合成的 mRNA 的水平[14]。由于 NH_4^+与 K^+竞争性结合$Na^+-K^+-2Cl^-$协同转运蛋白,在 K^+缺失的情况下,NH_4^+被重摄入肾小管增多,造成 H_4^+排泄增多。

2. Na^+-Cl^-协同转运蛋白

位于近端远曲小管上皮细胞的顶端膜上。噻嗪类利尿剂以及 Gitelman 综合征的突变均可阻断这种转运蛋白,从而导致代谢性碱中毒。K^+耗竭抑制了该转运蛋白及其 mRNA 的活性[14]。也有学者提出(但未被证实),在 Cl^-耗竭状态下,肾单元向该位点 Cl^-传递的减少抑制该转运蛋白对 Na^+的重吸收,从而增加了集合管内的 Na^+。

3. $Cl^--HCO_3^-$交换通道(Pendrin)

这个阴离子转运蛋白引起人类 Pendred 综合征,故被命名为 Pendrin[15]。其位于连接肾小管和皮质集合管 B 型闰细胞顶端膜,作用是将HCO_3^-分泌到肾小管的尿液中,同时重新吸收 Cl^-。这种转运蛋白的活性与集合管中 H^+分泌转运蛋白功能密切相关,对代谢性碱中毒发病起重要作用。给予实验动物 Cl^-限制性饮食,Pendrin 功能上调,从而达到最大程度的 Cl^-保护[16]。Cl^-耗竭型碱中毒动物模型中,Pendrin 功能也被上调,有助于 HCO_3^-的分泌[17]。Pendrin 缺失使小鼠不能分泌 HCO_3^-,但只在给予 Cl^-限制性饮食时才会发生代谢性碱中毒[18]。在没有 Cl^-限制的情况下,这些突变动物下调了集合管中 H^+的分泌转运蛋白,明显弥补了 HCO_3^-分泌的缺失,因此没有发生酸碱失衡[19]。最近的数据表明,上皮细胞 Na^+通道(ENaC)的活性与肾小管腔内和肾小管周围间质中的 HCO_3^-直接相关,这为 Pendrin 和 ENaC 之间的交叉对话提供了潜在的机制[20]。Pendred 综合征患者也没有发生代谢性碱中毒[15]。在 Cl^-耗竭诱发正常动物代谢性碱中毒模型中,$Cl^--HCO_3^-$交换通道功能上调。由于这些动物的尿液中不存在 HCO_3^-,Pendrin 分泌的 HCO_3^-显然被集合管中持续的高 H^+分泌量所抵消[7]。在这个模型中,必须补充足够的 Cl^-来改变平衡,使 HCO_3^-的分泌量超过集合管 H^+的分泌量,促进多余的 HCO_3^-的排泄。盐皮质激素诱导的代谢性碱中毒,HCO_3^-交换通道功能也会上调[21]。引人注目的是,在限制钾饮食造成 K^+缺失小鼠模型中 Pendrin 功能下调[22]。Pendrin 在维持代谢性碱中毒中的作用及其与集合管 H^+分泌的功能联系仍然有待进一步研究。

4. 上皮细胞 Na^+通道(ENaC)

ENaC 位于集合管主细胞的顶端膜上,其活性主要受流经的 Na^+流量和醛固酮的调控[23,24]。肾小管前段 Na^+摄取减少,例如,通过排氯性利尿剂,导致 Na^+向 ENaC 传递增加,通过 ENaC 摄取 Na^+ 增加。在这个部位 Na^+ 重吸收的增加造成了有利于 K^+ 和 H^+ 分泌的电化学驱动力。原发性醛固酮增多症以及多种遗传或获得性疾病导致 ENaC 功能原发性上调,也造成 K^+ 耗竭和代谢性碱中毒。

5. 上皮细胞 K^+ 通道(ROMK 和 Maxi-K)

ROMK 通道位于集合管的主细胞的顶端膜上, 允许 K^+ 沿着其电化学梯度进入肾小管尿液。当 Na^+ 通过 ENaC 的重吸收增加时,K^+ 的分泌就会增加,即使是在 K^+ 耗竭的情况下。Maxi-K 通道位于主细胞和闰细胞的顶端膜上。正常情况下,该通道不开放,但当 K^+ 流量升高时,通道就会打开,促进 K^+ 分泌,其排钾通量高于 ROMK[25]。

6. H^+-ATP 酶和 H^+-K^+-ATP 酶

这两种位于集合管闰细胞的顶端膜,可实现集合管 H^+ 分泌。H^+-ATP 酶在醛固酮的协同下始终保持功能活跃,这种转运体分泌的 H^+ 依赖于 Na^+ 的流量,而后者与 Na^+ 的重吸收呈正相关,为 H^+ 分泌创造了有利的电化学梯度。排氯利尿剂、Bartter 综合征和 Gitelman 综合征引起的代谢性碱中毒中,随着 Na^+ 向集合管输送的增加和 ENaC 重吸收的增加,H^+ 的分泌增加。建立氯化物耗竭性代谢性碱中毒的实验模型,在肾小管内给予任何浓度的 HCO_3^-,集合管的 H^+ 分泌都增加[26]。另外一种位于集合管具有分泌 H^+ 功能的转运体 H^+-K^+-ATP 酶有两种亚型,其功能是在 K^+ 耗竭时增强 H^+ 分泌[27],为代谢性碱中毒提供另外一个增加 H^+ 分泌的途径。如前所述,在缺乏 Pendrin 而摄入足量盐的动物中, 这些 H^+ 分泌转运蛋白功能明显受到抑制, 提示 HCO_3^- 浓度和集合管 H^+ 分泌之间存在功能性联系。

(五) Cl^- 和 K^+ 耗竭对肾小管离子转运的相互作用

尽管 Cl^- 和 K^+ 耗竭可以彼此独立导致代谢性碱中毒,但任何一种离子耗竭都会通过髓袢、远端肾小管和集合管等一系列的离子交换影响另外一种离子通过肾脏的代谢。严重的 K^+ 耗竭实际上会通过抑制 Na^+-K^+-$2Cl^-$ 和 Na^+-Cl^- 协同转运蛋白功能导致经肾脏 Cl^- 丢失增加。此外,K^+ 耗竭刺激肾皮质中 NH_4^+ 的产生,促进净酸排泄。临床上常见的代谢性碱中毒经常合并细胞外液容量减少,这会使 GFR 降低,从而限制 HCO_3^- 的滤过和分泌。

二、原发性集合管 H^+ 和 K^+ 分泌增多

盐皮质激素诱导和直接刺激 ENaC 可以引起原发性集合管 H^+ 和 K^+ 分泌增多。这种代谢性碱中毒虽然与上述类型的病理生理不同,但共同点是肾小管远端的 Na^+ 分泌增多, 同时刺激集合管内离子转运。主要的区别是它没有 Cl^- 耗竭且通常与高血压有

关。下面讨论这种代谢性碱中毒的病理生理学。

醛固酮等盐皮质激素通过上调 ENaC 和刺激 Na^+-K^+-ATP 酶活性，直接刺激皮质集合管中 Na^+ 的重吸收。当这些激素的分泌与 ECF 体积无关时，除非严格限制 NaCl 的摄入，否则会导致原发性保钠储水，ECF 体积的持续扩大。持续的盐皮质分泌增多或外源性给药可导致 ECF 体积增大，后者通过触发信号增加 GFR 和减少近端肾小管和髓袢环中 Na^+ 的重吸收，导致 Na^+ 向集合管的输送持续增加。这一系列事件将 Na^+ 的重吸收从近端肾小管重新分配到远端，在集合管 Na^+ 的重吸收刺激 K^+ 和 H^+ 分泌，导致 K^+ 耗竭和代谢性碱中毒。因此，盐皮质激素诱导的代谢性碱中毒的病理生理学与 Cl^- 和 K^+ 耗竭型代谢性碱中毒相似。然而显著不同是，在盐皮质激素诱导的碱中毒中，这种转移是由集合管中 Na^+ 重吸收的原发性增加引起的，而不是由更近端 Na^+ 重吸收的减少引起的。因此，ECF 体积增大，导致高血压。此外，没有消耗身体的 Cl^- 贮存，碱中毒的严重程度主要由 K^+ 消耗的程度决定[28]。如前所述，K^+ 消耗促进碱中毒通过引起 H^+ 进入细胞、肾脏 H^+ 分泌和 NH_4^+ 排泄增多实现。稍后我们将讨论各种少见的遗传和后天障碍，导致直接刺激增加集合管中 Na^+ 的重吸收，产生相同临床综合征，但伴有醛固酮分泌减少。

三、对血 pH 值和 HCO_3^- 浓度升高的代偿性反应

无论引起血 pH 值和 HCO_3^- 浓度升高的具体病理生理学如何，其结果都是碱性血症引起低通气，使动脉 PCO_2 增加。动脉 PCO_2 的增加能阻止血 pH 值超过 7.60，这种呼吸性代偿迅速而有效，可以使动脉血 PO_2 值下降到 <50mmHg。动物和人类的研究表明，动脉血 PCO_2 升高大致是线性的，血 HCO_3^- 浓度每增加 1mmol/L，就会使 PCO_2 平均增加 0.7mmHg[29]。这些观察结果为评价代谢性碱中毒代偿性反应的经验公式奠定了基础。

四、临床表现

（一）碱血症

除非血 HCO_3^- 浓度升高到 >40mmol/L，否则由此导致的碱血症和高碳酸血症在临床上对机体功能的改变很少有明显的临床意义，患者一般无症状。当轻度到中度代谢性碱中毒患者出现症状时，通常可归因于相关的低血容量或低钾血症。随着代谢性碱中毒的加重，可出现中枢神经系统功能紊乱，包括躁动、定向障碍、麻木和昏迷。碱血症和低氧血症造成脑血流量和供氧量减少是出现中枢神经系统症状的原因，少数情况下

碱血症也可引起肌肉痉挛、四肢抽搐,甚至癫痫,这是由于碱血症引起的 Ca^{2+} 浓度下降所致。碱血症和高碳酸血症本身对心排出量或心率影响不大,对心脏的影响都以低钾血症为主。

代谢性碱中毒对机体代谢影响较小,能增加乳酸的产生,但增加的程度明显。乳酸产量增加是由细胞 pH 值的升高导致,可能与严重的血管收缩或血容量不足有关。代谢性碱中毒可增加肌肉糖原利用率,增加柠檬酸在尿液中的排泄。

（二）低钾血症

代谢性碱中毒患者的症状多以低钾血症为主。轻度低钾血症(血钾浓度为 3.0~3.5 mmol/L)通常很少出现症状。但当血钾浓度降至<3.0mmol/L 时,往往出现疲劳、虚弱和便秘等症状。更严重的低钾血症可导致肌肉损伤,当血钾浓度下降到<2.0mmol/L 时,就会出现进行性麻痹。患有冠状动脉疾病或充血性心力衰竭的患者,即使是轻微的低钾血症也会增加其心律失常的发生概率。然而在没有基础心脏疾病的患者中,即使出现严重低钾血症,心律失常也极为罕见。

第二节　代谢性碱中毒的病因及临床诊疗原则

一、代谢性碱中毒的病因

传统上将代谢性碱中毒的病因根据是否能通过补充 Cl^- 进行逆转分为两类。虽然这种分类有助于临床治疗,但其将具有相同病理生理学机制的代谢性碱中毒分到不同的类别,模糊了它们的共性(例如,Bartter 综合征和 Gitelman 综合征与利尿剂引起的代谢性碱中毒是分开的)。表 6-2 给出了基于病理生理学而不是针对临床治疗的新分类。利用这种分类方法,对代谢性碱中毒特殊原因的诊断主要集中在病史和体格检查上。胃肠功能障碍或利尿剂使用不当是代谢性碱中毒最常见的原因。仔细询问病史、评估 ECF 体积和血压非常重要,有时需要测定血浆醛固酮和肾素水平作为适当的补充。只有在极少数情况下,才需要测量尿氯浓度,或行 NaCl 或 KCl 补充诊断试验。代谢性碱中毒的原因讨论如下。

表 6-2 代谢性碱中毒的各种病因

继发性集合管 H+和 K+分泌增加	原发性集合管 H+和 K+分泌增加	其他原因
氯耗竭综合征(血压正常或降低)	盐皮质激素增多综合征(血压升高)	碱摄入过多
胃肠道或其他非肾途径丢失氯	原发性醛固酮增多症	乳碱综合征
呕吐、鼻胃管引流	糖皮质激素可纠正的醛固酮增多症	
先天性失氯性腹泻	库欣综合征	
部分绒毛状腺瘤	先天性肾上腺增生 *	
大量回肠造瘘引流	肾素瘤	
囊肿性纤维化	恶性高血压和肾血管性高血压	
经肾丢失氯	药物	
促排氯性利尿剂 *	氟氯可的松	
慢性高碳酸血症恢复期	含 9α-氟哌雷尼龙的鼻腔喷雾剂	
遗传性疾病	假性盐皮质激素增多综合征(血压升高)	
Bartter 综合征	Liddle 综合征	
Gitelman 综合征	11β-羟类固醇脱氢酶抑制或缺失	
单纯钾耗竭		
滥用泻药		
严重 K+缺乏		

*:血压可能因为伴随的高血压症而升高。

(一) 继发性集合管 H+和 K+分泌增加

1. 胃肠道和其他非肾性Cl-丢失

(1)呕吐或鼻胃引流。呕吐或鼻胃引流造成胃液丢失,伴随着不成比例的 Cl-和 H+丢失,H+丢失的比例取决于胃内容物的 pH 值,H+的丢失也直接导致血HCO_3^-浓度上升。即使损失的主要是 NaCl,Cl-丢失引起肾脏对 HCO_3^-重吸收和酸排泄变化也可导致持续的代谢性碱中毒。持续呕吐或鼻胃引流时,血HCO_3^-浓度可高达 80mmol/L。这种紊乱可以通过补充 Cl-储存来逆转。此外,抑制胃 H+-K+-ATP 酶的药物可改善这种代谢性碱中毒[30]。终末期肾衰竭患者呕吐引起的 H+和 Cl-丢失会导致持续代谢性碱中毒,这与机体 Cl-和 K+储存无关。在肾功能不全的情况下,不会发生低钾血症。

(2)先天性失氯性腹泻。这种常染色体隐性遗传病引起大量富含氯化物的水样腹泻,导致代谢性碱中毒。因为 Na+和 K+在粪便中丢失,所以碱中毒与容量衰竭以及低钾血症有关。肾脏代偿持续刺激集合管内 Na+的重吸收,导致尿液 K+浓度升高和持续排酸。因此,病理生理学与上消化道 Cl-丢失相同。该疾病由腺瘤(DRA)基因下调的突变引起,导致回肠远端和结肠的顶膜 Cl--HCO_3^- 交换器功能缺损[31]。尽管补充大量的 Na-Cl 和 KCl 对碱中毒有一定效果,但随着 Cl-丢失量持续增加,纠正碱中毒仍有难度。为了对抗低血容量和碱中毒,饮食中钾和氯的摄入量必须超过损失量,但这也使腹泻量增加。质子泵抑制剂为这些患者的治疗提供了新的希望，这类药物可减少胃内 Cl^- 的分泌，导致通过粪便排出的 Cl^- 量显著下降[32]。

（3）结肠绒毛状腺瘤。结肠绒毛状腺瘤几乎都位于结肠、直肠、乙状结肠部分，通常每天分泌 1~3L 富含 Na^+、Cl^- 和 K^+ 的液体。这些分泌物导致腹泻，有时会导致明显的血容量减少。但即使有不成比例的 Cl^- 和 K^+ 损失[40]，也只有不到一半的肿瘤引起代谢性碱中毒，其余肿瘤不会导致酸碱异常或代谢性碱中毒。特定患者出现的特异性酸碱异常与分泌物组成无关，但可能与 Na^+、Cl^- 和 K^+ 的摄入和排泄平衡有关。

（4）大量回肠造瘘引流。对于小肠切除术后回肠造瘘引流的克罗恩病（CD）患者而言，严重代谢性碱中毒可能与引流量增加有关。回肠造瘘液中含有异常高浓度的 Cl^-，导致酸碱平衡紊乱。

（5）囊性纤维化。囊性纤维化是由囊性纤维化跨膜调节因子（CFTR）突变引起的，其特征是汗液和其他身体分泌物中 Cl^- 含量高。由于出汗过多，这些 Cl^- 的流失会导致代谢性碱中毒。代谢性碱中毒可能是该疾病在青春期的表现症状[33]。

2. 经肾氯丢失

（1）促排氯性利尿剂。利尿剂抑制 Na^+ 和 Cl^- 协同在肾脏的重吸收是代谢性碱中毒最常见的原因。这些药物包括噻嗪类利尿剂、美托拉宗，抑制位于远曲小管近端上皮细胞的 Na^+-Cl^- 协同转运蛋白；所谓的袢利尿剂包括呋塞米、托拉塞米、布美他尼和依他尼酸，抑制位于髓袢升支粗段的 Na^+-K^+-$2Cl^-$ 协同转运蛋白。这两类药物均可引起不成比例的 Cl^- 丢失，并将 Na^+ 的重吸收转移至集合管，促进 K^+ 和 H^+ 的分泌。利尿剂导致的碱中毒通常较轻微（血 HCO_3^- 浓度<36mmol/L），但持续摄取过量的 NaCl 并持续刺激 Na^+ 的重吸收的患者也可能较严重，因为摄取 NaCl 会促进更多的 Na^+ 输送到集合管，Na^+ 在集合管的重吸收导致分泌更多的 K^+ 和 H^+。K^+ 耗尽引起的低钾血症通常比碱中毒更为突出，是应主要应对的问题。

（2）慢性高碳酸血症恢复期。肾脏对持续性高碳酸血症的代偿性反应会导致大量的 Cl^- 流失到尿液中。此时，血 HCO_3^- 浓度升高，血 Cl^- 浓度降低。从高碳酸血症中恢复后，正常血 HCO_3^- 浓度的恢复需要补充高碳酸血症继发性肾反应过程中丢失的 Cl^- 存储。否则肾脏电解质转运的变化与胃肠道损耗引起的 Cl^- 耗竭是相同的，从而导致持续性代谢性碱中毒。通常，当肾脏 Cl^- 的重吸收恢复正常后，经饮食摄入足以补充此种原因经肾脏丢失的 Cl^-。因此，这种形式的代谢性碱中毒是不常见的，只发生于不能正常饮食的患者。

（3）Bartter 综合征。Bartter 综合征是一种遗传性疾病，可导致婴幼儿 Na^+ 和 Cl^- 的丢失、代谢性碱中毒和低钾血症。目前已知数种可使髓袢升支粗段的 Na^+-K^+-$2Cl^-$协同转运蛋白失活或失调的基因突变是 Bartter 综合征的致病机制[34,35]。该疾病的病理生理学与长期应用袢利尿剂治疗是相同的,但 Bartter 综合征更严重,不容易通过补充 NaCl 和 KCl 纠正。细胞外液容量耗竭是常见的临床表现特征,患者通常有低血压和低钾血症。

（4）Gitelman 综合征。Gitelman 是一种遗传性疾病,与 Bartter 综合征相比,其引起的低钾血症和代谢性碱中毒程度较轻,伴有低镁血症和低钙尿[36]。患者通常在成年后首次出现症状,这些症状主要是由于低镁血症和低钾血症导致(肌肉痉挛、虚弱和疲劳)。这种紊乱是由造成远曲小管近端 Na^+-Cl^-协同转运蛋白失活或干扰其功能的基因突变引起的[36, 37]。因此,Gitelman 综合征导致的代谢性碱中毒病理生理学与长期噻嗪类利尿药治疗相似。治疗上主要是针对低钾和低镁血症,但治疗很少能完全消除症状。

3. 单纯性钾耗竭

（1）滥用泻药。滥用泻药导致粪便中 K^+的流失。当这种 K^+的损失没有被饮食中的 K^+摄入平衡时,身体中的 K^+储存被消耗殆尽。滥用泻药的主要临床特征是低钾血症,有临床意义的代谢性碱中毒通常较轻微。

（2）严重 K^+缺乏。轻度到中度的 K^+消耗会导致血HCO_3^-浓度的适度升高,即使饮食中 Cl^-摄入量足够。当 K^+损失较严重且持续时间较长时,临床可发生明显的代谢性碱中毒(有时血 HCO_3^-浓度>40mmol/L),与膳食 Cl^-摄入或给药无关。在这种情况下,血钾浓度通常<2.0mmol/L。部分患者在纠正 K^+缺乏后可恢复 Cl^-纠正碱中毒的能力。

(二) 原发性集合管 H^+和 K^+分泌增加

1. 盐皮质激素增多综合征

（1）原发性醛固酮增多症。原发性醛固酮增多症的临床表现以高血压和低钾血症为主,血HCO_3^-浓度仅轻度升高(30~35mmol/L)。代谢性碱中毒的严重程度实际上与血钾浓度呈负相关,可能反映了 K^+消耗的程度。如前所述,ECF 体积增加,引起高血压;Cl^-耗竭在发病机制中不发挥作用,尿液中 Cl^-的排泄反映了饮食的摄入量。碱中毒可以通过积极补充钾来纠正, 也可以通过螺内酯或依普利酮抑制醛固酮对集合管细胞的作用来纠正。

（2）糖皮质激素可纠正的醛固酮增多症。糖皮质激素可治疗醛固酮增多症(GRA)是由常染色体显性遗传基因突变引起的, 导致醛固酮分泌受促肾上腺皮质激素(ACTH)影响而不是血管紧张素Ⅱ调控[37]。由于这种突变,醛固酮不再受 ECF 体积变化的控制,而是由调节糖皮质激素分泌的信号控制,这种控制的改变导致了盐皮质激素增多综合征。其伴有高血压、醛固酮水平升高和肾素水平降低,这些表现与原发性醛固酮增多症类似。然而低钾血症和代谢性碱中毒可能不如原发性醛固酮增多症常见。早发型高血压和家族病史是疑似 GRA 的关键特征。使用地塞米松可逆转高血压和电解质异常,因为地塞米松可抑制 ACTH,从而减少醛固酮的分泌。高血压和碱中毒可以用地塞米松纠正,依据这点可以确诊 GRA。特定突变基因检测和鉴定有待进一步研究。

(3)库欣综合征。ACTH 或促肾上腺皮质激素释放激素(CRH)分泌后继发肾上腺皮质激素分泌亢进,可由垂体或下丘脑肿瘤引起,也可由在身体其他部位产生 ACTH 或 CRH 的恶性肿瘤引起。这些肿瘤导致糖皮质激素的合成和分泌显著增加,而盐皮质激素的产生仅略有增加。少数原发性垂体或下丘脑肿瘤患者发生低钾血症和轻度的代谢性碱中毒。在产生异位 ACTH 的恶性肿瘤中,超过 50% 的患者存在严重的低钾血症和代谢性碱中毒[38]。库欣综合征导致的低钾代谢性碱中毒的病理生理学尚不完全清楚,主要是由于肾上腺糖皮质激素分泌增加所致。有学者认为,异位 ACTH 分泌时皮质醇水平非常高,使盐皮质激素受体(11β–羟基类固醇脱氢酶)的皮质醇失活酶饱和,导致大量皮质醇与受体结合,产生盐皮质激素样作用,从而导致低钾性碱中毒[40]。低钾血症与异位肾上腺皮质激素分泌患者的皮质醇水平升高有关,进一步支持了这一观点。虽然在库欣综合征中皮质酮和去氧皮质酮水平升高,但其水平与低钾血症无关,不足以解释所见的盐皮质激素特征。本综合征代谢性碱中毒可通过积极补钾逆转[39]。

(4)先天性肾上腺增生。两种遗传机制不同的先天性肾上腺增生均可引起盐皮质激素分泌过量,导致高血压、低钾血症和代谢性碱中毒[40]。其中一种形式是由编码 P450c17 的 CYP17 基因变异引起 17–羟化酶缺陷引起的,这一缺陷导致 11–去氧皮质酮(DOC)、18–羟去氧皮质酮和皮质酮的产生和分泌增加,这些物质都具有盐皮质激素活性,同时也与雄激素的产生缺陷有关。另一种形式是由于 11–羟化酶缺陷导致过量的 DOC 产生和分泌,并与雄激素的增加有关。通过补充皮质醇可以减少盐皮质激素分泌。

(5)肾素瘤。肾素瘤可以发生于肾脏或肾外,是引起低钾血症和代谢性碱中毒极为罕见的原因,表现为严重的高血压和低钾血症。血钾浓度通常很低,可以降低到 2.5mmol/L 以下,但代谢性碱中毒通常很轻微。低钾血症和代谢性碱中毒是继发性醛固酮增多症所致。

(6)恶性高血压和肾血管性高血压。两者都伴有醛固酮继发性增加,但极少引起低钾血症和代谢性碱中毒。若这类患者发现代谢性碱中毒,应寻找其他病因。

(7)药物。氟氯可的松是一种口服类盐皮质激素药物,主要用于治疗盐皮质激素缺乏,也可用于治疗直立性低血压。在通常的剂量下,它不会引起代谢性碱中毒,但如果服用过量则会引起代谢性碱中毒。慢性鼻炎患者经常使用含有 9α-氟哌雷尼龙的鼻腔喷雾剂,据报道该药物可引起高血压、低钾血症和代谢性碱中毒。超大剂量糖皮质激素会非特异性地增加肾脏中 K^+ 的排泄,并可导致血 HCO_3^- 浓度轻度升高。

(二)假性盐皮质激素增多综合征

(1)Liddle 综合征。这种罕见的家族遗传性疾病由基因突变引起,这种基因突变位于集合管上皮细胞 ENaC,阻碍了其在上皮膜正常的清除和降解[41]。其结果是,集合管 Na^+ 的重吸收不断受到刺激,导致 Na^+ 潴留,尿液中 K^+ 和 H^+ 流失。其典型表现为早发性高血压,伴有不同程度的低钾血症和代谢性碱中毒。该疾病的病理生理学与盐皮质激素过量引起的病理生理学相同,ECF 体积膨胀是 ENaC 调控缺陷所致,而不是醛固酮分泌异常所致,血清醛固酮和肾素均处于低水平。高血压、低钾血症和代谢性碱中毒均可通过使用阿米洛利或氨苯蝶啶阻断 ENaC 功能而得到纠正。

(2)11β-羟基类固醇脱氢酶受抑制或缺失。集合管上皮细胞内的盐皮质受体与皮质醇和醛固酮具有同等的亲和力。它对醛固酮的选择性是通过 11β-羟基类固醇脱氢酶降解皮质醇来调控的。尽管皮质醇水平通常是醛固酮水平的 1000 倍,但这种酶在与受体结合之前会迅速灭活皮质醇,使醛固酮成为主要配体。甘草酸是天然甘草的一种成分,它可以抑制这种酶,使大量皮质醇与受体结合,持续刺激 Na^+ 的重吸收而不依赖 ECF[42]。这种异常激活产生一种与原发性醛固酮增多症相同的综合征,但不同的是,由于 ECF 体积持续膨胀,这种综合征的醛固酮水平降低。持续性低钾血症和代谢性碱中毒只发生在每天大量食用甘草的人群中。与原发性醛固酮增多症一样,临床表现以高血压和低钾血症为主,血 HCO_3^- 浓度仅轻度升高。咀嚼烟草中的卡贝诺酮和 Gossypol(一种抑制精子生成并已用于节育的药物)也能抑制 11β-羟基类固醇脱氢酶,并能产生同样的临床症状。

除了药物阻断外,一种罕见的基因突变可以使 11β-羟基类固醇脱氢酶失活,导致相同的临床综合征[43]。在患有这种疾病的家族中,受影响的个体存在高血压、低钾血症和代谢性碱中毒等临床症状。代谢性碱中毒促进了肾实质磷酸钙沉积,可导致肾结石,继而发生肾脏损害。该疾病的家族型称为假性盐皮质激素过多综合征,因为与 Liddle 综合征一样,其临床表现与原发性醛固酮增多症相同,但醛固酮水平较低。考虑这种疾病的病理生理学特点,用阿米洛利或螺内酯治疗高血压、低钾血症和代谢性碱中毒应该是有效的。

(三) 其他原因

1. 碱摄入过量

摄入的碱或碱前体会短暂升高血HCO_3^-浓度,但过量的碱通常会迅速排出,血HCO_3^-浓度不会持续增加。然而若个体饮食中Cl^-含量极低(<20mmol/d),每天摄入 4mmol/kg-$NaHCO_3$会导致血HCO_3^-浓度的持续升高,已存在Cl^-或K^+耗尽的患者摄入碱或给药也会导致血HCO_3^-浓度的持续升高。碳酸钙是一种潜在的碱源,只有一小部分被正常吸收,因此对于血HCO_3^-调节功能衰竭的患者,饮食摄入或服用的碱不能正常排出与体内Cl^-或K^+储存无关。例如,在接受每日血液透析治疗的肾衰竭患者中,除非下调透析液中HCO_3^-的含量,否则代谢性碱中毒总是会发生。在这类患者中,给予多种碱前体,包括醋酸盐、乳酸盐、柠檬酸盐(作为碳酸氢盐前体或抗凝剂)和氨基酸阴离子,也会引起代谢性碱中毒。目前很少将氢氧化铝与聚磺苯乙烯联合使用,但对肾衰竭患者而言,此二者联合应用可引起代谢性碱中毒,这是因为铝与聚磺苯乙烯结合以交换Na^+。因此,正常分泌到十二指肠的HCO_3^-既没有被分泌到胃中的H^+中和(H^+被氢氧化铝中和),也没有与铝形成不溶性盐,而是被重新吸收和保留。

2. 乳碱综合征

乳碱综合征是指因长期进食大量牛奶或钙剂,并服用大量可吸收的碱剂引起的高钙血症、碱中毒及不同程度的肾功能损害的一组临床症候群[44]。在碱性血中,过量的钙与磷酸盐结合,在肾脏实质中沉淀导致肾脏损害。其结果是 GFR 下降,进一步导致摄入碱无法代谢。乳碱综合征导致代谢性碱中毒一般较轻,既往多发生在消化性溃疡患者的治疗过程中。随着含铝抗酸剂取代碳酸钙,这种情况几乎消失,但由于碳酸钙在食管返流疾病和改善机体钙储备方面的广泛应用,这种情况又重新出现。

二、代谢性碱中毒的诊断

(一) 诊断的确立

代谢性碱中毒的诊断通常非常简单。在静脉血中,二氧化碳结合力(CO_2CP)>30mmol/L 且血钾浓度<3.5mmol/L 几乎可以确诊。引起 CO_2CP 增高的另一个原因是慢性呼吸性酸中毒,但低钾不是后者的特征。尽管如此,代谢性碱中毒的确诊仍然需要测量动脉血 pH 值和 PCO_2,并计算血HCO_3^-浓度。当血 pH 值>7.40、PCO_2>45mmHg,以及动脉血清HCO_3^-浓度>30mmol/L 时,即可确诊。代谢性碱中毒是临床较为常见的酸碱平衡紊乱,轻度的代谢性碱中毒无须动脉血气分析,除非怀疑存在混合型酸碱失衡。当疾病危重时($CO_2CP \geq 38mmol/L$),需立即行动脉血气分析以恰当评估。

(二)评估继发反应

为了鉴别单纯型和混合型代谢性碱中毒,需要评估继发反应(低通气)是否与血中HCO_3^-浓度升高的程度相匹配。这项评估需要测量动脉血 pH 值和PCO_2。如前所述,血HCO_3^-浓度每增加 1mmol/L,PCO_2预期增加 0.7mmHg。假设正常动脉血HCO_3^-浓度为 24mmol/L,PCO_2为 40mmHg,则任何给定血HCO_3^-的代谢性碱中毒中的预测动脉PCO_2可以用以下公式进行估算:

$$PCO_2 = 40 + 0.7 \cdot (HCO_3^- - 24)$$

其中,PCO_2单位为 mmHg,HCO_3^-单位为 mmol/L。此公式只是一个评估工具,不是一个精确的计算。这种变异很大,尤其是代谢性碱中毒严重时。在单纯的代谢性碱中毒中,实际的和预测的PCO_2之间的差异为 5~7mmHg,若存在混合的呼吸性酸碱失衡,则PCO_2可大于或小于期望值 8mmHg。

(三)代谢性碱中毒中的阴离子间隙

阴离子间隙在单纯型轻、中度代谢性碱中毒中通常正常,但在碱中毒较严重时可能升高,有时超过 20mmol/L。这种增加是由于人血白蛋白浓度(由于血液浓缩)的升高和血 pH 值升高时其阴离子等效性的增加所致。严重代谢性碱中毒与有机阴离子积累增加有关。

(四)明确病因

评估代谢性碱中毒患者的最后一步是确定病因。超过 95%的代谢性碱中毒由利尿剂治疗、呕吐或留置鼻胃管胃液引流引起。当病因不明时,应仔细评估患者的 ECF 容量和血压。高血压提示盐皮质激素过多或假性盐皮质激素过多综合征。测定血清醛固酮和肾素水平,仔细询问家族史,有助于将原发性醛固酮增多症与家族遗传疾病区分开。血压正常和偏低或 ECF 容积减少提示肾脏或肾外 Cl⁻丢失。当病因不明确时,在未使用利尿剂治疗的情况下测量随机尿样中的 Cl⁻浓度有助于病因诊断。如果该疾病是由于肾外原因或先前使用利尿剂引起 Cl⁻耗竭所导致的,那么尿液中的 Cl⁻浓度应该是低的(<10mmol/L)。如果这种疾病不是由肾外或可逆性肾脏 Cl⁻丢失引起的,尿液中的 Cl⁻浓度反映摄入量,通常>30mmol/L。在怀疑有使用利尿剂的患者中,可能需要筛检尿液中有无利尿剂,以确定代谢性碱中毒的病因。

三、治疗

不同的病理生理决定了各种代谢性碱中毒的治疗策略不同。与大多数疾病一样，停止应用致病药物或去除诱因(如呕吐)是最有效的治疗方法，但大多数情况下，需要补充电解质储备以纠正碱中毒。以下讨论具体治疗方法。

(一) 经胃肠道 Cl⁻丢失

经胃肠道丢失 Cl⁻导致的代谢性碱中毒患者需要补充 Cl⁻才能完全纠正血HCO_3^-浓度。这些患者通常伴有容量减少，此时静脉注射生理盐水补充容量是最主要的治疗方法。在给药过程中，应仔细监测 ECF 容量和血肌酐，以确保肾衰竭(如果存在)是肾前性的，并保证不会发生 ECF 容量过载。在大多数情况下，随着体内 Cl⁻的储存和 ECF 容量的恢复，血HCO_3^-浓度会迅速下降。由于 Cl⁻耗竭性碱中毒通常伴有 K⁺耗竭，因此也应补充 KCl。如果经胃肠 Cl⁻丢失持续存在，应使用质子泵抑制剂以减少胃肠 Cl⁻的分泌，这不仅可以有效地减少上消化道 Cl⁻损失，而且有望减少先天性失氯性腹泻患者通过粪便丢失 Cl⁻。

(二) 利尿剂诱导 Cl⁻丢失

利尿剂引起代谢性碱中毒的治疗有所不同。纠正利尿剂引起 ECF 减少是治疗关键，通常不补充容量。如果饮食中 Cl⁻摄入量足够，停用利尿剂后会自动纠正碱中毒，但这种方法往往在临床上不可行。轻度代谢性碱中毒可代偿，当需要利尿剂治疗控制容量负荷时，可不给予特殊治疗。最主要的治疗方法是补充经尿液丢失的 K⁺，纠正低钾血症，KCL 是适合的补充剂，一般采取口服制剂补钾。保钾利尿剂，如阿米洛利或螺内酯，也被用于治疗这种代谢性碱中毒，既有利尿作用，又同时改善低钾血症和碱中毒。另一个有效的方法是鼓励患者减少饮食中盐的摄入量，这样可以减少 Na⁺输送到集合管。无论采取何种干预措施，一定程度的 K⁺消耗和代谢性碱中毒都可能持续存在，直到停止使用促排氯利尿剂为止。

(三) Bartter 综合征和 Gitelman 综合征

在所有代谢性碱中毒的病因中，Bartter 综合征和 Gitelman 综合征是最具有治疗挑战性的两个病因。早期的研究并没有区分这两种疾病，因为 Gitelman 综合征不被认为是一种单独的疾病[45]，虽然许多论文将其命名为 Bartter 综合征，但回顾起来，大多数报告的患者似乎都患有 Gitelman 综合征。治疗这两种疾病的主要药物是口服 KCl，有时治疗剂量可达 500mmol/d。虽然这种疗法可以在一定程度上代偿 K⁺的消耗，但几乎不可能纠正低钾血症或代谢性碱中毒。第二种方法是使用前列腺素抑制剂配合饮

食补充 K^+ 治疗。这些制剂通过降低肾素和醛固酮水平,同时降低 GFR,从而降低 K^+、Na^+ 和 Cl^- 损失。其他不常用的方法包括使用螺内酯或阿米洛利抑制 Na^+ 的重吸收,以及血管紧张素转换酶抑制剂降低醛固酮水平。后者的效用有限,因为血管紧张素转换酶抑制剂兼具降血压的作用,而且有可能加剧 ECF 体积耗竭。如前所述,Gitelman 综合征患者治疗关键是镁和钾的储存,即使给予充分的治疗措施,部分 Bartter 综合征和 Gitelman 综合征患者仍存在代谢性碱中毒和低钾血症,通常还伴有低血压等症状。

(四) 盐皮质激素增多和假性盐皮质激素增多

如前所述,与醛固酮增多相关的综合征对补充 KCl 或螺内酯治疗反应良好,库欣综合征的代谢性碱中毒对补充 KCl 也有良好的反应。地塞米松可逆转 GRA 患者的碱中毒和低钾血症。Liddle 综合征的基因缺陷导致 ENaC 持续对 Na^+ 重吸收导致代谢性碱中毒,使用阿米洛利或氨苯蝶啶阻断该上皮膜离子通道即可纠正。假性盐皮质激素分泌过量是由于抑制酶(11β-羟基类固醇脱氢酶)所致,此时,寻找致病原因是治疗的第一步,使用阿米洛利或螺内酯可能是有效的。

(五) 特殊临床情况

ECF 容量过载和(或)肾衰竭伴有代谢性碱中毒的治疗具有挑战性。多数情况下代谢性碱中毒不严重时不需要进行特殊治疗,但当血 HCO_3^- 浓度>40mmol/L,同时出现相应症状或呼吸抑制时应及时处理。对于尚残存肾功能的患者,口服(500mg qd 或 250mg bid)或静脉注射碳酸酐酶抑制剂乙酰唑胺,可有效降低血 HCO_3^- 浓度,其通过促进肾脏内 HCO_3^- 的代谢达到治疗效果。乙酰唑胺对呋塞米和螺内酯也有协同作用。由于乙酰唑胺会导致 K^+ 代谢,给药时应密切监测血钾浓度,必要时应及时补钾。

肾衰竭患者使用持续肾脏替代疗法可以安全地降低血 HCO_3^- 浓度。由于肾脏替代疗法可用性高,目前已不再推荐经静脉应用 HCl、精氨酸或氯化铵降低血 HCO_3^- 浓度的方法,因为这些方法存在潜在的危险。

参考文献

[1] Gennari FJ, Pathophysiology of metabolic alkalosis: A new classi fi cation based on the centrality of stimulated collecting duct ion transport. Am J Kidney Dis.2011;58(4):626-636.

[2] Kassirer JP, Schwartz WB. The response of normal man to selective depletion of hydrochloric acid. Factors in the genesis of persistent gastric alkalosis Am J Med. 1966;40(1):10-8.

[3] Kassirer JP, Schwartz WB. Correction of metabolic alkalosis in man without repair of potassium defi ciency. A re-evaluation of the role of potassium Am J Med. 1966;40(1):19-26.

[4] Rosen RA, Julian BA, Dubovsky EV,et al. On the mechanism by which chloride corrects metabolic alkalosis in man. Am J Med. 1988;84(3 Pt 1):449-58.

[5] Kassirer JP, Appleton FM, Chazan JA,et al. Aldosterone in metabolic alkalosis. J Clin Invest. 1967;

46(10):1558-71.

[6] Hernandez RE, Schambelan M, et al. Dietary NaCl determines severity of potassium depletion-induced metabolic alkalosis. Kidney Int. 1987;31(6): 1356-67.

[7] Galla JH, Gifford JD, Luke RG, et al. Adaptations to chloride-depletion alkalosis. Am J Physiol. 1991;261(4 Pt 2):R771-81.

[8] Wesson DE. Augmented bicarbonate reabsorption by both the proximal and distal nephron maintains chloride-deplete metabolic alkalosis in rats. J Clin Invest. 1989;84(5):1460-9.

[9] Maddox DA, Gennari FJ. Load dependence of proximal tubular bicarbonate reabsorption in chronic metabolic alkalosis in the rat. J Clin Invest. 1986;77(3):709-16.

[10] Gennari FJ. Hypokalemia in metabolic alkalosis. A new look at an old controversy. In: Hatano M, editor. Nephrology (proceedings, XIth International Society of Nephrology). Tokyo: Springer-Verlag;1991. p. 262-9.

[11] Schwartz WB. Pathogenesis and replacement of diuretic-induced potassium and chloride loss. Ann N Y Acad Sci. 1966;139(2):506-11.

[12] Galla JH, Bonduris DN, Luke RG. Effects of chloride and extracellular fl uid volume on bicarbonate reabsorption along the nephron in metabolic alkalosis in the rat. Reassessment of the classical hypothesis of the pathogenesis of metabolic alkalosis J Clin Invest. 1987;80(1):41-50.

[13] Galla JH, Bonduris DN, Luke RG. Effects of chloride and extracellular fl uid volume on bicarbonate reabsorption along the nephron in metabolic alkalosis in the rat. Reassessment of the classical hypothesis of the pathogenesis of metabolic alkalosis J Clin Invest. 1987;80(1):41-50.

[14] Amlal H, Wang Z, Soleimani M. Potassium depletion downregulates chloride-absorbing transporters in rat kidney. J Clin Invest. 1998;101(5):1045-54.

[15] Royaux IE, Wall SM, Karniski LP, et al. Pendrin, encoded by the Pendred syndrome gene, resides in the apical region of renal intercalated cells and mediates bicarbonate secretion. Proc Natl Acad Sci U S A. 2001;98(7):4221-6.

[16] Verlander JW, Kim YH, Shin W, et al. Dietary Cl (-) restriction upregulates pendrin expression within the apical plasma membrane of type B intercalated cells. Am J Physiol Renal Physiol. 2006; 291(4):F833-9.

[17] Verlander JW, Madsen KM, Galla JH, et al. Response of intercalated cells to chloride depletion metabolic alkalosis. Am J Physiol. 1992;262(2 Pt 2):F309-19.

[18] Wall SM, Kim YH, Stanley L, et al. NaCl restriction upregulates renal Slc26a4 through subcellular redistribution: role in Cl- conservation. Hypertension. 2004;44(6):982-7.

[19] Kim YH, Verlander JW, Matthews SW, et al. Intercalated cell H+/OH- transporter expression is reduced in Slc26a4 null mice. Am J Physiol Renal Physiol. 2005;289(6):F1262-72.

[20] Pech V, Pham TD, Hong S, et al. Pendrin modulates ENaC function by changing luminal HCO3. J Am Soc Nephrol. 2010;21(11):1928-41.

[21] Verlander JW, Hassell KA, Royaux IE, et al. Deoxycorticosterone upregulates PDS (Slc26a4) in mouse kidney: role of pendrin in mineralocorticoidinduced hypertension. Hypertension. 2003;42 (3):356-62.

[22] Wagner CA, Finberg KE, Stehberger PA, et al. Regulation of the expression of the Cl-/anionexchanger pendrin in mouse kidney by acid-base status. Kidney Int. 2002;62(6):2109-17.

[23] Satlin LM, Carattino MD, Liu W, Kleyman TR. Regulation of cation transport in the distal nephron by mechanical forces. Am J Physiol Renal Physiol. 2006;291(5):F923-31.

[24] Bhalla V, Hallows KR. Mechanisms of ENaC regulation and clinical implications. J Am Soc Nephrol.2008;19(10):1845-54.

[25] Woda CB, Bragin A, Kleyman TR, et al. Flowdependent K + secretion in the cortical collecting duct

is mediated by a maxi-K channel. Am J Physiol Renal Physiol. 2001;280(5):F786-93.

[26] Wesson DE, Dolson GM. Augmented bidirectional HCO3 transport by rat distal tubules in chronic alkalosis. Am J Physiol. 1991;261(2 Pt 2):F308-17.

[27] Ahn KY, Park KY, Kim KK,et al. Chronic hypokalemia enhances expression of the H(+)-K(+)-ATPase alpha 2-subunit gene in renal medulla. Am J Physiol. 1996;271(2 Pt 2):F314-21.

[28] Kassirer JP, London AM, Goldman DM,et al. On the pathogenesis of metabolic alkalosis in hyper-aldosteronism. Am J Med. 1970;49(3):306-15.

[29] Javaheri S, Kazemi H. Metabolic alkalosis and hypoventilation in humans. Am Rev Respir Dis. 1987;136(4):1011-6.

[30] Kirsch BM, Sunder-Plassmann G, Schwarz C.Metabolic alkalosis in a hemodialysis patient—suc-cessful treatment with a proton pump inhibitor.Clin Nephrol. 2006;66(5):391-4.

[31] Hoglund P, Haila S, Socha J, et al. Mutations of the Down-regulated in adenoma (DRA) gene cause congenital chloride diarrhoea. Nat Genet. 1996;14(3):316-9.

[32] Aichbichler BW, Zerr CH. Santa Ana CA, Porter JL. Fordtran JS Proton-pump inhibition of gastric chloride secretion in congenital chloridorrhea N EnglJ Med. 1997;336(2):106-9.

[33] Bates CM, Baum M, Quigley R. Cystic fi brosis presenting with hypokalemia and metabolic alkalosis in a previously healthy adolescent. J Am Soc Nephrol.1997;8(2):352-5.

[34] Zelikovic I, Szargel R, Hawash A, et al. A novel mutation in the chloride channel gene, CLCNKB, as acause of Gitelman and Bartter syndromes. Kidney Int.2003;63(1):24-32.

[35] Shaer AJ. Inherited primary renal tubular hypokalemic alkalosis: a review of Gitelman and Bartter syndromes. Am J Med Sci. 2001;322(6):316-32.

[36] Cruz DN, Shaer AJ, Bia MJ,et al. Gitelman's syndrome revisited: an evaluation of symptoms and health-related quality of life. Kidney Int. 2001;59(2):710-7.

[37] Lifton RP, Dluhy RG, Powers M, et al. A chimaeric 11 beta-hydroxylase/aldosterone synthase gene causes glucocorticoid-remediable aldosteronism and human hypertension. Nature. 1992;355(6357): 262-5.

[38] Torpy DJ, Mullen N, Ilias I,et al. Association of hypertension and hypokalemia with Cushing's syn-drome caused by ectopic ACTH secretion: a series of 58 cases. Ann N Y Acad Sci. 2002;970:134-44.

[39] Islam M, Paul RV. Correction of metabolic alkalosis by potassium chloride in ectopic adrenocorti-cotropic hormone syndrome. Am J Kidney Dis. 1996;28(4):610-3.

[40] Auchus RJ. The genetics, pathophysiology, and management of human de fi ciencies of P450c17. Endocrinol Metab Clin North Am. 2001;30(1):101-19.

[41] Warnock DG. Liddle syndrome: genetics and mechanisms of Na + channel defects. Am J Med Sci. 2001;322(6):302-7.

[42] Stewart PM, Wallace AM, Valentino R,et al. Mineralocorticoid activity of liquorice: 11-beta-hy-droxysteroid dehydrogenase deficiency comes of age. Lancet. 1987;2(8563):821-4.

[43] Morineau G, Sulmont V, Salomon R, et al. Apparent mineralocorticoid excess: report of six new cases and extensive personal experience. J Am Soc Nephrol. 2006;17(11):3176-84.

[44] Beall DP, Sco fi eld RH. Milk-alkali syndrome associated with calcium carbonate consumption. Re-port of 7 patients with parathyroid hormone levels and an estimate of prevalence among patients hospitalized with hypercalcemia. Medicine (Baltimore). 1995;74(2):89-96.

[45] Simon DB, Lifton RP. The molecular basis of inherited hypokalemic alkalosis: Bartter's and Gitel-man's syndromes. Am J Physiol. 1996;271(5 Pt 2):F961-6.

第七章 呼吸性酸中毒

第一节 呼吸性酸中毒的病理生理学

正如前文所述,呼吸性酸碱平衡失调是基于 CO_2 的改变。在正常个体中,动脉血 CO_2 分压(PCO$_2$)保持在大约 40mmHg。PCO$_2$ 的稳定主要通过肺泡换气保持,肺脏是唯一能够排出 CO_2 的脏器。数个生理机制参与维持了 CO_2 的平衡。其中任何一个机制失衡都会导致 CO_2 潴留(高碳酸血症或 PCO$_2$ 升高)或 CO_2 过度排出(低碳酸血症或 PCO$_2$ 降低)。与高碳酸血症相关的呼吸性酸碱失衡称为呼吸性酸中毒,而与低碳酸血症相关的呼吸性酸碱失衡称为呼吸性碱中毒。

在正常机体中,CO_2 的平衡由以下几种机制维持:①CO_2 的生成;②CO_2 的转运;③CO_2 的排出;④中枢神经系统(CNS)对通气运动的控制。

一、CO_2 的生成

(1)CO_2 由碳水化合物和脂肪代谢产生。

(2)每天大约生成 15 000mmol CO_2。

(3)相比于休息状态下产生的 CO_2 的量,最大运动量时可产生数倍 CO_2。

(4)肺脏是唯一能排泄 CO_2 的器官。

二、CO_2 的转运

(1)代谢过程产生的 CO_2 通过肺动脉的血液(血浆和红细胞)转运至肺脏。

(2)组织和肺泡中 PCO$_2$ 的浓度梯度仅有 6mmHg。

(3)在红细胞中,CO_2 被碳酸酐酶转化为碳酸(H_2CO_3)。

(4)H_2CO_3 随后被分解为 H^+ 和 HCO_3^-。HCO_3^- 通过 $Cl^- - HCO_3^-$ 交换溶解于血浆中并被运送至肺脏,在肺脏中再被转换为 CO_2。

三、CO_2 的排出

（1）肺泡通气量是 CO_2 排出的决定因素。

（2）肺泡通气量下降导致 CO_2 潴留，导致整个机体 CO_2 水平增高。

（3）其他决定因素包括肺血流量、CO_2 从毛细血管到肺泡腔的弥散，以及生理无效腔的影响。

四、CNS 对通气运动的控制

在正常个体，由于呼吸控制系统的存在，PCO_2、PO_2 和血 pH 值的个体间差异很小。呼吸控制系统构成如下。

（1）感受器：化学感受器。

（2）中枢控制器：延髓和脑桥。

（3）效应器：呼吸肌。

（一）感受器

两种化学感受器参与了通气运动的调节。

中枢化学感受器，位于脊髓，由脑脊液包围，对 H^+ 和 PCO_2 敏感。例如，H^+ 浓度升高，血 pH 值下降，能够刺激呼吸运动并降低 PCO_2，继而升高血 pH 值。另一方面，H^+ 浓度下降或血 pH 值升高可抑制肺泡通气并引起 PCO_2 升高，之后血 pH 值恢复到接近正常。PCO_2 升高可刺激通气，而 PCO_2 降低可抑制通气。

周围化学感受器，位于颈动脉体和主动脉弓，对 PO_2 下降和 PCO_2 上升敏感，PO_2 约 500mmHg 时敏感性增高，但 $PO_2<70$mmHg 时几乎无反应。

（二）延髓中枢

中枢控制器包括延髓和脑桥中的神经元，即呼吸中枢。

延髓呼吸中枢包括两个细胞区域：一组细胞位于延髓背侧区，称为背侧呼吸组，参与吸气运动；另一组细胞为腹侧呼吸组，控制呼气。

（三）效应器

一旦延髓呼吸中枢感受到变化，就会通过神经传导至呼吸肌（膈肌、肋间肌、腹肌及胸锁乳突肌），这些肌肉协同作用产生通气运动。

任何感知和信号传导过程中的干扰都会导致过度通气或通气不足，分别产生呼吸性酸中毒或呼吸性碱中毒。

第二节　呼吸性酸中毒的病因及临床诊疗原则

呼吸性酸中毒,又称原发性高碳酸血症,是由 CO_2 排出减少,进而动脉血 PCO_2 升高引起。当 PCO_2 升高时,血 pH 值下降。过多的 H^+ 迅速(数分钟内)被非碳酸氢盐物质缓冲,如血红蛋白、磷酸盐和血浆蛋白质,由此 HCO_3^- 不会被耗尽。在缓冲过程中,部分 HCO_3^- 由 H_2CO_3 分解产生。急性的非碳酸氢盐物质缓冲过程仅需 10~15 分钟即可完成,这种稳态可持续 1 小时。如果高碳酸血症持续超过 12 小时,肾脏会通过排泄 H^+ 而产生额外的 HCO_3^-,HCO_3^- 生成的最大水平在 3~5 天内完成。这样,呼吸性酸中毒可被分为急性(<12 小时)和慢性(>5 天)两种,均与低氧血症相关。

一、高碳酸血症继发的生理反应

如前所述,PCO_2 升高引起肾脏和肾外机制参与减少 HCO_3^- 丢失,避免了血 pH 值过度降低。尽管急性呼吸性酸中毒引起血 pH 值降低,但由于肾脏可再生 HCO_3^-,因此慢性呼吸性酸中毒时血 pH 值较正常值轻度降低。急性和慢性呼吸性酸中毒的继发反应如下。

（1）急性呼吸性酸中毒。PCO_2 每升高 1mmHg,HCO_3^- 浓度升高 0.1mmol/L。

（2）慢性呼吸性酸中毒。PCO_2 每升高 1mmHg,HCO_3^- 浓度升高 0.4mmol/L。

表 7-1 显示在急性和慢性呼吸性酸中毒过程中,PCO_2、继发反应(代偿)及动脉血 pH 值三者之间的关系。

表 7-1　高碳酸血症、继发反应和动脉血 pH 值之间的关系

类型	PCO_2 (mmHg)	预期继发反应(代偿)	预期血 HCO_3^-	pH 值 (由 Henderson 公式计算所得)
正常	40	–	24	7.40
急性	70*	PCO_2 每升高 1mmHg,HCO_3^- 浓度升高 0.1mmol/L,$\Delta PCO_2=30$ $[(70-40=30)\times 0.1=3]$	27(24+3=27)	7.10
慢性	70*	PCO_2 每升高 1mmHg,HCO_3^- 浓度升高 0.4mmol/L,$\Delta PCO_2=30$ $[(70-40=30)\times 0.4=12]$	36	7.34

*:任意值。

二、急性呼吸性酸中毒

(一) 病因

急性呼吸性酸中毒的原因见表 7-2。

表 7-2　急性呼吸性酸中毒的病因

延髓呼吸中枢受抑制
药物：麻醉药、镇静药、阿片制剂
脑外伤或梗死
中枢型睡眠呼吸暂停综合征
心脏骤停
呼吸肌和胸壁的运动功能衰竭
药物：琥珀酰胆碱、箭毒、氨基糖苷类
高位颈髓截断
肌无力危象
吉兰-巴雷综合征
癫痫持续状态
破伤风
急性食物中毒
家族性低血钾性周期性麻痹
严重低磷酸盐血症
气道阻塞
误吸
喉头痉挛
严重支气管痉挛
阻塞性睡眠呼吸暂停
通气功能缺陷
连枷胸
气胸
胸腔积液
成人呼吸窘迫综合征
急性肺栓塞
急性肺水肿
重症哮喘
重症肺炎
机械通气：由于喂养高碳水化合物及固定的每分通气量，致使 CO_2 生成增多

(二) 临床表现

如前所述,急性呼吸性酸中毒引起低氧血症,导致多器官功能下降[1]。

1. CNS 表现

(1) 症状和体征。恶心、呕吐、烦躁、头痛、意识不清和昏迷。

(2) 脑血流量。脑内毛细血管和小静脉扩张导致脑血流急性增加,这一作用由 NO 介导。

(3) 颅内压。高碳酸血症引起血管舒张,血容量和血管压力增高导致颅内压升高。

2. 心血管系统表现

交感神经紧张继发血压升高、心率增快、心排出量增多,同时由于高碳酸血症诱发血管扩张,冠状动脉血流量增多。外周血管扩张(高碳酸血症所致)和血管收缩(交感神经紧张所致)可同时出现于急性呼吸性酸中毒的患者。常见心律失常。

3. 肾脏表现

轻度高碳酸血症时肾血管扩张,$PCO_2>70mmHg$ 时肾血管收缩。肾素–血管紧张素 Ⅱ(AngⅡ)–醛固酮轴被高碳酸血症诱导的交感神经紧张激活,抗利尿激素(ADH)分泌增加。

4. 其他表现

包括骨骼肌收缩,特别是膈肌运动减弱。同时,急性和慢性高碳酸血症增加了胃酸的分泌。

(三) 诊断

病史上应当注意是否出现咳嗽、气短、发热、喘息,充血性心力衰竭(CHF)、心脏或后背的创伤、吸毒史,以及其他治疗情况。

体格检查应当包括生命体征,呼吸运动类型,体态,牙齿(义齿)、任何口腔异物,胸廓外形和辅助肌肉检查,肺部听诊检查捻发音、哮鸣音,触觉语颤,膈肌运动,心脏检查 S3 和 S4,腹部检查腹肌运动,下肢水肿,上肢是否有杵状指,以及全面的神经系统检查。

实验室检查包括如下内容。

(1) 动脉血气(ABG)。血 pH 值降低(<7.25)、血HCO_3^-浓度轻度升高(<30mmol/L)和PCO_2增高(>60mmHg)为急性呼吸性酸中毒的特点。表 7–1 显示了血 pH 值、预期HCO_3^-浓度和PCO_2在急性呼吸性酸中毒和慢性呼吸性酸中毒时的相互关系。

(2) 血清化学检查。包括 Ca^{2+}、Mg^{2+}、磷酸盐和血红蛋白。

(3) Na^+、K^+和 Cl^-水平无明显变化。

（4）阴离子间隙正常。

（5）酸性尿,pH 值<5.5。

（6）胸部 X 线和心电图检查（ECG）。

（7）计算肺泡-动脉血气体交换梯度。

（四）治疗

尽可能纠正潜在病因,立即采取的治疗方案如下[1-3]。

（1）无论患者意识是否清醒,均要建立安全的呼吸通路。

（2）麻醉药物使用过量的患者,或慢性高碳酸血症合并急性呼吸性酸中毒的患者,可能会出现高碳酸血症脑病。

（3）吸氧以改善缺氧,比降低 PCO_2 和提高血 pH 值更为重要。对于反应迟钝和昏迷的患者,以及血 pH 值<7.10 的患者,应立即使用辅助通气装置。如果患者清醒且血流动力学稳定,则可用鼻套管或高流量喉管面罩吸氧。氧疗的目标是使 PO_2 达到 60~70 mmHg 或氧饱和度（SO_2）>88%。

（4）机械通气的应用指征包括窒息、呼吸抑制、血流动力学不稳定同时合并血 pH 值<7.10和 PCO_2>80mmHg。降低 PCO_2 或许可以升高血 pH 值,但一些患者可能需要补充 $NaHCO_3$。

（5）肺部有湿啰音的患者应给予袢利尿剂。

（6）对于合并感染、哮喘的患者,可给予抗生素、β_2-受体激动剂和其他支气管扩张剂,以及皮质类固醇来改善通气。

（7）对于呼吸机依赖的患者,应控制碳水化合物摄入以减少 CO_2 的产生,鼓励从脂肪乳中摄取热量。

对于急性呼吸性衰竭的患者,恰当的临床评估和合理的药物使用是非常重要的。

三、慢性呼吸性酸中毒

当 PCO_2 高于正常时,每升高 1mmHg,可通过肾脏继发调节,使 HCO_3^- 浓度升高 0.4mmol/L,3~5 天后形成稳态高碳酸血症。这种慢性酸中毒的酸碱模式不同于急性酸中毒。

（一）病因

表 7-3 列出了慢性呼吸性酸中毒的各种原因[4]。

表 7-3　慢性呼吸性酸中毒的原因

延髓呼吸中枢受抑制
慢性镇静剂和阿片成瘾
颅脑肿瘤
原发性肺泡换气不足
肥胖—通气不足综合征
脊髓灰质炎样征合征
呼吸肌和胸壁运动功能障碍
脊髓损伤
多发性硬化
肌营养不良症
肌萎缩性脊髓侧索硬化症
黏液性水肿
脊髓灰质炎
膈神经麻痹
气道阻塞
慢性阻塞性肺疾病（COPD）（最常见原因）
换气功能障碍
胸腔积液
纤维胸
脊柱后侧凸
肺间质纤维化
重症慢性肺炎
极度肥胖

(二) 临床表现[5]

（1）由于血 pH 值接近正常，症状不如急性呼吸性酸中毒的患者严重。

（2）低氧血症及其相关症状较常见。

（3）CNS 表现包括震颤、共济失调和食欲降低。脑血管扩张和血流增多，但没有达到急性高碳酸血症的程度。

（4）心血管效应包括肺动脉高压（肺心病）、周围组织水肿，以及室性和室上性心律失常。心排出量正常或接近正常。

（5）肾小球滤过率（GFR）正常。

（6）可能出现骨病，但较代谢性酸中毒轻。高钙尿症不常见。

(三) 诊断

与急性呼吸性酸中毒一样，病史和物理检查对慢性酸中毒的诊断很重要。体态、胸廓变形及杵状指均是突出表现。

化验室检查内容如下。

（1）ABG。血 pH 值接近正常（>7.30），HCO_3^- 浓度升高（>32mmHg），PCO_2 升高（>60mmHg），通常是慢性呼吸性酸中毒的特点。

（2）Na^+ 和 K^+ 浓度正常。

（3）Cl^- 浓度随着 HCO_3^- 浓度升高成比例地降低。

（4）K^+ 浓度降低时，可疑合并代谢性碱中毒或使用过多 β_2-受体激动剂。

（5）AG 正常。当 AG 升高时，可疑合并代谢性酸中毒，如乳酸酸中毒。

（6）尿浓 pH 值<5.5。

（7）常见继发性红细胞增多症。

（8）如果可疑合并感染应行胸部 X 线检查，评估慢性肺炎。

（四）治疗[4]

慢性呼吸性酸中毒的治疗不同于急性呼吸性酸中毒，方法如下。

（1）治疗引起慢性呼吸性酸中毒的病因，适当治疗。

（2）治疗的首要目标是保持足够的氧合、肺泡通气量，以及改善低氧血症。

（3）与急性呼吸性酸中毒相反，应避免过度氧疗以免 CNS 受抑制。

（4）镇静药和安眠药可抑制 CNS，应避免长期使用。

（5）合并肺心病和下垂部位重度水肿的患者，在接受利尿剂治疗时，其血 pH 值会轻度升高。

（6）合并感染时使用抗生素治疗。

（7）持续给予支气管扩张药物治疗。

（8）对于肥胖个体应给予减肥措施。

（9）调整膳食结构，减少 CO_2 的产生。

（10）如果重度低氧血症（动脉血 PO_2<50mmHg）长时间不缓解，持续低流量吸氧可通过减轻肺血管收缩改善肺循环和气体交换。

（11）氧疗的目的是保持 PO_2 在 60~70mmHg 之间，SO_2 在 88%~93%之间。

（12）对于清醒、能咳嗽并接受药物治疗的患者，不需要使用机械通气。

（13）昏迷患者以及合并急性呼吸性酸中毒的患者需要使用机械通气治疗，每分通气量应达到基础血 pH 值和 PCO_2。PCO_2 突然下降可诱发高碳酸血症后的代谢性碱中毒。

参考文献

[1] Adrogué HJ. Diagnosis and management of severe respiratory acidosis: a 65-year-old man with a dou-ble lung transplant and shortness of breath. Am J Kidney Dis. 2010;56:994-1000.

[2] Adrogué HJ，Madias NE. Management of life-threatening acid-base disorders ［1 of 2 parts］. NEngl J Med. 1998;338:26-34.

[3] Adrogué HJ，Madias NE. Respiratory acidosis. In: Gennari FJ，Adrogué HJ，Galla JH，Madias NE，editors. Acid-base disorders and their treatment. Boca Raton: Taylor & Francis;2005.pp. 597-639.

[4] Bruno CM，Valenti M. Acid-base disorders in patients with chronic obstructive pulmonary disease: a pathophysiological review. J Biomed Biotechnol. 2012;2012:915150（Article ID 915150, 2012）.

[5] Elliott CG，Morris AH. Clinical syndromes of respiratory acidosis and alkalosis. In: Seldin DW，Giebisch G，editors. The regulation of acid-base balance. New York: Raven Press;1989. pp. 483-521.

第八章 呼吸性碱中毒

呼吸性碱中毒是指肺过度通气造成体内的 CO_2 排出过多，导致动脉血 $PaCO_2$ 及 H_2CO_3 浓度下降的一种酸碱平衡紊乱[1]。

第一节 呼吸性碱中毒的代偿调节机制

动脉血中 H^+ 浓度正常范围是 38~42mmol/L（pH 值为 7.35~7.45），只有保持在此范围内，人体内器官的代谢活动才能正常运转。虽然人们每日的膳食和代谢活动在体内产生大量的酸、碱产物，但是正常情况下体液中的 H^+ 浓度能够保持相对稳定。之所以能够保持这种稳定，是因为血液缓冲系统、肺、肾脏能够对体内的酸碱平衡进行精细调节[2]。在发生呼吸性碱中毒时，此三大系统也在不同阶段进行代偿调节。根据发病急缓的不同，呼吸性碱中毒分为急性呼吸性碱中毒和慢性呼吸性碱中毒，它们的代偿机制也不尽相同。

一、血液缓冲系统的代偿机制

血液缓冲系统是避免体液 pH 值大幅度波动的第一道防线，也是能最快速启动的一道防线。血液缓冲系统由不同的缓冲酸和其对应的缓冲碱组成，分成碳酸氢盐缓冲系统和非碳酸氢盐缓冲系统。在发生急性呼吸性碱中毒时，血液中 $PaCO_2$ 下降导致 H_2CO_3 浓度出现原发性减低，此时缓冲系统的缓冲酸将 H^+ 释放出来，与 HCO_3^- 结合形成 H_2CO_3，使血液中 H_2CO_3 浓度代偿性回升，而血液中的 HCO_3^- 因为被消耗而代偿性下降，此过程通常在数分钟之内即可完成。

改良的 Henderson-Hasselbalch 公式可以帮助理解酸碱平衡紊乱时的 H^+ 浓度与 $PaCO_2$ 和 HCO_3^- 浓度的关系。

$$[H^+]\,(mmol/L) = 24 \times \frac{PaCO_2(mmHg)}{[HCO_3^-]\,(mmol/L)}$$

（注：[ ]代表浓度）。

此公式显示：$PaCO_2$ 下降时 $PaCO_2/HCO_3^-$ 的值下降，从而 H^+ 浓度下降、血 pH 值升高，造成碱血症。碱血症反过来启动缓冲系统释放 H^+，滴定 HCO_3^- 使其浓度随之下降，从而减少血 pH 值的升高。但是，急性呼吸性碱中毒时这种快速代偿反应较弱，不能充分阻止 $PaCO_2/HCO_3^-$ 值的下降和随后的血 pH 值升高。事实上，急性呼吸性碱中毒时，$PaCO_2$ 每降低 10mmHg，HCO_3^- 浓度下降约 2mmol/L。因此，血 HCO_3^- 浓度和 $PaCO_2$ 的关系可以写成如下公式。

$$\Delta[HCO_3^-]\,(mmol/L)=0.2\times\Delta PaCO_2\,(mmHg)\pm2.5$$

（注：Δ 代表变化值，[ ]代表浓度）。

因此，$PaCO_2$ 从 40mmHg 急性下降至 20mmHg 会导致血 HCO_3^- 浓度迅速下降，即从正常的 24mmol/L 降至 17.5~22.5mmol/L。如果 HCO_3^- 浓度的变化与所计算的预期不同，则提示此酸碱平衡紊乱不是单纯的急性呼吸性碱中毒，还应同时合并其他酸碱平衡紊乱。

二、肺的代偿机制

肺泡通气受化学感受器的调节，其位于中枢系统的延髓和外周系统的颈动脉窦和主动脉弓。化学感受器在接收到 H^+ 浓度或 $PaCO_2$ 的变化时会调整肺泡的通气频率。在呼吸性碱中毒时，化学感受器通过抑制肺泡通气和减弱呼吸肌运动来提高 $PaCO_2$，使血 pH 值向正常范围回归。这种代偿反应慢于血液缓冲系统，大约在数小时之内完成[3]。

值得一提的是，严重心力衰竭和心肺复苏后的患者可能会出现假性呼吸性碱中毒[4]。其原因是这些患者的肺血流灌注严重减少，血液中的 CO_2 的排出受阻，静脉血和组织中存在高碳酸血症。另一方面，肺泡通气功能正常，因此肺泡通气–灌注比升高，动脉血出现低碳酸血症。实际上，机体因为 CO_2 的绝对排出量下降存在的是呼吸性酸中毒而不是呼吸性碱中毒。动脉血由于 CO_2 的相对排出增多导致的血 pH 值升高是假性呼吸性碱中毒。因此，血流动力学不稳定的患者应该同时抽取动脉血样和中央静脉血样进行血气分析检测。

三、肾脏的代偿机制

肾脏的代偿机制完成需要的时间最长，大约 2~3 天，见于慢性呼吸性碱中毒。肾脏的代偿机制使得血 HCO_3^- 浓度进一步下降[5,6]。此作用通过抑制肾小管的 H^+ 和 NH_3 分泌、代偿性增加 HCO_3^- 从尿液的排出来完成。此代偿的结果是在慢性呼吸性碱中毒时血 pH 值的升高幅度继续减少,逐渐回归正常或者接近正常。研究显示,健康人在高海拔下因缺氧诱发的慢性呼吸性碱中毒,导致 $PaCO_2$ 从 40mmHg 每下降 10mmHg 血 HCO_3^- 浓度约下降 5mmol/L。这样,慢性呼吸性碱中毒时血 HCO_3^- 浓度与 $PaCO_2$ 变化的关系如下。

$$\Delta[HCO_3^-](mmol/L)=0.5\times\Delta PaCO_2(mmHg)\pm2.5$$

(注:Δ 代表变化值,[ ]代表浓度)。

可以计算,$PaCO_2$ 从正常的 40mmHg 缓慢持续性降低至 20mmHg 将引起血 HCO_3^- 浓度从 24mmol/L 降至 11.5~16.5mmol/L。单纯的呼吸性碱中毒很少低至 12mmol/L 以下,如果出现这种情况强烈提示同时存在代谢性酸中毒。

第二节 呼吸性碱中毒的病理生理和临床诊治

呼吸性碱中毒始发于过度通气导致体内 CO_2 的排出多于合成,造成 $PaCO_2$ 降低的一种酸碱平衡失调,是比较常见的酸碱平衡失调。过度通气的发生有时比较隐匿,在临床上容易被忽视。虽然呼吸性碱中毒在某些良性病因下通过自身代偿调节能够恢复正常,但是在许多情况下也会出现严重的不良后果,其危害性在临床上往往被低估。临床研究显示,ICU 中病情危重的患者常会发生呼吸性碱中毒,有时其单独存在,有时是双重或多重酸碱平衡失调的一部分,一旦出现通常提示预后不良。呼吸性碱中毒的院内死亡率高于呼吸性酸中毒,死亡率的升高与低碳酸血症的严重程度成正比。因此,呼吸性碱中毒在临床上应该受到充分重视。

一、呼吸性碱中毒的病因

根据引发过度通气的机制不同,呼吸性碱中毒的病因可分成以下几类[7-9]。

(一) 机体缺氧

各种低氧血症的病因均可以导致呼吸性碱中毒,如处于高海拔缺氧环境下、喉痉挛、溺水、低血压、严重循环衰竭、发绀型心脏病等。另外,由于贫血、血红蛋白氧离曲线左移等原因造成的组织缺氧也可以导致呼吸性碱中毒。

(二) 呼吸中枢介导的过度通气

颅压增高、中风、颅内出血、中枢神经系统感染、外伤、脑肿瘤等中枢神经系统疾病,或者因疼痛、焦虑、主观故意等原因刺激呼吸中枢,引起过度通气。此外,败血症、高代谢状态(如发热、甲亢)、肝病、药物(如水杨酸、黄体酮、β-受体激动剂等)、妊娠等原因也可以引起中枢性过度通气。

（三）外周感受器介导的过度通气

肺炎、哮喘、脓胸、血胸、肺栓塞、肺水肿、心力衰竭等疾病可以刺激外周化学感受器，即主动脉体感受器和颈动脉体感受器，引起过度通气。

（四）医源性过度通气

患者在接受人工机械通气或体外膜肺氧合（ECMO）时，如果每分钟通气频率设置不合理，也会导致呼吸性碱中毒。

二、呼吸性碱中毒的病理生理和临床表现

（一）中枢神经系统

脑脊液中的酸碱变化与血液中的酸碱变化一致，呼吸性碱中毒时脑组织血流灌注减少，导致乳酸水平升高、颅内压降低。因此可以出现肢体末端感觉异常、口周麻木等症状，严重时出现头痛、头晕、烦躁不安、定向困难、幻觉、四肢抽搐等[10,11]。

（二）心血管系统

呼吸性碱中毒最能危及生命的是心血管方面的病理生理改变和临床表现[12]。一方面，交感神经兴奋可以引发心率增快及各种快速性心律失常。这种心律失常在缺血性心脏病患者中更容易发生，而且呼吸性碱中毒造成的心律失常进行药物治疗有时非常困难；另一方面，碱血症和低碳酸血症可以诱发冠状动脉痉挛、心排出量下降，导致患者出现心肌缺血性胸痛和相应的心电图缺血性 ST-T 波形改变，无论有无冠心病，这种心绞痛都可以发生。

（三）呼吸系统

急性呼吸性碱中毒可以引起肺动脉扩张，使得肺血管阻力减低[13]。临床上利用这种病理生理改变治疗新生儿的持续性肺高压[14]。但是低氧可以诱导肺血管痉挛，抵消这种作用。此外，呼吸性碱中毒加强肺微血管的渗透性，人处于高海拔地区或者接受人工机械通气时的肺损伤与此机制有关。

（四）消化系统

呼吸性碱中毒可以增加胃肠道的运动和减少其血流灌注，造成恶心、呕吐等症状，严重时出现肠激惹综合征。急性低碳酸血症时，小肠和结肠对 Na^+、Cl^- 的吸收减少，对 CO_2 的分泌下降[15]。

（五）代谢方面

1. 血清电解质稳态的改变

呼吸性碱中毒可以导致血清电解质水平的改变,包括低钾血症或高钾血症、低磷血症或高磷血症、低钙血症等。肺过度通气诱发的急性呼吸性碱中毒可以首先导致高钾血症,然后再使血钾快速下降。其机制是肺泡高通气诱发 α-肾上腺素活性增加,造成高钾血症。然后,K^+ 向细胞内迁移造成低钾血症。形成低钾血症的另一个原因是碳酸氢盐尿增加了 K^+ 的排出。另外,为了纠正呼吸性碱中毒造成的 H^+ 浓度下降,细胞内代偿性地增加了细胞内 H^+–K^+ 的交换,使 H^+ 更多地从细胞内移出,由此导致集合管对 K^+ 的重吸收减少,这也是造成低钾血症的一个原因。血 pH 值每升高 0.1 单位,血钾浓度降低 0.3mmol/L。人体在高海拔环境诱发慢性呼吸性碱中毒时更容易出现低钾血症和尿钾增多[16]。

血磷和尿磷也受到呼吸性碱中毒的影响。急性呼吸性碱中毒时细胞内糖原分解增强,1,6-二磷酸果糖等化合物的磷酸化消耗大量的磷,导致血液中的磷更多地被细胞摄入进行补充,从而发生低磷血症。相反,慢性呼吸性碱中毒引起高磷血症。血磷增高与尿磷排泄减少有关,后者继发于甲状旁腺激素抵抗。高磷血症可以与低磷血症伴随发生。高磷血症继发于低磷血症,而不是由于血 pH 值的升高或者碱中毒,其受 β-受体调节。在急性呼吸性碱中毒时,多巴胺水平增高,而普萘洛尔能够阻滞甲状旁腺激素引起的磷酸盐尿效应。

2. 乳酸酸中毒

呼吸性碱中毒对机体代谢的另一个重要影响是产生乳酸。人在急性过度通气致 PCO_2 降至 20mmHg 时,乳酸水平会小幅升高。如公式所示,丙酮酸在乳酸脱氢酶的催化下生成乳酸。

丙酮酸+NADH+H^+=乳酸+NAD^+

(注:NADH,烟酰胺腺嘌呤二核苷酸还原态;NAD^+,烟酰胺腺嘌呤二核苷酸氧化态)。

虽然乳酸的形成受 NADH 与 NAD^+ 相对水平的影响,但是它也依赖于丙酮酸的水平。血 pH 值升高诱发的磷酸果糖激酶活性升高会导致糖酵解的速度增快,其后果是使丙酮酸水平升高,以其为底物生成的乳酸也随之升高。此外,呼吸性碱中毒还能减少乳酸的清除,因此使乳酸水平进一步增高。

三、呼吸性碱中毒的诊断

过度通气的发生有时非常隐匿,在临床上经常被医生忽视。诊断呼吸性碱中毒,首先要从病史和体格检查中寻找线索,如呼吸频率增快可能是发现呼吸性碱中毒的最初线索。为了进一步诊断,还需要做必要的辅助检查,如血气分析、电解质、胸片等检查[17]。

血气分析是诊断呼吸性碱中毒的重要依据。动脉血 pH 值升高且伴有 $PaCO_2$ 下降,即可以诊断呼吸性碱中毒。此外,血气分析还可以根据呼吸性碱中毒的代偿公式计算是否合并其他酸碱平衡紊乱。根据呼吸性碱中毒的代偿公式,急性呼吸性碱中毒时,$PaCO_2$ 每下降 10mmHg,HCO_3^- 浓度减少 2mmol/L。慢性呼吸性碱中毒时,$PaCO_2$ 每下降 10mmHg,HCO_3^- 浓度减少 5mmol/L。呼吸性碱中毒时,如果 HCO_3^- 浓度下降幅度高于代偿预期值,则提示合并代谢性酸中毒;反之,HCO_3^- 浓度下降幅度低于代偿预期值,则提示合并代谢性碱中毒[18]。

四、呼吸性碱中毒的治疗

如前所述,呼吸性碱中毒可以对循环系统、呼吸系统、神经系统、消化系统以及机体代谢等多方面造成危害。这种危害可能是暂时性的,也可能是永久性的,因此应该认识到呼吸性碱中毒不是良性的,它对人体的生命威胁不容忽视,如果存在必须积极纠正。呼吸性碱中毒最重要的治疗是纠正病因[15]。对于焦虑引起的过度换气,在适当安慰的基础上,用纸袋或在其他密闭系统中呼吸以提高 $PaCO_2$,能够部分纠正低碳酸血症和改善症状,如果无效可以应用镇静剂。对于其他病因,如低氧血症、脓毒血症、哮喘、肺水肿、肺栓塞等病因,也是在积极去除病因后呼吸性碱中毒才能够得以纠正。

总之,呼吸性碱中毒是由各种疾病或医源性原因导致的肺过度通气造成的原发性低碳酸血症,其发病隐匿、危害性涉及体内代谢和许多重要器官。虽然通过人体内的代偿机制可以部分纠正呼吸性碱中毒,但是尽早发现、尽早诊断并且采取适当的治疗去除病因,才能够最大限度地降低呼吸性碱中毒对患者的生命威胁。

参考文献

[1] Sharma S & Rawat D(2018)Hypocarbia. StatPearls,Treasure Island(FL)).

[2] Moe OW & Fuster D(2003)Clinical acid-base pathophysiology: disorders of plasma anion gap. Best practice & research. Clinical endocrinology & metabolism 17(4):559-574.

[3] Foster GT,Vaziri ND,& Sassoon CS(2001)Respiratory alkalosis. Respiratory care 46(4):384-391.

[4] Frangiosa A,De Santo LS,Anastasio P,& De Santo NG (2006)Acid-base balance in heart failure. Journal of nephrology 19 Suppl 9:S115-120.

[5] Clancy J & McVicar A(2007)Intermediate and long-term regulation of acid-base homeostasis. British journal of nursing 16(17):1076-1079.

[6] Madias NE & Adrogué HJ (2014)Respiratory Acidosis and Alkalosis. National Kidney Foundation Primer on Kidney Diseases, eds Gilbert SJ & Weiner DE (Elsevier Inc), 6th Edition Ed,pp 144-150.

[7] Laffey JG & Kavanagh BP(2002)Hypocapnia. The New England journal of medicine 347(1):43-53.

[8] Kaehny WD (1983)Respiratory acid-base disorders. The Medical clinics of North America 67(4):

915-928.

[9] Hyneck ML（1985）Simple acid-base disorders. American journal of hospital pharmacy 42（9）:1992-2004.

[10] Espay AJ（2014）Neurologic complications of electrolyte disturbances and acid-base balance. Handbook of clinical neurology 119:365-382.

[11] Caso G & Garlick PJ（2005）Control of muscle protein kinetics by acid-base balance. Current opinion in clinical nutrition and metabolic care 8（1）:73-76.

[12] Arroyo JP & Schweickert AJ（2013）Back to Basics in Physiology:Fluids in the Renal and Cardiovascular Systems（Academic Press, Oxford）.

[13] Brinkman JE & Sharma S（2018）Physiology,Alkalosis,Respiratory.StatPearls,Treasure Island(FL)）.

[14] Timmons O（2010）Diagnosis and Treatment of Respiratory Alkalosis. Fluid and Electrolytes in Pediatrics: A comprehensive handbook,Nutrition and Health,eds Feld LG & Kaskel FJ（Humana Press）, pp 273-292.

[15] Hopkins E & Sharma S（2018）Physiology,Acid Base Balance. StatPearls,Treasure Island(FL)）.

[16] Palmer BF（2013）Respiratory Acid-Base Disorders. Core Concepts in the Disorders of Fluid, Electrolytes and Acid-Base Balance,eds Mount DB,Sayegh MH,& Singh AK（Springer Science+Business Media,New York）,pp 297-306.

[17] Halperin ML, Kamel KS, & Goldstein MB（2009）Respiratory Acid-Base Disturbances. FLUID, ELECTROLYTE,AND ACID-BASE PHYSIOLOGY:A PROBLEM-BASED APPROACH,eds Halperin ML,Kamel KS,& Goldstein MB（Elsevier）,pp 222-242.

[18] Ayers P & Warrington L（2008）Diagnosis and treatment of simple acid-base disorders. Nutrition in clinical practice:official publication of the American Society for Parenteral and Enteral Nutrition 23（2）:122-127.

第九章 混合型酸碱平衡紊乱

第一节 混合型酸碱平衡紊乱的分类和病理生理机制

混合型酸碱平衡紊乱是重症患者的临床常见疾病。混合型酸碱平衡紊乱患者血液中存在多种干扰血 pH 值的因素,相比单一酸碱平衡紊乱,对各器官功能损害更大。此外,混合型酸碱平衡紊乱常见于住院患者,尤其是住在 ICU(重症监护室)的患者。对这些疾病的特征和发病机理的正确认识是具有挑战性的, 也是采取完善的治疗措施的先决条件。临床医生必须熟记血气检查的各项参数,并理解这些参数的意义,才能排除各项干扰,给予患者正确的诊断和治疗。本章总结了系统诊断混合型酸碱平衡紊乱的方法,以帮助临床医生对混合型酸碱平衡紊乱进行快速识别和精确诊断。

一、混合型酸碱平衡紊乱的定义和分类

混合型酸碱平衡紊乱是指同时存在两种或两种以上的酸碱平衡紊乱。可能包括两种或两种以上的单纯型酸碱平衡紊乱(如代谢性酸中毒和呼吸性碱中毒),两种或两种以上的有不同的发病过程或发病机理的单纯型酸碱平衡紊乱同时存在 (如急性呼吸性酸中毒合并慢性呼吸性酸中毒, 高阴离子间隙代谢性碱中毒合并高氯离子代谢性酸中毒),或者是前两种形式的组合[1]。但是单纯型酸碱平衡紊乱的继发或适应性反应不能作为混合型酸碱平衡紊乱的组成部分。

某些临床事件通常伴发混合型酸碱平衡紊乱,例如心跳呼吸骤停,败血症,药物中毒,糖尿病和器官衰竭(尤其是肾脏、肝脏、肺功能衰竭)。严重肾功能损害或终末期肾病(ESRD)的患者容易伴发复杂且严重的混合型酸碱平衡紊乱。高阴离子间隙代谢性酸中毒通常伴有高氯离子代谢性酸中毒。

根据上述定义,可以将混合型酸碱平衡紊乱主要分为两组(图 9-1)。

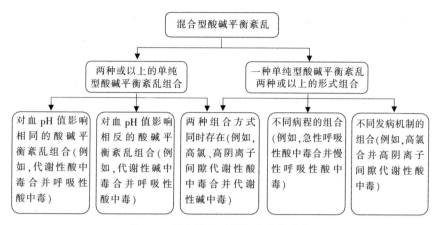

图 9-1　混合型酸碱平衡紊乱的分类

二、混合型酸碱平衡紊乱的病理生理机制

(一) 单纯型酸碱平衡紊乱的病理生理机制

如表 9-1 所示,主要存在 4 种酸碱平衡紊乱。代谢性酸碱平衡紊乱由血 HCO_3^- 浓度的变化引起,呼吸性酸碱平衡紊乱由 $PaCO_2$ 改变引起。代谢性酸中毒是由于血 HCO_3^- 浓度降低所致,代谢性碱中毒是由血 HCO_3^- 浓度升高引起。呼吸性酸中毒是由于 $PaCO_2$ 升高所致,而呼吸性碱中毒是由 $PaCO_2$ 降低所致。

在起始代谢或呼吸性酸碱平衡紊乱发生后不久,另一个变量的方向也会随之向相同的方向变化(例如,代谢性酸碱平衡紊乱时呼吸性代偿,反之亦然)。如前所述,这种反应倾向于使血 pH 值恢复到正常水平,但一般并不能完全恢复正常。但轻度慢性低碳酸血症或慢性高碳酸血症例外,其血 pH 值可在正常范围内[2]。

表 9-1　单纯型酸碱平衡紊乱的代偿预计范围

类型	原发性障碍	代偿情况	代偿预计公式	最大代偿时间	代偿限度
代酸	HCO_3^- ↓	PCO_2 ↓	$PaCO_2 \downarrow = 1.5 \cdot HCO_3^- + 8 \pm 2$ $PaCO_2 \downarrow = 1.2 \cdot HCO_3^- \pm 2$	12~24 小时	1.3 kPa(10mmHg)
代碱	HCO_3^- ↑	PCO_2 ↑	$PaCO_2 \uparrow = 0.7 \cdot HCO_3^- \pm 5$	12~24 小时	7.8~9.1kPa (60~72mmHg)
呼酸					
急性	PCO_2 ↑	HCO_3^- ↑	$HCO_3^- \uparrow = 0.1 \cdot PaCO_2 \pm 1.5$ $HCO_3^- \uparrow \leqslant 3~4mmol/L$	数分钟至 4~6 小时	32mmol/L

(待续)

表 9-1 （续）

类型	原发性障碍	代偿情况	代偿预计公式	最大代偿时间	代偿限度
慢性呼碱	$PCO_2 \uparrow$	$HCO_3^- \uparrow$	$HCO_3^- \uparrow = 0.4 \cdot PaCO_2 \pm 3$	3~5 天	45mmol/L
急性	$PCO_2 \downarrow$	$HCO_3^- \downarrow$	$HCO_3^- \downarrow = 0.2 \cdot PaCO_2 \pm 2.5$	数分钟至 4~6 小时	18~20mmol/L
慢性	$PCO_2 \downarrow$	$HCO_3^- \downarrow$	$HCO_3^- \downarrow = 0.5 \cdot PaCO_2 \pm 2.5$	3~5 天	12~15mmol/L

（二）原发性酸碱平衡紊乱的代偿反应

如表 9-1 所示，我们根据经验总结了主要酸碱平衡紊乱及其代偿反应和代偿反应的程度 [3,4]。尽管代偿反应的目的是缓和主要酸碱平衡紊乱导致的血 pH 值改变，但 Madias 等人的研究证实在某些情况下对代谢性酸中毒和碱中毒所引起的呼吸性代偿反应实际上会加剧血 pH 值的改变。Madias 等人[5]的研究数据表明，在某些情况下代谢性酸碱平衡紊乱引起的呼吸性代偿反应并不是适应性的，这一点很有趣，但对于这个问题的进一步讨论不在本章范围内。当代谢性或呼吸性酸碱平衡紊乱的代偿反应在预期范围内时，诊断为单一型或单纯型酸碱平衡紊乱；当代偿反应超出了预期范围则诊断为混合型酸碱平衡紊乱。需要强调的是，即使血气参数显示为单纯型酸碱平衡紊乱时，也不能排除混合型酸碱平衡紊乱的存在。急、慢性酸碱平衡紊乱的表现形式不同，其代偿反应也存在急、慢性的不同表现[6]。急、慢性呼吸性酸中毒和慢性呼吸性碱中毒是最常见的酸碱平衡紊乱形式[6]。近期的研究表明，代谢性酸中毒也可以分为急性和慢性两种表现形式[7]。混合型酸碱平衡紊乱可以同时出现两种以上代谢性酸碱平衡紊乱，例如同时出现正常阴离子间隙代谢性酸中毒、阴离子间隙增高代谢性酸中毒和代谢性碱中毒。因此，血清阴离子间隙的值对诊断这类酸碱平衡紊乱十分重要。在病情非常严重的患者身上经常能发现呼吸性酸碱平衡紊乱引起的多种代谢性酸碱平衡紊乱的代偿反应。

如上所述，识别混合型代谢性或呼吸性酸碱平衡紊乱需要了解原发性酸碱平衡紊乱的时程及其代偿反应的限度。

1. 代谢性酸中毒

发生代谢性酸中毒的几分钟内，通气量就会增加，以降低 $PaCO_2$[4]。在动物和人类身上进行的研究都验证了血清碳酸氢盐和 $PaCO_2$ 的关系[4,8]。Albert 等人研究腹泻或酮症酸中毒超过 24 小时的患儿血清碳酸氢盐与 $PaCO_2$ 的关系。该研究数据显示，酸中毒的严重程度与血清碳酸氢盐浓度和通气水平呈线性关系。据此研究得出方程：$PaCO_2$（mmHg）$= 1.5 \cdot HCO_3^- + 8 \pm 2$。该方程称为"温特斯公式"，具有 95% 的可信度[8]。"温特斯公式"可以根据任何给定的血HCO_3^-浓度值,计算出$PaCO_2$的预期值。对于慢性肾衰竭和糖尿病酮症酸中毒患者,$PaCO_2(mmHg)=1.2\cdot\Delta HCO_3^-$[9]。

Pierce等人[8]提出稳定的血HCO_3^-浓度十分重要,因其能在代谢性酸中毒最初的24小时或更长时间内提高最大通气量。他们研究了35例伴有代谢性酸中毒的霍乱患者,发现最大通气量的改变总是落后于代谢性酸中毒的发展。本研究中,霍乱进展期、恢复期未测定血HCO_3^-浓度和$PaCO_2$的值,但二者在霍乱稳定期的关系与其他研究一致。

综上所述,急性、慢性代谢性酸中毒时,$PaCO_2$和HCO_3^-浓度的变化幅度接近1:1。超急性期(≤8小时)时,其比值略<1(0.85:1),病程更长的患者其比值略>1(1~1.3:1)。代谢性酸中毒慢性稳定期$PaCO_2$的值可根据"温特斯公式"或$PaCO_2(mmHg)=1~1.3\cdot\Delta HCO_3^-$计算。

2. 代谢性碱中毒

代谢性碱中毒时,脑脊液H^+浓度变化与$PaCO_2$变化和呼吸抑制有关[10]。一些由$NaHCO_3$或胃引流引起的急性代谢性碱中毒仅引起通气量的小幅降低。然而,由于缺乏像代谢性酸中毒一样的全程研究,确定最大通气反应出现的时间十分困难。在没有数据支持的情况下,我们暂时假定代谢性碱中毒和代谢性酸中毒的演变相似,从稳定状态到最大呼吸反应状态需要几个小时。血HCO_3^-浓度升高超过24小时的代偿性呼吸反应在人体和动物模型上都已得到验证[10]。尽管一些实验结果仅表现出小幅度的通气量降低[10],但大部分实验都显示出通气功能降低。而在未表现出通气量下降的实验中,也都归因于焦虑等原因导致的K^+浓度变化。

Javeheri等人[10]观察连续应用利尿剂7天诱导出代谢性碱中毒的人体模型。6名轻、中度代谢性碱中毒(血HCO_3^-浓度34~42mmol/L)患者均表现出$PaCO_2$升高,$PaCO_2$与血HCO_3^-浓度的关系接近1:0.9。其他人的人体和动物实验结果均得出相似的结果,其结果与慢性代谢性酸中毒的结果相似。目前,如果$PaCO_2$的增加量大于推算值,则认为同时存在呼吸性酸中毒。相反,如果$PaCO_2$小于预测值,则认为同时存在呼吸性碱中毒[10]。

3. 呼吸性酸中毒

$PaCO_2$升高会导致代偿性血HCO_3^-浓度的改变。血HCO_3^-浓度的改变分为两步[11,12],急性期(5~15分钟)血HCO_3^-浓度的升高完全是由于$PaCO_2$升高。随着高碳酸血症持续存在,肾脏分泌的碳酸氢盐成为血HCO_3^-的主要成分,这一过程持续3~5天。对实验动物的研究表明,$PaCO_2$每增加10mmHg,血HCO_3^-浓度就会急剧升高2mmol/L,慢性呼吸性酸中毒时,$PaCO_2$每增加10mmHg,血HCO_3^-浓度平均升高3.5mmol/L。早期人类实验结果与动物实验结果相符,后来的人类实验结果显示血HCO_3^-浓度的升高程度同动物实验结果稍有不同[12],但目前大部分临床医生仍沿用之前动物实验的结果。血HCO_3^-浓度的代偿性升高程度和其起始浓度有很大关系。动物实验的结果证明无论是代谢性酸中毒还是慢性低碳酸血症,当血HCO_3^-浓度较低时,ΔHCO_3^-和$\Delta PaCO_2$的相关性更高。混合型呼吸性酸碱平衡紊乱可由急性呼吸性酸中毒和慢性呼吸性酸中毒叠加而成。在急慢性呼吸性酸中毒稳定状态的中间时间(10~15分钟之间或3天)采血的话,相关参数会显示为急性和慢性呼吸性酸中毒的合并状态[6,12]。

4. 呼吸性碱中毒

和$PaCO_2$升高时的代偿反应相似,$PaCO_2$下降时的代偿反应也分两步[12]。动物实验数据表明:最初5~10分钟,$PaCO_2$每下降10mmHg,血HCO_3^-浓度降低2mmol/L。随后,低碳酸血症持续存在,肾脏泌酸抑制和质子滞留导致血HCO_3^-浓度进一步下降,平均为5mmol/L,这种代偿反应在3~5天内完成。如前所述,轻度慢性低碳酸血症对血pH值影响最小。因此,慢性低碳酸血症患者在血pH值正常时存在混合型酸碱平衡紊乱的可能性较小。一项人类由高压氧所致慢性低碳酸血症的研究中得出了类似的结果:$PaCO_2$每下降10mmHg,HCO_3^-浓度降低4.1mmol/L[13]。急性低碳酸血症叠加在慢性低碳酸血症上,可导致急性和慢性呼吸性碱中毒。此外,如果在急性期和慢性期之间的中间点采集样本的话,相关参数能反映急、慢性低碳酸血症的复合状态。

(三) 混合型酸碱平衡紊乱的类型及病理生理机制

从之前内容来看,混合型酸碱平衡紊乱首先需要识别原发性酸碱平衡紊乱,然后确定代偿反应。代谢性和呼吸性紊乱都可能成为主要原发紊乱,但有些时候很难区分主要的原发紊乱。住院患者常同时存在代谢性和呼吸性酸碱平衡紊乱[14]。研究表明,8%的普通病房患者合并有代谢性酸中毒或碱中毒和呼吸性酸中毒或碱中毒[53]。常见混合型酸碱平衡紊乱结合类型见表9-2和表9-3。

表9-2 混合型酸碱平衡紊乱分类

混合类型	生化改变
相加型	
呼吸性酸中毒+代谢性酸中毒	血pH值明显下降,HCO_3^-浓度降低,PCO_2增加
呼吸性碱中毒+代谢性碱中毒	血pH值明显上升,HCO_3^-浓度升高,PCO_2下降
相抵型	
呼吸性酸中毒+代谢性碱中毒	血pH值改变不定,HCO_3^-浓度升高,PCO_2增加
呼吸性碱中毒+代谢性酸中毒	血pH值改变不定,HCO_3^-浓度降低,PCO_2降低
代谢性酸中毒+代谢性碱中毒	血pH值改变不定,血HCO_3^-浓度与PCO_2均可不同程度改变,$\Delta AG > \Delta HCO_3^-$

表 9-3 常见混合型代谢性和呼吸性酸碱平衡紊乱

酸碱平衡紊乱类型	常见原因	对血 pH 值影响	常见程度
代谢性酸中毒合并呼吸性酸中毒	休克伴呼吸窘迫综合征;严重充血性心力衰竭	促进	+++
代谢性酸中毒合并呼吸性碱中毒	阿司匹林中毒;脓毒症	抵消	+++
代谢性碱中毒合并呼吸性酸中毒	慢性阻塞性肺病伴右心衰	抵消	+++
代谢性碱中毒合并呼吸性碱中毒	失代偿性肝病;轻度充血性心力衰竭	促进	++
急性呼吸性酸中毒合并慢性呼吸性酸中毒	慢性呼吸衰竭急性发作	促进	+++
急性呼吸性碱中毒合并慢性呼吸性碱中毒	失代偿性肝病;脓毒症	促进	++
高阴离子间隙代谢性酸中毒合并高阴离子间隙代谢性碱中毒	低血压引起乳酸酸中毒呕吐导致的代谢性碱中毒	抵消	+++
高阴离子间隙代谢性酸中毒合并正常阴离子间隙代谢性酸中毒	糖尿病酮症酸中毒;慢性肾脏病代谢性酸中毒	促进	+++

1. 代谢性酸中毒合并呼吸性酸中毒

表现为 $PaCO_2$ 明显升高以及血 HCO_3^- 浓度显著下降。当原发代谢性酸中毒患者代偿性呼吸反应低于预期值时诊断为代谢性酸中毒合并呼吸性酸中毒。要诊断代谢性酸中毒合并呼吸性酸中毒就必须了解紊乱的病程。这点非常重要,因为急性和慢性代谢性酸中毒代偿性 $PaCO_2$ 下降程度不同;急、慢性呼吸性酸中毒代偿性血 HCO_3^- 浓度下降程度也不同。心脏骤停或急性肺水肿时,肺部无法排出 CO_2,使 CO_2 大量积聚体内,产生呼吸性酸中毒。循环障碍使组织无法灌注,缺氧导致大量乳酸产生,形成代谢性酸中毒。由于通气紊乱以及中枢病变,$PaCO_2$ 值不能下降,因此血 pH 值可以明显降低。治疗应立即进行心肺复苏,恢复呼吸道通畅,在通气未通畅前不能过量输注 NaHCO₃。另外,NaHCO₃ 注射后引起的高渗血症以及促使 K^+ 从细胞外进入细胞内等改变都可加剧病变的危险性。水杨酸中毒大多见于年长及关节酸痛者,可产生慢性酸中毒。当因疼痛而加用镇静剂或强止痛剂时,可以对中枢产生抑制造成代谢性酸中毒加呼吸性酸中毒。慢性阻塞性肺病一般可以通过血细胞比容的增加、增加总携氧量、氧合血红蛋白解离曲线右移等代偿性方法使组织供氧正常。当合并严重贫血,例如突发性消化道出血、血压过低、心律失常等,可以发生组织缺氧,乳酸产生增加,出现代谢性酸中毒加呼吸性酸中毒。如果合并肾功能减退、感染等,则代谢紊乱情况更为严重,加重酸中毒的程度。这种酸碱平衡紊乱的组合经常出现在 ICU 伴有乳酸酸中毒的呼吸衰竭、心肺功能衰竭、心肺复苏失败和严重充血性心力衰竭患者身上[14]。

如果呼吸性酸中毒是原发性紊乱，则可以推测伴随有代谢性酸中毒的患者血 HCO_3^- 浓度低于预期值。血清阴离子间隙升高则意味着同时合并高阴离子间隙代谢性酸中毒。无论原发性紊乱是呼吸性还是代谢性，这一组合往往导致最严重的酸性血症，给治疗带来挑战。

2. 代谢性酸中毒合并呼吸性碱中毒

表现为血 pH 值明显过高和血 HCO_3^- 浓度上升。这种组合在合并乳酸酸中毒的脓毒症患者、阿司匹林中毒者[15]或失代偿性肝病合并低血压患者[16]中很常见。脓毒症或失代偿性肝病的异常血液成分或阿司匹林代谢产物通过循环系统刺激呼吸中枢引起呼吸性碱中毒。

临床上常见的代谢性碱中毒加呼吸性碱中毒的情况为外科手术后危重病例。另外，大量输血、慢性肝病、少部分妊娠妇女也可出现。外科手术后由于胃肠减压、失钾等原因可引起代谢性碱中毒。另外，疼痛等刺激又可刺激呼吸中枢产生呼吸性碱中毒。正常情况下，库存血富含枸橼酸钠、枸橼酸以及磷酸钠，在贮存过程中枸橼酸钠可以与 HCO_3^- 相结合产生 CO_2 和水；在密封条件下贮存，可以产生许多乳酸，后者可与 HCO_3^- 相结合产生乳酸盐。当大量长期库存血输入体内后，上述枸橼酸盐及乳酸盐可以很快代谢生成 HCO_3^-，通常必须输血者常伴有血容量不足，因此形成的 HCO_3^- 很容易从肾吸收，产生代谢性碱中毒。同样，这类患者因缺氧、儿茶酚胺分泌过多等情况常常刺激呼吸中枢，诱发呼吸性碱中毒同时存在。

慢性肝病时，由于血中 NH_3 水平过高，可刺激中枢产生呼吸性碱中毒。同时，肝病时恶心、呕吐、有时使用胃肠减压以及有效血容量不足等都可造成代谢性碱中毒与呼吸性碱中毒同时存在。在妊娠妇女有妊娠反应时，一方面高黄体酮(孕酮)可刺激呼吸中枢，另一方面恶心、呕吐等可引起代谢性碱中毒。

如果代谢性酸中毒是主要紊乱，当 $PaCO_2$ 下降的值超过单纯代谢性酸中毒的预期值时，可以诊断合并呼吸性碱中毒。相反，如果呼吸性碱中毒是主要紊乱，当血 HCO_3^- 浓度下降程度超过预期时，可诊断合并代谢性酸中毒。根据前面给出的公式，结合酸碱平衡紊乱病程，可以推导出各个参数的预期值。另一个诊断合并代谢性酸中毒的线索是持续存在的阴离子间隙升高。虽然呼吸性碱中毒也会导致血 pH 值升高进而引起血清阴离子间隙的升高，但其引起的阴离子间隙升高幅度较低，每升高 0.1 单位的血 pH 值，阴离子间隙升高 15mmol/L[17]。慢性呼吸性碱中毒时，这个数值可能稍大，但对血清阴离子间隙的影响是微不足道的。

3. 代谢性碱中毒合并呼吸性酸中毒

这种组合在慢性阻塞性肺疾病患者、心力衰竭使用利尿剂治疗患者和代谢性碱中毒呼吸性代偿患者中很常见[18]。值得注意的是,主要紊乱是呼吸性酸中毒的患者合并代谢性碱中毒会使高碳酸血症恶化。因此,改善代谢性碱中毒对改善肺功能有重要意义[18]。如果原发紊乱为代谢性碱中毒的患者 $PaCO_2$ 的代偿性增量大于预期值,则诊断为混合型酸碱平衡紊乱。相反,主要紊乱为呼吸性酸中毒的患者,如果血 HCO_3^- 浓度的升高大于预期,则可诊断为代谢性碱中毒合并呼吸性酸中毒。

4. 代谢性碱中毒合并呼吸性碱中毒

由感染或肝脏疾病导致的呼吸性碱中毒常合并代谢性碱中毒,可能与利尿剂、胃引流和输注含有柠檬酸盐的血制品有关,这些因素都会导致代谢性碱中毒[16]。代谢性碱中毒患者,如果 $PaCO_2$ 的升高低于预期值,就可以诊断为代谢性碱中毒合并呼吸性碱中毒。相反,如果呼吸性碱中毒的患者血 HCO_3^- 浓度的下降程度低于预期值,也可以诊断该型酸碱平衡紊乱。无论主要的原发酸碱平衡紊乱是哪种,这种酸碱平衡紊乱的组合都会产生最严重的碱血症,并会对发病率和死亡率产生重要影响。

5. 急性呼吸性酸中毒合并慢性呼吸性酸中毒

这种情况常见于有慢性呼吸性酸中毒的患者中由于肺部疾患急性加重所引起。血 HCO_3^- 浓度相对于 $PaCO_2$ 水平会低于慢性高碳酸血症的患者预期值。同样的酸碱参数也可见于慢性高碳酸血症和代谢性酸中毒患者,这就要强调患者既往的信息对于确诊非常重要。正如前面提到的,急性高碳酸血症的适应性的血 HCO_3^- 浓度的变化会受到先前的血 HCO_3^- 浓度的影响。因此,还没有可用的精确的计算公式能计算出血 HCO_3^- 浓度的预期变化值。

6. 急性呼吸性碱中毒合并慢性呼吸性碱中毒

这种混合型酸碱平衡紊乱较急、慢性呼吸性酸中毒少见[19]。与急、慢性呼吸性酸中毒一样,既往慢性低碳酸血症病史有助于诊断该混合型酸碱平衡紊乱。慢性呼吸性碱中毒患者血 HCO_3^- 浓度的下降程度低于预期值时可诊断该混合型酸碱平衡紊乱。慢性低碳酸血症与代谢性碱中毒患者的血气检查也会呈现相似的结果。

7. 其他混合型代谢性酸碱平衡紊乱

混合型代谢紊乱包括正常合并高阴离子间隙代谢性酸中毒和代谢性碱中毒合并高阴离子间隙代谢性酸中毒。血清阴离子间隙和 Δ 血清阴离子间隙对两型混合型代谢性酸碱平衡紊乱的诊断都有一定价值。然而,检测血清阴离子间隙对合并正常阴离子间隙酸中毒的代谢性碱中毒没有帮助，因为这种混合型酸碱平衡紊乱的电解质变化是彼此的镜像。

血清阴离子间隙代谢性酸中毒分为正常酸中毒（高氯血症酸中毒）和高阴离子间隙代谢性酸中毒（根据酸对血清阴离子间隙的影响）[20]。血清阴离子间隙的概念源于对血中的总血清阳离子和总血清阴离子必须始终相等的认识，即循环阳离子（钠、钾、钙、镁和阳离子蛋白）必须等于循环阴离子（氯化物、碳酸氢盐、阴离子蛋白、无机磷酸盐、硫酸盐和有机阴离子）。由于通常只测量钠、钾、氯化物和碳酸氢盐，所以剩余的循环阳离子（UC）和阴离子（UA）未被测量，即 $Na^+ + K^+ + UC = Cl^- + HCO_3^- + UA$。重新排列方程以突出已知的电解质，我们得到：$Na^+ + K^+ - (Cl^- + HCO_3^-) = UA - UC$。在正常情况下，未测量的阴离子总量超过未测量的阳离子总量，因此存在负离子间隙。因此，公式中经常省略血钾浓度。血清阴离子间隙最常用的公式为：$Na^+ - (Cl^- + HCO_3^-)$。由于个体原因和实验室因素，血清阴离子间隙的值波动在 6 ± 3 mmol/L（3~9）至 11 ± 2.5 mmol/L（6~16）[21]。临床实验室报告的低值是用电离荧光电极测量的血清氯化物值。考虑到平均阴离子间隙和范围在不同临床实验室间存在差异，临床医生应了解特定临床实验室的正常值范围[22]。此外，即使是同一个实验室结果，个体间也存在差异。因此，要正确使用血清阴离子间隙，就必须知道特定实验室特定个体的基线值。影响血清阴离子间隙的因素有以下几项。最常见的是，人血白蛋白浓度每降低 1g/dL 会导致平均阴离子间隙减小2.3mmol/L[23]。某些血液系统恶性肿瘤和溴化物或碘化物中毒时，血清阴离子间隙也会下降，但不如白蛋白浓度降低常见[7]。严重高磷酸盐血症和血液浓缩引起的人血白蛋白浓度升高时，血清阴离子间隙升高[24,25]。实际上，当血清阴离子间隙升高（>45mmol/L）时，血清磷酸盐和白蛋白也会增高[26]。较为少见的情况是阴离子蛋白升高导致血清阴离子间隙升高[7]。然而，最常见的导致血清阴离子间隙升高的原因是不含 Cl^- 的乳酸或 β-羟基丁酸在血液中积累，因此有必要研究血液中不同酸的累积对阴离子间隙的影响。当血液中积累的酸为盐酸时，血清阴离子间隙不会发生变化，因为血液中的 Cl^- 数量与质子数量基本平衡。这种代谢性酸中毒称为正常阴离子间隙酸中毒（高氯性酸中毒）[27]。另一方面，如果累积的酸含有除 Cl^- 以外的阴离子，例如酮，其血 HCO_3^- 浓度的下降程度与血清阴离子间隙的升高程度平衡，这种酸中毒被称为阴离子间隙升高性酸中毒[7]。这两个定义使临床医生将代谢性酸中毒分为两个不重叠的类别。此外，由于阴离子间隙升高性酸中毒阴离子间隙和血 HCO_3^- 浓度的改变方向相反、数值相等，当血 HCO_3^- 浓度的下降值超过血清阴离子间隙的升高值（ΔAG）时，可以推断出同时存在高氯血症性酸中毒。相反，如果 $\Delta HCO_3^- < \Delta AG$，则同时存在代谢性碱中毒（或高碳酸血

症)[28,29]。详细的实验研究表明，ΔAG 与 ΔHCO_3^- 之间并不总是 1:1 的关系[30,314]。在血液中有机酸累积的最初 60 分钟内，ΔAG 与 ΔHCO_3^- 之间基本保持 1:1 的关系[30,32]，然而当代谢性酸中毒持续几个小时后，随着质子进入细胞内而阴离子留在细胞外，ΔAG 与 ΔHCO_3^- 的比值可升至 1.6~1.8[30]。这一比值能否继续保持较高水平，或者回到 1:1，或降到 1:1 以下，取决于阴离子的排泄量和碳酸氢盐的合成量。阴离子的排泄量超过碳酸氢盐的合成量时，会导致高氯代谢性酸中毒[31,33,34]。在治疗酸碱平衡紊乱时，输入生理盐水可以加速尿液中阴离子的排泄，从而导致高氯血症[33,34]。肾损伤或灌注下降的患者阴离子排除减少，易出现阴离子间隙增高代谢性酸中毒。如表 9-4 所示，L-乳酸酸中毒时，ΔAG 与 ΔHCO_3^- 的比例通常在 1:1 以上。糖尿病酮症酸中毒时，ΔAG 与 ΔHCO_3^- 的比率通常为1:1 或低于 1:1。常见的酸碱平衡紊乱的典型 $\Delta AG/\Delta HCO_3^-$ 比值见表 9-4。有机酸酸中毒及其时长、肾功能、输液治疗的类型和量都会影响 $\Delta AG/HCO_3^-$ 的比值，对于确定混合型酸碱平衡紊乱十分重要。

表 9-4 常见代谢性酸中毒时 $\Delta AG/\Delta HCO_3^-$ 的值

紊乱类型	$\Delta AG/\Delta HCO_3^-$	代谢性酸中毒类型
酮酸中毒	<1:1~1:1	高阴离子间隙合并正常阴离子间隙
L-乳酸酸中毒	1:1~1.6:1	高阴离子间隙
D-乳酸酸中毒	<1:1~1.6:1	高阴离子间隙合并正常阴离子间隙
慢性肾衰竭	<1:1~1:1	高阴离子间隙合并正常阴离子间隙
水杨酸中毒	1:1	高阴离子间隙
甲醇(乙二醇)中毒	1:1	高阴离子间隙

（1）高阴离子间隙合并正常阴离子间隙代谢性酸中毒。此型酸碱平衡紊乱是由于血 ΔHCO_3^- 的下降超过了 ΔAG 的增高值。在慢性肾脏病、糖尿病酮症酸中毒、甲苯中毒或 D-乳酸酸中毒的患者常出现此型酸碱平衡紊乱[7,35]。另一方面，在发生腹泻的酮症酸中毒患者和慢性肾病患者也常出现高阴离子间隙合并正常阴离子间隙代谢性酸中毒。

（2）高阴离子间隙代谢性酸中毒合并代谢性碱中毒。这种混合型酸碱平衡紊乱是由于血 ΔAG 的增加值超过了血 ΔHCO_3^- 的下降值或同时发生血清 AG 升高的高血 HCO_3^- 浓度患者。然而，如上所述，因为某些乳酸酸中毒患者 ΔAG 可能超过 ΔHCO_3^-，仅仅依靠 ΔAG 和 ΔHCO_3^- 不一致并不能诊断合并代谢性碱中毒。氯反应性代谢性碱中毒患者血清阴离子间隙小幅升高(<6mmol/L)，归因于人血白蛋白及未发现的阴离子间隙升高[36]。因此，在 $\Delta AG-\Delta HCO_3^- \leqslant 6mmol/L$ 时，不能确定是否存在高阴离子间隙代谢性酸中毒。这种酸碱平衡紊乱的组合最常见于呕吐等病因导致的碳酸氢盐产生过多的代

谢性碱中毒合并乳酸酸中毒或任何类型的高阴离子间隙酸中毒患者。

（3）代谢性碱中毒合并正常阴离子间隙代谢性酸中毒。单独检测酸碱参数和血清阴离子间隙无法诊断这种混合型酸碱平衡紊乱。因为血 HCO_3^- 浓度升高和血 Cl^- 浓度的降低与正常阴离子间隙酸中毒时的参数的变化正好相反。尤其是对于酸碱参数正常的患者，区分代谢性碱中毒和代谢性酸中毒是很难的。以往经验认为结合呕吐和腹泻等病史可以有助于诊断该组酸碱平衡紊乱，但以目前的技术仍无法确诊。此外，无论是低钾血症还是高钾血症，都可能伴随这类酸碱平衡紊乱，这也可能是该类酸碱平衡紊乱特殊表现的原因。

8. 三种或三种以上混合型酸碱平衡紊乱

由三种独立的酸碱平衡紊乱类型混合而成的混合型酸碱平衡紊乱常见于在 ICU 治疗的危重患者。合并高阴离子间隙代谢性酸中毒、呼吸性碱中毒的脓毒症患者易发生该型酸碱平衡紊乱。此外，接受利尿剂治疗的充血性心力衰竭患者可能同时并发代谢性碱中毒、乳酸酸中毒和呼吸性酸中毒[37]。当然，超过三种独立酸碱平衡紊乱类型同时存在的情况也可能发生。例如，代谢性酸中毒合并代谢性碱中毒同时伴发急、慢性呼吸性酸碱平衡紊乱。急、慢性代谢性酸中毒、代谢性碱中毒、急、慢性呼吸性酸碱平衡紊乱都可能同时存在。识别三种以上混合型酸碱平衡紊乱很困难，尤其是当不知道患者初始酸碱平衡紊乱病情、病程和影响因素时，困难程度更高。

总之，翔实的病史、细致的体格检查和血清电解质、阴离子间隙、血 HCO_3^- 浓度与 $PaCO_2$ 结果对诊断混合型酸碱平衡紊乱是有帮助的。对于血 pH 值正常而血 HCO_3^- 浓度、$PaCO_2$ 异常的患者应首先考虑混合型酸碱平衡紊乱的可能。此外，血清阴离子间隙显著升高而血 HCO_3^- 浓度正常的患者也应考虑混合型酸碱平衡紊乱的可能。

第二节　混合型酸碱平衡紊乱的临床表现及诊疗原则

一、混合型酸碱平衡紊乱的临床表现

临床表现主要与引起混合型酸碱平衡紊乱的基础疾病的症状和体征有关，但 PCO_2 异常（严重的低碳酸血症或高碳酸血症）或全身性酸碱度异常（严重的酸血症或碱血症）可能引起一些其他的临床表现。一方面，严重的低碳酸血症可由于脑灌注量不足或其他机制引起反应迟钝、癫痫全身性发作，甚至偶尔导致昏迷、死亡。较少引起心绞痛的发生。另一方面，严重的高碳酸血症可能会引起严重脑病，产生假性脑瘤的常见症状,包括头疼、反应迟钝、呕吐、颅内压增高引起的双侧视盘水肿。极度酸中毒除对于循环系统的影响外,在中枢系统方面可引起抑郁症相关的临床表现。由酸中毒引起心肌收缩力与外周血管阻力降低可导致严重低血压。最后,严重的碱中毒可引起感觉异常、手足抽搐、心律失常、癫痫全身性发作。

二、混合型酸碱平衡紊乱的诊断

诊断混合型酸碱平衡紊乱的基本原则与诊断单纯型酸碱平衡紊乱的原则相同。评估酸碱平衡紊乱,要通过确定血 pH 值、PCO_2,以及满足 Henderson-Hassel-balch 方程(H-H 方程)的血浆碳酸氢盐浓度,来准确地估计酸碱比率;仔细地询问病史、全面地体格检查;分析血浆阴离子间隙检验及其他实验室检查的数据;对于四种单纯型酸碱平衡紊乱的自身适应反应进行定量分析。必须遵守这些原则,否则即使经验丰富的临床医生也可能会对当时的酸碱状态做出误诊。

尽管血 pH 值等反应酸碱平衡的数据正常,也不足以证明酸碱状态是正常的。事实上,正常的酸碱值可能是混合型酸碱平衡紊乱的偶然结果(比如高阴离子间隙性酸中毒使用碱性药物治疗,腹泻引起的代谢性酸中毒合并呕吐引起的代谢性碱中毒)。然而,给出从未诊断过的特定酸碱平衡紊乱的酸碱数据,不论这些酸碱平衡紊乱的本质是基础型或混合型酸碱平衡紊乱,这些数据都可能与一系列的酸碱异常一致。表面上看似一个明确的单纯型酸碱平衡紊乱,但事实上可能是几种不同酸碱平衡紊乱共同作用的结果。患者的病史以及体检信息通常能提供与酸碱平衡紊乱有关的重要信息,对于鉴别诊断非常有价值。

诊断过程中的一个重要部分是阴离子间隙的检查。这个衍生的参数对于判断当时血 HCO_3^- 浓度变化的本质提供了重要参考。尽管血 pH 值正常,升高的阴离子间隙可作为提示机体酸碱失衡状态的首要条件。当血 HCO_3^- 浓度减少($\Delta[HCO_3^-]p$),无论阴离子间隙正常与否,均表示 HCO_3^- 的减少可以归因于碱丢失的酸化过程(腹泻、肾小管性酸中毒等)或呼吸性碱中毒。相比较而言,高阴离子间隙代谢性酸中毒中的血 HCO_3^- 浓度与阴离子间隙的关系是反相关关系,HCO_3^- 减少则阴离子间隙增高,称为 Δ(阴离子间隙)。因此,减少 10mmol/L 的 HCO_3^- 即产生 Δ10mmol/L(阴离子间隙)。所以,利用当前血 HCO_3^- 浓度加上阴离子间隙值,可以推断出形成高阴离子间隙代谢性酸中毒之前的血 HCO_3^- 浓度的基础值。$\Delta[HCO_3^-]p$ 与 Δ(阴离子间隙)之间的反相关关系,在鉴别混合高阴离子间隙与正常阴离子间隙代谢性酸中毒与单纯型高阴离子间隙代谢性酸中毒,以及鉴定高阴离子间隙代谢性酸中毒合并代谢性碱中毒中非常重要。其他诊断分析通常从其他实验室检查数据获得,包括血钾、葡萄糖、尿素氮、肌酐浓度;血酮、尿酮半定量;血、尿毒素筛查;血浆渗透压估计值。

由于单纯型酸碱平衡紊乱叠加后的血 pH 值很可能在正常范围,因此诊断轻度酸碱平衡紊乱存在难度。在这种情况下,任何单纯型酸碱平衡紊乱或几种混合型酸碱平衡紊乱都可能存在正常的血 pH 值。因此,应仔细分析所有有关的临床信息,以便正确指导诊断过程。

(一) 混合型酸碱平衡紊乱的诊断流程

我们采用了一种基于生理原理的系统方法来诊断酸碱平衡紊乱。我们通常从动脉血气检查结果中获取患者酸碱平衡的相关参数,但最近的研究表明,中心静脉血可以提供与动脉相同的信息[38]。此外,如果患者组织灌注降低,中心静脉血能更加准确地反应细胞所处的酸碱微环境。因此,对于中心静脉置管的患者,中心静脉血气或许可以更好地监测患者的酸碱状况,但这仍有待进一步确认。

在分析酸碱失衡时,评估酸碱相关参数的准确度十分重要。我们可以将各个参数值代入 $NaHCO_3$–H_2CO_3 缓冲体系方程中来验证其准确性。$NaHCO_3$–H_2CO_3 缓冲体系方程包括两种形式:线型(Henderson)和对数型(Henderson-Hasselbalch)。

1. 参数代入公式验证

将各个参数值代入线型或对数型亨德森等式中来验证是否正确。线型和对数型亨德森等式如下。

Henderson:H^+(mmol/L)=24·$PaCO_2$/HCO_3^-

Henderson-Hasselbalch:pH=6.1+log HCO_3^- / (0.03·$PaCO_2$)

血 pH 值和 $PaCO_2$ 的值是从血气检查中获得的,而血总 CO_2 浓度是在生化检查中获得的。酸化法能测定血 CO_2 总含量和 CO_2 总释放量。血液中 95%的 CO_2 以 HCO_3^- 的形式存在,因此在等式中可以用 HCO_3^- 的值代替 CO_2,但等式中的所有参数都极易受到样本和检测过程中的干扰因素影响而出现误差。Henderson 公式简单易算,可以在病床边使用,但需要将血 pH 值转化为 H^+浓度。Henderson-Hasselbalch 方程需要使用对数计算,但目前内置公式的计算器或智能手机的普遍应用使得对数计算不再复杂。因此,Henderson-Hasselbalch 方程更方便使用。

2. 采集病史仔细查体

通过询问病史及仔细地查体以获得更多酸碱平衡紊乱的线索。混合型酸碱平衡紊乱可能是单一病因的结果也可能是多个病因共同作用的结果。因此,询问病史和仔细体格检查能帮助寻找酸碱平衡紊乱的线索。例如,严重糖尿病患者服用利尿剂或行胃肠引流治疗可能同时发生代谢性酸中毒和代谢性碱中毒;脓毒症患者或服用阿司匹林的患者,可能会发生代谢性酸中毒和呼吸性碱中毒;伴有低氧血症和组织低灌注的重度充血性心力衰竭患者,可能会发生代谢酸中毒和呼吸性酸中毒。

3. 确定原发的酸碱平衡紊乱并验证代偿合理性

尽可能确定原发的酸碱平衡紊乱及代偿反应并确定代偿反应是否合适。每一种原发性酸碱平衡紊乱都会引起一种代偿反应,这是混合型酸碱平衡紊乱的一个组成部分。因此,临床医生必须提高对超出正常范围的参数的敏感性,考虑到混合型酸碱平衡紊乱的可能,并在了解疾病病程和每一种原发的酸碱平衡紊乱可能导致的代偿反应基础上做出正确的判断。除慢性低碳酸血症和高碳酸血症外,每一种原发酸碱平衡紊乱的代偿反应基本上都会使血 pH 值朝着相反的方向发展。因此,对于 $PaCO_2$ 或 HCO_3^- 浓度异常而血 pH 值正常的患者,临床医生应警惕混合型酸碱平衡紊乱的可能。而慢性轻度低碳酸血症和慢性高碳酸血症患者,没有代偿机制干扰的情况下,血 pH 值一般也在正常范围内[2]。

4. 计算血清阴离子间隙

计算血清阴离子间隙的值:Na^+–HCO_3^-–Cl^-,无酸碱平衡紊乱时可以按公式计算,否则需要特殊的实验室化验确认。血清阴离子间隙表示血清中不可测的阴离子和阳离子之差,可以通过 Na^+–HCO_3^-–Cl^- 计算。阴离子间隙对电解质测定误差的检测有一定的参考价值,在血液恶性肿瘤、溴中毒或碘中毒时也会异常[7]。然而,它最常用于诊断酸碱平衡紊乱,对混合型代谢性酸碱平衡紊乱的诊断具有特殊价值。

5. 确认血钾浓度

确认血钾浓度,以对正常阴离子间隙的代谢性酸中毒的原因进行快速细分,并评估 K^+ 储备,以评定酸碱失衡治疗的效果。血钾浓度的测定用于找出正常阴离子间隙代谢性酸中毒(高氯血症)的病因。代谢性酸中毒对血钾浓度有不同程度的影响[15]。此外,由于混合型酸碱平衡紊乱的治疗通常会影响 K^+ 储存,因此,对于各种类型的酸碱平衡紊乱均应测定血钾浓度[39]。

6. 测定尿液电解质、尿液 pH 值

测定尿液 Na^+、K^+、Cl^- 浓度,以计算尿液阴离子间隙,用来评估高氯酸中毒时的排铵量。当尿液阴离子间隙为正值时,测定尿渗透压以确认是否为低铵尿。用尿渗透压间隙法测定尿液 pH 值,以排除肾小管泌酸。

肾脏生成过多 $NaHCO_3$ 是导致正常阴离子间隙代谢性酸中毒的原因之一。直接测定尿液 NH_4^+ 浓度是评价肾脏 $NaHCO_3$ 生成变化最好的办法。然而,在大多数临床实验室中,直接测定尿液 NH_4^+ 浓度过于昂贵。因此,我们利用两种间接方法测定尿液 NH_4^+ 浓度,尿液阴离子间隙法[40]和尿渗透压间隙法[40]。尿液阴离子间隙类似于血清阴离子间隙,表示尿液中未测量的阴离子与未测量的阳离子之间的差异。尿液阴离子间隙= Na^++K^+–Cl^-。代谢性酸中毒时,尿液阴离子间隙一般为负或 0~30mmol/L,排出尿液中含有大量带正电荷的 NH_4^+[41]。肾脏酸排泄受损患者,尿液阴离子间隙为正值,尿铵排泄受阻。当尿液阴离子间隙为正值时,虽然减少了尿液 NH_4^+ 的排泄,但同时也增加了酮体一类的阴离子的排泄[42-44],此时尿液阴离子间隙公式不再适用。因此,我们推导出尿渗透压间隙来解决这一问题。尿渗透压间隙即使在尿液中排出大量阴离子的情况下,也能评估尿液中 NH_4^+ 的排泄情况。因此,尿渗透压间隙是评价 NH_4^+ 排泄受损情况的有用工具,但它的计算需要额外的参数,因此临床应用上不如测量 NH_4^+ 排泄的前一种方法那么普遍。尿渗透压间隙=尿渗透压–2·(Na^++K^+)+尿氮(mg/dL)/2.8+尿糖(mg/dL)/18。所得值除以 2,可以得到尿液 NH_4^+ 排泄的近似值。在某些肾小管性酸中毒中,测定尿液 pH 值也能帮助确定尿中酸性阳离子的量。尿液完全由肾脏酸化时,如果血 HCO_3^- 浓度≤20mmol/L[45],尿液 pH 值应该<5.5。当尿液 pH 值>5.5 时,提示肾脏酸化尿液功能受损。然而很多临床医生并不利用尿液 pH 值评价肾脏泌酸功能,因为当慢性代谢性酸中毒时,即使 NH_4^+ 排泄正常,尿液 pH 值也会升高,而低肾素性醛固酮减少症时,即使肾脏泌酸功能正常,尿液 pH 值也会降低[46]。

7. 测定显性代谢性碱中毒患者的尿液氯(Cl^-)浓度

测定显性代谢性碱中毒患者尿液 Cl^- 浓度,将代谢性碱中毒的原因快速细分为 Cl^- 反应型和 Cl^- 拮抗型。

在代谢性碱中毒患者中,尿液 Cl^- 浓度的测定能帮助分析代谢性碱中毒的病因。根据尿液中氯化物的量,代谢性碱中毒可分为 Cl^- 反应型(尿液 Cl^- 浓度<20mmol/L)和 Cl^- 拮抗型(尿液 Cl^- 浓度>20mmol/L)[47]。

总之,上述这种系统方法综合了从病史和体格检查中获得的信息,验证了主要酸碱平衡紊乱的代偿反应的正确性,评估了血清阴离子间隙的变化,并利用从血钾浓度、尿液电解质和尿液 pH 值中获得的辅助信息帮助临床医生快速诊断混合型酸碱平衡紊乱。

三、混合型酸碱平衡紊乱的治疗

恢复细胞内、外酸碱平衡是治疗酸碱平衡紊乱的目的,但与单一的酸碱平衡紊乱相比,混合型酸碱平衡紊乱的治疗更加复杂。最近的研究表明,一些酸碱平衡紊乱可导致细胞级联反应而导致细胞损伤[48,49]。因此,针对这一途径的治疗可能有效。常见的混合型酸碱平衡紊乱治疗选择见表 9-5。

表 9-5　常见的混合型酸碱平衡紊乱治疗选择

紊乱类型	治疗	治疗目标	备注
代谢性酸中毒合并呼吸性酸中毒	NaHCO₃、THAM(三羟甲氨基甲烷)、透析、高通气量呼吸支持	血 pH 值:7.2;改善细胞内酸中毒	目前治疗方面存在以下争议及注意事项:NaHCO₃ 治疗的副作用限制其使用;三羟甲氨基甲烷很有效,但要预防高钾血症;肾衰竭病人适合透析治疗;有肺损伤风险时应避免高通气量治疗
代谢性酸中毒合并呼吸性碱中毒	基础治疗、透析	血 pH 值:7.2	谨慎使用碱,以避免出现碱中毒
代谢性碱中毒合并呼吸性酸中毒	NaCl、KCl、碳酸氢酶抑制剂、稀盐酸、透析	若呼吸性酸中毒占主导地位,则以恢复血 HCO₃⁻ 浓度为治疗目标,以纠正高碳酸血症	呼吸功能衰竭的病人治疗效果不明确;提高患者呼吸功能、降低 PaCO₂ 是主要治疗目标
代谢性碱中毒合并呼吸性碱中毒	NaCl、碳酸氢酶抑制剂、稀盐酸、透析、呼吸支持	血 pH 值<7.5	严重的高钾血症是常见诱因;对于气管插管患者,升高 PaCO₂ 是缓解碱血症最迅速的方法

(一) 代谢性酸中毒合并呼吸性酸中毒的治疗

代谢性酸中毒合并呼吸性酸中毒常导致最严重的酸血症和细胞内酸中毒[49]。体外和体内研究表明:尽管 PaCO₂ 能影响血 pH 值,并对细胞功能产生影响,但各种原因导致的细胞内、外 pH 值下降才是代谢性和呼吸性酸中毒患者细胞功能障碍的主要病因[50]。细胞外 pH 值下降影响细胞各类激素受体活性,影响 Ca²⁺浓度,影响心脏和血管钾通道的流量,并激活酸敏感离子通道。细胞内酸中毒则影响细胞内关键酶和蛋白的功能[51]。所以改善酸血症和细胞内酸中毒是治疗的关键。动物实验证实,血 pH 值<7.2 会导致心脏收缩性和输出量减少,因而建议维持血 pH 值≥7.2,但短期的人体研究并未观察到同样的效果(可能归因于 NaHCO₃ 治疗导致的细胞内酸中毒),因此这一结论尚存在争议[52-54]。NaHCO₃ 作为代谢性酸中毒治疗的主要药物已有 50 多年的历史了,然而除了能提高细胞外 pH 值外,动物和人体试验均证实其对改善细胞功能和预后无效。导致 NaHCO₃ 治疗无效的原因可能是 NaHCO₃ 结合质子时释放 CO₂,而 CO₂ 比碳酸氢盐透过细胞膜的速度更快,加重细胞内酸中毒,而细胞内酸中毒则导致细胞

损伤、细胞功能下降[49]。当呼吸功能损伤、组织灌注下降时给予大剂量 $NaHCO_3$ 治疗会导致这种并发症。因此，一些临床医生对于代谢性酸中毒合并呼吸衰竭的患者会避免使用碳酸氢盐治疗。为治疗酸碱平衡紊乱，并避免产生 CO_2，目前已开发出的 $NaHCO_3$ 替代品包括：THAM（三羟甲氨基甲烷）、Tribonat（一种 Na_2CO_3、THAM、磷酸盐和醋酸盐的混合缓冲液）和 Carbicarb（一种 Na_2CO_3 与 $NaHCO_3$ 的混合药）[55-57]。血 pH 值增高时，为降低血浆渗透压、降低血容量、稳定细胞外 Ca^{2+} 浓度、调节心排出量和血管张力，建议使用各类透析治疗。

　　THAM 于 1960 年投入临床应用，THAM 以非电离形式扩散到细胞内并能够提高细胞内 pH 值。它利用氨基侧链缓冲质子，因此不产生 CO_2[55]。动物研究表明，它对心脏收缩的抑制作用比碳酸氢盐要小，而实际应用中发现其能改善心脏收缩力。对于急性代谢性酸中毒患者，THAM 能和 $NaHCO_3$ 一样提高血 pH 值和血 HCO_3^- 浓度。此外，由于不会产生 CO_2，无论患者呼吸功能是否正常，它在治疗混合型代谢性酸中毒合并呼吸性酸中毒方面疗效都更好[58,59]。出于上述原因，THAM 被用于允许性高碳酸血症以缓解酸血症。允许性高碳酸血症的相关研究证明 THAM 提高了患者心脏收缩力[59]。对于呼吸窘迫综合征患者的研究也证实了这种药物的有效性。然而，THAM 的并发症之一是 CO_2 滞留，这与其作用机制自相矛盾，目前尚不清楚具体原因。另一项针对 ICU 乳酸酸中毒患者的研究显示：对于没有呼吸支持的患者，THAM 组和 $NaHCO_3$ 组 $PaCO_2$ 无差异[58]。最近的随机研究仅包括 18 例轻度代谢性（包括乳酸酸中毒）酸中毒的患者，作者得出结论是，THAM 和 $NaHCO_3$ 具有相似的碱化作用。

　　理论上，THAM 的使用应该是一个不错的选择，然而其对血 pH 值的影响随着时间的推移而受限于其立即的尿液排泄。由于其毒性（高钾血症），在肾小球滤过率 < 30mL/min 的情况下，其在 ICU 环境下的使用会减少。THAM 也具有相当的副作用，包括肝衰竭，高钾血症，低血糖。如果通过外周静脉输注，则有潜在的外渗和皮肤坏死风险。因此，尽管这是一种不错的药物，但它的作用仍然值得怀疑，特别是在 ICU 中（常有急性肾衰竭的患者）。

　　Tribonat 是 THAM、$NaHCO_3$、乙酸盐和磷酸钠的混合物[56]。实验结果表明，该方法能改善酸碱参数，但其疗效未见明显优于其他碱化治疗。

　　Carbicarb 是 $NaHCO_3$ 和 Na_2CO_3 1:1 的混合物。研究结果表明，与 $NaHCO_3$ 相比，它产生的 CO_2 要少得多。动物实验表明，Carbicarb 对酸碱参数的改善更快、更有效，并能稳定血压，提高心脏收缩力[60]。已发表的人类研究报告了 Carbicarb 可改善患者心排出量[57]。Carbicarb 可减少 CO_2 的产生。理论上，该分子将限制细胞内 pH 值相对于碳酸氢盐负荷所引起的下降。在狗中进行比较 Carbicarb 与碳酸氢盐治疗的实验研究表明,Carbicarb 的优越性在于提高细胞内 pH 值和心排出量。在进行大手术时发生代谢性酸中毒的患者中,Carbicarb 与使用碳酸氢盐治疗相比在改善心排出量方面表现出优势,并且没有有害的副作用。但是,如上所述,没有进行在更严重的酸中毒情况下的相关临床试验。

1. 透析

通过各种透析碱化治疗乳酸酸中毒的报道引起人们对使用透析治疗严重代谢性酸中毒的关注。对连续静脉血液滤过治疗乳酸酸中毒的研究显示,连续静脉血液滤过能快速纠正代谢性酸中毒(<12 小时)[61]。下一步,需要进行随机对照研究来证明这种疗法的有效性。

2. 高通气治疗

对于混合型代谢性酸中毒合并呼吸性酸中毒患者,降低 $PaCO_2$ 能缓解酸血症并可能缓解细胞内酸中毒。然而,专家们认为高通气量会损伤肺[63],因而这项技术很少被应用。

(二) 代谢性酸中毒合并呼吸性碱中毒

由于呼吸性碱中毒会引起细胞内和血 pH 值升高,临床医生对该类患者给予碱化治疗时应谨慎,以防产生严重的碱血症。同样,低碳酸血症对患者的益处也不应被忽视。低碳酸血症得到缓解的插管患者酸血症会加重。当然,消除该类酸碱平衡紊乱的基础病因才是治疗的关键。

(三) 代谢性碱中毒合并呼吸性酸中毒

这种酸碱平衡紊乱组合最常见于慢性肺病和 CO_2 滞留患者,在利尿剂治疗的继发性心力衰竭患者中也很常见。虽然碱中毒会缓解酸血症,但几项研究表明,代谢性碱中毒合并呼吸性酸中毒会加重 CO_2 的滞留程度。因此,纠正这种酸碱平衡紊乱非常重要。由于 Cl-反应型代谢性碱中毒是临床上最常见的类型,所以服用 NaCl 或 KCl 能缓解高碳酸血症[63]。对于充血性心力衰竭或肾功能有损伤的患者,NaCl 治疗是有害的,碳酸氢酶抑制剂可降低碳酸氢盐的吸收阈值,促进代谢性碱中毒的缓解[64]。其他治疗选择包括稀盐酸和低碳酸氢盐透析液透析治疗。稀盐酸是有效的,但必须通过中心静脉给药,以避免静脉硬化,同时有引发严重并发症的可能。透析治疗也被证明是有效的,尤其是对于重度碱中毒和肾功能损害的患者,透析能去除细胞的外液成分、改善酸碱参数,效果更加确切。

(四) 代谢性碱中毒合并呼吸性碱中毒

该类混合型酸碱平衡紊乱会导致最严重的碱血症。在一项超过 300 名患者,获取 10 000 份样本量的研究证明,代谢性碱中毒合并呼吸性碱中毒患者的总死亡率为 44%。此外,碱血症的严重程度与死亡率有直接的相关性,当血 pH 值超过 7.6 时,死亡率接近 49%。因此,必须积极治疗这类混合型酸碱平衡紊乱。利尿剂、输注含柠檬酸盐的血液制品和胃肠引流治疗是加重代谢性碱中毒的诱因,而感染、低氧血症和失代偿性肝病则与呼吸性碱中毒有关。上述 NaCl 和 KCl 等治疗方式可以用于治疗代谢性碱中毒,但需要较长时间才能见效。稀盐酸治疗比前面所述的低碳酸氢盐透析液的透析治疗起效速度更快。对于插管患者,增加潮气量、降低通气频率可引起 CO_2 滞留,使血 pH 值<7.5,这种治疗方式对于患者是安全的。

总之,由各种对血 pH 值作用相同的单一酸碱平衡紊乱混合而成的混合型酸碱平衡紊乱会导致紧急医疗情况。对于这类混合型酸碱平衡紊乱需要积极治疗,并监测患者的各类酸碱参数。

参考文献

[1] Adrogué HJ, Madias NE. Mixed acid–base disorders [M]. // Jacobson Hr, Striker Ge, S K, et al. The Principles and Practice of Nephrology. 2nd ed. 2nd. City: Decker, 1995:953–962.

[2] Martinu T, Menzies D, Dial S. Re–evaluation of acid–base prediction rules in patients with chronic respiratory acidosis. Can Respir J. 2003, 10:311–315.

[3] Brackett NC, Cohen JJ, Schwartz WB. Carbon dioxide titration curve of normal man—effect of I–icreasing degrees of acute hypercapnia on acid–base equilibrium. N Engl J Med. 1965, 272:6–12.

[4] Wiederseiner JM, Muser J, Lutz T, Hulter HN, Krapf R. Acute metabolic acidosis: characterization and diagnosis of the disorder and the plasma potassium response. J Am Soc Nephrol. 2004, 15:1589–1596.

[5] Madias NE, Adrogue HJ, Cohen JJ. Maladaptive renal response to secondary hypercapnia in chronic metabolic alkalosis. Am J Physiol. 1980, 238:F283–287.

[6] Cohen JJ, Schwartz WB. Evaluation of acid–base equilibrium in pulmonary insufficiency. An approach to a diagnostic dilemma. Am J Med. 1966, 41:163–167.

[7] Kraut JA, Madias NE. Serum anion gap: its uses and limitation in clinical medicine. Clin J Am Soc Nephrol. 2006, 2:162–174.

[8] Pierce NF, Fedson DS, Brigham KL, Mitra RC, Sack RB, Mondal A. The ventilatory response to acute base deficit in humans. Ann Intern Med. 1979, 72:633–640.

[9] Bushinsky DA, Coe FL, Katzenberg C, Szidon JP, Parks JH. Arterial PCO_2 in chronic metabolic acidosis. Kidney Int. 1982, 22:311–314.

[10] Javaheri S, Shore NS, Rose B, Kazemi H. Compensatory hypoventilation in metabolic alkalosis. Chest. 1982, 81:296–301.

[11] Kraut JA, Adrogue HJ, Madias NE. Respiratory and mixed acid–base disorders. In: Brady H, Wilcox C, editors. Therapy in nephrology and hypertension: companion to the kidney. Saunders Philadelphia Pennsylvania 1st ed. 1999, 292–302.

[12] Ackerman GL, Arruda JAL. Acid-base and electrolyte imbalance in respiratory failure. Med Clin North Am. 1983,67:645-656.

[13] Krapf R, Beeler I, Hertner D, Hulter HN. Chronic respiratory alkalosis—the effect of sustained hyperventilation on renal regulation of acid-base-equilibrium. N Engl J Med. 1991,324:1394-1401.

[14] Aberman A, Fulop M. The metabolic and respiratory acidosis of acute pulmonary edema. Ann Intern Med. 1972,76:173.

[15] Gabow PA, Anderson RJ, Potts DE, Schrier RW. Acid-base disturbances in the salicylate intoxicated adult. Arch Intern Med. 1978,138:1481-1484.

[16] Oster JR, Perez GO. Acid-base disturbances in liver disease. J Hepatol. 1986,2:299-306.

[17] Paulson WD. Effect of acute pH change on the serum anion gap. J Am Soc Nephrol. 1996,7:357-364.

[18] Brimioulle S, Berre J, Dufaye P, Vincent JLDJP, Kahn RJ. Hydrochloric acid infusion for the treatment of metabolic alkalosis with respiratory acidosis. Crit Care Med. 1989,17:232-236.

[19] Cham GWM, Tan WP, Earnest A, Soh CH. Clinical predictors of acute respiratory acidosis during exacerbation of asthma and chronic obstructive pulmonary disease. Eur J Emerg Med. 2002,9:225-232.

[20] Emmett M, Narins RG. Clinical use of the anion gap. Medicine. 1977,56:38-54.

[21] Frohlich J, Adam W, Golbey MJ, Bernstein M. Decreased anion gap associated with monoclonal and pseudomonoclonal gammapathy. Can Med Assoc J. 1976,114:231-232.

[22] Winter SD, Pearson R, Gabow PA, et al. The fall of the serum anion gap. Arch Intern Med. 1990, 150:311-36.

[23] Feldman M, Soni N, Dickson B. In fluence of hypoalbuminemia or hyperalbuminemia on the serum anion gap. J Lab Clin Med. 2005,146:317-320.

[24] Kirschbaum B. The acidosis of exogenous phosphate intoxication. Arch Intern Med. 1998,158:405-408.

[25] Wang F, Butler T, Rabbani GH, Jones PK. The acidosis of cholera. Contributions of hyperproteinemia, lactic acidemia, and hyperphosphatemia to an increased serum anion gap. N Engl J Med. 1986,315:1591-1595.

[26] Oster JR, Singer I, Contreras GN, Ahmad HI, Vieira CF. Metabolic acidosis with extreme elevation of anion gap: case report and literature review. Am J Med Sci. 1999,317:38-49.

[27] Adrogue HJ, Brensilver J, Madias NE. Changes in plasma anion gap during chronic metabolic acid-base disturbances. Am J Physiol. 1978,235: F291-297.

[28] Goodkin DA, Krishna GG, Narins RG. The role of the anion gap in detecting and managing mixed metabolic acid-base disorders. Clin Endocrinol Metab. 1984,13:333-349.

[29] Emmett M. Anion gap interpretation: the old and the new. Nat Clin Pract Nephrol. 2006,2:4-6.

[30] Madias NE, Homer SM, Johns CA, Cohen JJ. Hypochloremia as a consequence of anion gap metabolic acidosis. J Lab Clin Med. 1984,104:15-23.

[31] Kim HY, Han JS, Jeon US, Joo KW, Earm JH, Ahn C, Kim S, Lee JS, Kim GH. Clinical sign fi ciance of the fractional excretion of anions in metabolic acidosis. Clin Nephrol. 2001,55:448-452.

[32] Oh MS, Carroll HJ, Uribarri J. Mechanism of normochloremic and hyperchloremic acidosis in diabetic ketoacidosis. Nephron. 1990,54:1-6.

[33] Adrogue HJ, Ecknoyan G, Suki WN. Diabetic ketoacidosis role of the kidney in acid-base homeostasis reevaluated. Kidney Int. 1984,25:591-599.

[34] Adrogue HJ, Wilson H, Boyd AE, Suki WN, Eknoyan G. Plasma acid-base patterns in diabetic ketoacidosis. N Engl J Med. 1982,307:1603-1610.

[35] Uribarri J, Oh MS, Carroll HJ. D-Lactic acidosis-a review of clinical presentation, biochemical features, and pathophysiologic mechanisms. Medicine. 1998,77:73-82.

[36] Madias NE, Ayus JC, Adrogue HJ. Increased anion gap in metabolic alkalosis: the role of plasma protein equivalency. N Engl J Med. 1979,300:1421–1423.

[37] Greenberg A. Diuretic complications. Am J Med Sci. 2000,319:10–24.

[38] Leung JM, Madias NE. Safety and efficacy of intravenous Carbicarb in patients undergoing surgery: Comparison with sodium bicarbonate in the treatment of mild metabolic acidosis [erratum in Crit Care Med 1995;23:420] [J]. critical care medicine,1994,22: 1540–1549.

[39] Kamel KS, Quaggin S, Scheich A, Halperin ML. Disorders of potassium homeostasis——an approach based on pathophysiology. Am J Kidney Dis. 1994,24:597–613.

[40] Kim GH, Han JS, Kim YS, et al. Evaluation of urine acidification by urine anion gap and urine osmolal gap in chronic metabolic acidosis. Am J Kidney Dis. 1996,27:42–47.

[41] Battle D, Hizon M, Cohen E, Gutterman C, Gupta R. The use of the urinary anion gap in the diagnosis of hyperchloremic metabolic acidosis. N Engl J Med. 1988,318:594–599.

[42] Kamel KS, Ethier JH, Richardson RM, Bear RA, Halperin ML. Urine electrolytes and osmolality: when and how to use them. Am J Nephrol. 1990,10:89–102.

[43] Meregalli P,Luthy C,Oetliker OH,Bianchetti MG. Modified urine osmolal gap: an accurate method for estimating urinary ammonium concentration. Nephron. 1995,69:98–101.

[44] Carlisle EJF, Donnelly SM,Vasuvattakul S,Kamel KS, Tobe S,Halperin ML. Glue–sniffing and distal renal tubular–acidosis——sticking to the facts. J Am Soc Nephrol. 1991,1:1019–1027.

[45] Halperin ML, Vasuvattakul S, Bayoumi A. A modified classification of metabolic acidosis. A pathophysiologic approach. Nephron. 1992,60:129–133.

[46] Oster JR, Preston RA, Materson BJ. Fluid and electrolyte disorders in congestive heart failure. Semin Nephrol. 1994,14:485–505.

[47] Galla JH. Metabolic alkalosis. J Am Soc Nephrol. 2000,11:369–375.

[48] Wu DM, Bassuk J, Arias J, Doods H, Adams JA. Cardiovascular effects of Na+/H+ exchanger inhibition with BIIB513 following hypovolemic circulatory shock. Shock. 2005,23:269–274.

[49] Kraut JA, Kurtz I. Use of base in the treatment of severe acidemic states. Am J Kidney Dis. 2001, 38:703–727.

[50] Daniel SR, Morita SY, Yu MH, Dzierba A. Uncompensated metabolic acidosis: an underrecognized risk factor for subsequent intubation requirement. J Trauma. 2004,57:993–997.

[51] Halperin ML,Cheema–Dhadli S,Halperin FA, Kamel KS. Rationale for the use of sodium bicarbonate in a patient with lactic acidosis due to a poor cardiac output. Nephron. 1994,66:258–261.

[52] Forsythe S, Schmidt GA. Sodium bicarbonate for the treatment of lactic acidosis. Chest. 2000,117: 260–267.

[53] Sabatini S, Kurtzman NA. Bicarbonate therapy in severe metabolic acidosis. J Am Soc Nephrol. 2009,20:692–695.

[54] Kraut JA, Madias N. Metabolic acidosis pathophysiology, diagnosis and management. Nat Rev Nephrol. 2010,6:274–285.

[55] Nahas GG, Sutin KM, Fermon C. Guidelines for the treatment of acidaemia with THAM. Drugs. 1998,55:191–224.

[56] Bjerneroth G. Tribonat（R）–a comprehensive summary of its properties. Crit Care Med. 1999,27: 1009–1013.

[57] Leung JM, Landow L, Franks M, Soja–Strzepa D, Heard SO, Arieff AI, Mangano DT. Safety and efficacy of intravenous carbicarb in patients undergoing surgery:comparison with sodium bicarbonate in the treatment of metabolic acidosis. Crit Care Med. 1994,22:1540–1549.

[58] Hoste EA, Colpaert K, Vanholder RC, Lameire NH, De Waele JJ, Blot SI, Colardyn FA. Sodium bicarbonate versus THAM in ICU patients with mild metabolic acidosis. J Nephrol. 2005,18:303–

307.

[59]　Weber T,Tschernich H, Sitzwohl C, Ullrich RGP, Zimpfer M,Sladen RN,Huemer G. Tromethamine buffer modifies the depressant effect of permissive hypercapnia on myocardial con-tractility in patient with acute respiratory distress syndrome. Am J Respir Crit Care Med. 2000,162: 1361–1365.

[60]　Bersin RM, Arieff AI. Improved hemodynamic function during hypoxia with carbicarb, a new agent for the management of acidosis. Circulation. 1988,77:227–233.

[61]　Hilton PJ, Taylor LG, Forni LG, Treacher DF. Bicarbonate–based haemo filtration in the manage-ment of acute renal failure with lactic acidosis. Q J Med. 1998,91:279–283.

[62]　Kallet RH, Liu K, Tang J. Management of acidosis during lung protective ventilation in acute respi-ratory distress. Respir Care Clin N Am. 2003,9:437–456.

[63]　Adrogue HJ, Madias NE. Management of life–threatening acid–base disorders 1. N Engl J Med. 1998,338:107–110.

第十章 心脏疾病与水盐代谢和酸碱平衡紊乱

第一节 急性心力衰竭中的水电解质平衡

急性心力衰竭是急诊中最常见病种，也是最常导致心血管疾病患者反复入院的原因，伴有很高的死亡率。"急性"一词常常在急性心衰中被混淆，一些学者用该词来提示严重性(威胁生命的肺水肿发生)，而另一些则用来体现失代偿或新发心衰。但实际上，该词是体现时间紧迫性而不单纯是疾病的严重性。急性心衰是一种因心功能急性失代偿不能满足机体需求而出现的临床综合征，伴随呼吸困难、啰音和肺水肿等临床表现，同时伴有严重的水电解质失衡，特别是以容量超负荷及分布异常为关键，需要立即干预治疗。

一、急性心力衰竭的定义和分类

急性心力衰竭被定义为异常心功能所致症状和体征的急骤发作，可伴或不伴既往心脏病史。对定义的准确理解有助于进一步认识急性心衰的病理生理机制以及其中水电解质失衡的主要表现。

根据 ESC(欧洲心脏病学会)分类[1-3]，可分为如下 6 类：

(1) 失代偿性心衰(新发或慢性心衰失代偿)。伴有急性心衰的症状、体征，轻到中等度心衰，未达到心源性休克、肺水肿或高血压危象的标准。

(2) 高血压型急性心衰。急性心衰的症状和体征，同时伴有血压升高，左室功能部分失代偿，胸片提示符合急性肺水肿的改变。

(3) 肺水肿(经 X 线证实)。伴有严重的呼吸困难，双肺湿啰音和端坐呼吸。

(4) 心源性休克。指严重心脏低排出量导致血压严重下降和组织低灌注。通常表现为收缩压<90mmHg，或平均动脉压下降>30mmHg 和(或)少尿[<0.5mL/(kg·h)]，脉搏>60 次/分，伴或不伴器官充血的证据。

(5) 高心排出量心衰。指心排出量增加，通常伴有心率增快，外周组织温暖，肺充血。在感染性休克时,有时可出现血压下降。

（6）右心衰。特点为低心排出量,颈静脉压增加,肝脏增大和低血压,肺部无湿啰音。

国内急性心力衰竭指南[4]则分为以下 3 类:

（1）急性左心衰竭。包括慢性心衰急性失代偿,急性冠脉综合征,高血压急症,急性瓣膜功能障碍,重症心肌炎和产后心肌病,严重心律失常。

（2）急性右心衰竭。

（3）非心源性急性心衰。高心排出量综合征、严重肾脏疾病(心肾综合征)、严重肺动脉高压、大块肺栓塞等。

以上分类是结合病因及病理生理学机制进行的分类,较为复杂。可按病理生理机制简单分为两种类型[5]:一种是急性心血管衰竭(高血压性),另一种是急性失代偿性心衰(心脏性),虽然这两种类型往往难以截然区分,但多数患者中仍以其中一种为主要表现。

急性心血管衰竭以严重急性呼吸困难伴血压升高为特征,严重时可有肺水肿、血氧饱和度低。老年人、女性及高血压病史的患者多见,射血分数(EF)常常保留。常是急性心衰首发类型。

急性失代偿性心衰的特征是症状恶化较缓,肺水肿较少见,但常见颈静脉怒张、肝大,外周水肿,肾、肝功能异常及外周灌注不足等表现。血压常常正常或相对偏低。患者有心衰病史,且多见于较年轻患者和男性。有明显的加重因素(如不坚持心衰饮食和药物治疗),使用抗炎药、负性肌力药物,感染或者因心肌损伤导致心室收缩力下降等。这种类型预后较差,有较高的住院率和短期死亡率。

二、急性心力衰竭时体液失衡的机制

在正常人中,总血容量的增加会引起肾脏排钠和排水的增加,而在急性心力衰竭的患者中则不然,决定肾脏排钠和排水的主要因素是动脉循环血量而非总血容量[6-8]。急性心衰时,因为心排出量的下降,导致动脉系统失充盈,只有 15% 的总血容量留在动脉循环,剩下的都在静脉循环,所以这造成了动脉循环相对不足,导致肾脏水钠潴留增加。

在急性心衰时,肾脏水钠潴留主要由以下机制介导:与正常人不同,由于心衰时动脉失充盈,令动脉压力感受器张力降低,激活中枢神经系统释放肾上腺能激素,继而激活肾素-血管紧张素-醛固酮系统（RAAS）。肾上腺能刺激和血管紧张素II（AngII）都会激活近端肾小管内皮上的受体,使得钠的重吸收增加和向集合管排泌减少,所以心衰患者不易从肾脏排出钠。同时,增加的 Ang Ⅱ 和醛固酮也会导致心脏重构和纤维化,加重心功能恶化。在心衰中,还有另一种神经内分泌的激活,即压力感受器介导的血管升压素(AVP)的非渗透压依赖性释放。这种 AVP 的非渗透压依赖性释放打乱了渗透压对 AVP 的正常调节,而且是急性心衰中导致低钠的主要因素。集合管上血管升压素受体 V_2 的激活会导致 AQP2 介导的抗利尿效应,增加心脏前负荷(血容量增加), 血管平滑肌上的血管升压素受体 V_{1a} 的激活则会增加心脏后负荷(血管阻力增加),也会加重心脏不良重构。

　　上述神经内分泌及肾脏方面的紊乱反过来对患者的循环系统产生不利影响[9]。RAAS 和交感神经系统的激活是对心力衰竭时心排出量下降的反应, 此时血管紧张素和醛固酮会升高。前者直接升高外周血管阻力,增加后负荷;而后者则使得水钠潴留增加,升高前负荷,进一步恶化血流动力学和引起全身容量改变。最终,心脏充盈压的增高,心排出量的下降,外周血管过度收缩以及排钠和排水的障碍是心衰导致容量超载的关键之处[10, 11]。这些改变通过损害心血管系统维持正常血容量,激活神经内分泌,后者进一步加重容量超负荷和导致心脏功能恶化(图 10-1)。

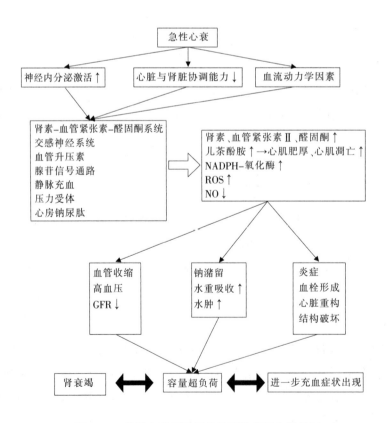

图 10-1　急性心衰时容量超负荷的病理生理机制

在急性心衰体液代谢严重失衡时,就会出现肺淤血和体循环淤血状态。肺淤血以左室舒张末压增高为特征,表现为呼吸困难、啰音和水肿;体循环淤血以下腔静脉扩张、右室舒张末压增高为特征,导致肝淤血和肾淤血的相关症状[12]。

目前对急性心衰时淤血状态发生的具体机制仍未十分明了。传统的观点是心排出量的下降和 RAAS 的激活是急性心衰的主要病理生理机制。心功能会被冠脉缺血、高血压、心律失常、感染或者药物治疗以及饮食依从性差等因素所恶化,并出现液体潴留。

然而,在许多患者身上难以明确某一因素占主导,并且早期的淤血症状出现时不会伴随显著的体重增加。因此,急性心衰时体液重分布机制日益得到重视。心衰时,通过自主神经调控机制,细胞外液能够从内脏静脉汇集到有效循环中。近期的研究支持炎症反应、内皮细胞激活、前血栓状态改变、升压素异常及腺苷信号通路失调参与急性心衰的发生发展。Colombo 等最近发现外周静脉淤血会导致炎症介质增加和内皮细胞反应性改变。以上机制因人而异,如老年女性伴有 EF 保留的心衰在高血压时因动脉顺应性和静脉容量降低,常易出现快速进展的肺水肿;而其他病人可能因 RAAS 激活、炎症和进展的心肾综合征出现肝、肾功能障碍,伴有逐渐发生的呼吸困难和外周水肿。总而言之,淤血可通过进一步激活神经内分泌、左室结构改变、肺高压、右室障碍和不利的心、肾改变来促进心衰的发展。

液体潴留在大多数心衰患者可能并不是扮演着最关键的角色[13]。Verwey 等[14]通过侵入性和非侵入性的措施密切监测慢性心衰患者,发现急性心衰加重和肺血管压力升高是在体重增加前几天到几周最先被观察到的。即使体重增加发生,其增加范围也只是在 2kg 左右,这些结果也被 Lewin 等[15]确认,他们发现在慢性心衰患者的前瞻性队列研究中,发生急性心衰组和未发生急性心衰组的体重增加无差异。相似的结果在 MIRACLE 研究中也得到了证实。

在以急性心血管衰竭为明显表现的患者中,液体超负荷主要表现为肺淤血,这主要是由液体重分布而不是液体积累导致的。血管阻力或僵硬度的升高会导致大静脉容量的降低和动脉阻力的升高,而大静脉容量降低会增加静脉回流从而提高前负荷。动脉血管床的僵硬度和阻力增加会导致后负荷的增加。心脏功能失调可能在这种类型的急性心衰中起到关键作用。这些患者的心脏收缩储备降低,僵硬度增加导致顺应性下降。所以,心脏不能有效地适应前后负荷增加导致的液体平衡改变,引起了心脏内压力增加,向肺静脉和肺部传导。

多项研究支持这一假设。首先,急性心衰入院患者都有较高的血压[16]。有报道发现未经过任何治疗的患者血压都很高[17],而这些高血压患者在入院治疗后可在 24 小时内降至正常[18]。Lewin 等[17]比较了门诊中发生心衰和不发生心衰的患者,发现体重增加没有明显差别,最有预测性的改变是急性心衰发作前的血压升高,而这些改变可以通过血管阻力或僵硬度的增加来解释。在一项小型研究中[14],比较了发生和不发生急性心衰患者的血流动力学改变,主要的发现是发生心衰的患者在心脏收缩力显著降低的基础上出现血管阻力的增加。为了支持急性心衰中的这种血管机制,Balmain 和 McMurray[19]进行了一些用无创方法评估收缩功能保留组、降低组以及对照组的动脉顺应性和静脉容量,发现急性心血管衰竭的患者常常有收缩功能的保留。在此研究中,收缩功能保留的心衰患者较其他组有着更差的动脉顺应性和更低的静脉容量,与急性心血管衰竭患者相似。血管扩张剂在急性心衰患者中的研究显示出有获益。在一项小型研究[20],比较了两种在急性心衰患者早期干预的策略——高剂量硝酸盐和低剂量利尿剂或者低剂量硝酸盐和高剂量利尿剂。该项研究显示,血管扩张剂在改善血液饱和度和减少机械通气、心梗和死亡率方面优势明显。在 VMAC 研究,更有效的血管扩张剂奈西立肽显示出更好的症状改善[21]。最近进行的一项荟萃分析[22]认为,硝酸盐在症状缓解和血流动力学改善方面与其他血管扩张药物相比并没有显著差异,目前仍没有足够证据确认硝酸盐在急性心衰中应用的优势。

另一方面,一些研究显示出在急性心衰患者中体重减轻与症状改善或临床结局间的矛盾。在 IMPACT-HF 研究中,急性心衰患者住院期间体重的减轻与疲乏症状、夜间阵发性呼吸困难或者静息时呼吸困难改善程度无相关性,只有端坐呼吸和运动时呼吸困难的改善与体重减轻相关,更显著的体重减轻与 60 天再住院率和心衰复发率无关。在 EVEREST 研究中,给予水通道抑制剂托伐普坦会导致更显著的体重减轻,但并没有显著改善患者的症状和预后。因此,血管机制在心血管心衰中比在失代偿心衰中起着相对更关键的作用。

三、急性心衰中的酸碱失衡问题

急性心衰时,会因外周灌注不足、肺水肿导致的缺氧状态以及利尿剂应用等原因出现复杂的酸碱失衡,但在急性心衰中这些酸碱平衡紊乱没有一种是具有特异性的。尽管相关指南推荐急性心衰患者进行血气分析以进行鉴别诊断和病情评估,然而急性心衰中专门就酸碱失衡问题而进行的研究十分稀少。

2012 年日本学者就此问题进行的一项纳入 621 例患者的研究[23]发现,到达急诊的急性心衰患者如果存在酸中毒,伴随的因素包括更高的白细胞和血糖,特异性的生命体征是更高的收缩压和快速心率。几乎所有的患者都有端坐呼吸,提示伴有酸中毒的急性心衰患者失代偿的时间较短。另外,在酸中毒急性发作的患者,治疗策略是明确的。所以,急性心衰患者出现酸中毒与短期和长期死亡率并无相关性。另一方面,急性心衰患者若伴有碱中毒,相关伴随因素包括更高的 CRP(C 反应蛋白)和胆红素,提示这些患者可能发生了心衰状态数日。这也使急性心衰伴有碱中毒的患者具有更高的死亡率。

急性心衰时呼吸功能紊乱种类因人而异,主要是通气障碍和弥散障碍。肺泡和肺静脉充血会导致弥散障碍并与 CO_2 潴留相关,患者易发生呼吸性酸中毒。患者会有突发的临床表现,如急性肺水肿和高血压性心衰,提示呼吸困难主要是由肺泡和肺静脉充血所致,并引起酸中毒。另一方面,伴有胸腔积液的患者肺中的空气会被间质渗出的液体所替代,他们潮气量不足导致通气障碍,需要增加通气量来代偿这种情况。所以,胸膜渗出导致通气障碍与 CO_2 减少相关。这些患者易于发生呼吸性碱中毒,他们具有逐渐发展的临床进程,如出现外周水肿或充血和右心衰竭,提示呼吸困难主要是胸膜渗出所致碱中毒引起的。总之,急性心衰伴有酸中毒往往是骤发的,而伴有碱中毒则常是逐渐发展的,但急性心衰中酸碱失衡的预后价值尚不十分明确。

在急性心衰中,酸碱平衡受到很多因素的影响并且因人而异。本研究纳入的患者主要的酸中毒是呼吸性酸中毒,一般来说,酸中毒在许多重症患者(如急性肺损伤、术后肺炎等)中预示着不良预后,但本研究中发现其在急性心衰中并没有较差的预后。因为这些患者常常是骤发的,症状包括急性肺水肿或高血压性心衰,只要在良好的医疗机构中,都能够得到充分的治疗。方式包括机械辅助通气(双水平正压通气)和小剂量吗啡镇静,以及应用硝酸盐类减轻后负荷,得益于这些成熟的措施,急性心衰伴有酸中毒的患者预后可明显改善。

另一方面,患者伴有碱中毒的基础情况则是不均一的。因逐渐进展的临床症状(如外周水肿或充血,或伴有胸膜渗出的右心衰竭)而入院,很难确定发病时间,这些患者往往延迟了入院时间,状况不一,没有明确的治疗策略。同时,伴有碱中毒的急性心衰患者呈亚急性临床过程,发生端坐呼吸的比例更低,导致早期能使用的积极治疗策略更少,并且入院死亡率更高。

总之,急性心衰患者中酸碱失衡问题非常复杂,难以割裂成单独的因素进行分析。酸碱失衡既是急性心衰本身和治疗过程中出现的"果",也是加重心衰及并发心衰的"因"。所以,针对急性心衰时酸碱平衡紊乱的治疗需积极纠正心衰,同时遵循针对酸碱平衡紊乱的一般治疗原则对症处理。

四、急性心衰中液体失衡的处理

急性心衰中液体失衡的处理是急性心衰治疗中的重要组成部分，与急性心衰治疗措施有许多重合，根据目前最新的临床试验证据，总结急性心衰中液体失衡处理的策略。

（一）祥利尿剂

祥利尿剂（如呋塞米、托拉塞米）历来就是降低心衰充血治疗的基石。祥利尿剂抑制肾 Na^+-$2Cl^-$-K^+ 共转运体，导致排钠和排尿。在心衰患者中，利尿剂的量效曲线向右向下偏移，说明达到去充血效应需要更高的剂量，这种现象称为"利尿剂抵抗"。在急性心衰中，祥利尿剂通常可改善呼吸困难和降低心室充盈压。一些关于托拉塞米与呋塞米的对比研究和近期的荟萃分析提示前者能更好地降低心衰发作频率，但仍需要一些前瞻性大规模的临床试验来证实这一发现。

DOSE（利尿剂优化治疗策略评价）试验是目前急性心衰领域评估利尿治疗策略最大的随机对照试验[24]。该试验将 308 名急性心衰患者随机编组到静脉给予呋塞米弹丸式输注或静脉持续输注和低剂量（静推剂量与患者口服剂量相同）或高剂量（静脉给予 2.5 倍口服剂量）策略组。结果发现，在总体症状评估或者 72 小时内血肌酐值改变的复合主要终点方面，这些策略并无显著差异。然而，随机分到高剂量策略组的患者在呼吸困难缓解、体重改变和液体减少方面的次级评估指标上有更好的临床结局。但是值得注意的是，尽管是以减轻充血为目标，在 DOSE 和 CARRESS（急性失代尝性心衰抢救研究）试验[25]中，仍有超过 1/3 的患者在出院时仍处于充血状态。因此，虽然祥利尿剂在缓解呼吸困难方面有效，但目前的资料在评估成功减轻充血治疗方面仍有局限。

祥利尿剂的使用也存在一些问题，如利尿剂抵抗、神经内分泌激活和肾功能恶化。利尿剂抵抗是指即使加大剂量，利尿剂仍不能有效地控制容量状态。而利尿剂产生的机制包括"刹车现象""反弹效应"和高醛固酮症。刹车现象是指长时间的利尿剂使用导致促尿钠排泄的反应减低，部分是由肾单位的适应所致，机制是 Na^+-$2Cl^-$-K^+ 共转运体抑制剂作用部位的远端肾小管上皮的代偿性肥厚所致，它能增加肾脏对溶质重吸收能力，同时，利尿剂治疗时也会引起远曲小管噻嗪类利尿剂敏感的 Na^+-Cl^- 共转运体快速上调。反弹效应涉及利尿后钠潴留，主要是因为不充分的给药频率和限钠不严格。序贯地使用噻嗪类利尿剂与祥利尿剂联合阻滞可增强利尿效应，但这会增加心律失常风险，因为合用会导致低钾血症。

　　一些观察性研究提示高剂量袢利尿剂和不利结局的联系。但是这些研究有混杂因素:那些接受高剂量利尿剂的患者本身往往有更严重的疾病倾向和并发症。但是,动物研究发现使用呋塞米会导致左室收缩功能异常。使用袢利尿剂导致预后恶化的潜在机制包括 RAAS 激活,电解质紊乱和肾功能恶化。

　　袢利尿剂会导致 RAAS 激活。一项名为 SOLVD(左心功能不全的研究)的回顾性研究[26]提示:在接受利尿剂治疗的心衰患者中,血浆肾素活性会较未接受的患者有显著升高。在其他研究,长期接受地高辛治疗的心衰患者中,突然接受静脉呋塞米会导致血浆肾素活性快速升高,这与全身血管收缩相关。

　　高利尿剂量和肾功能恶化间的关系是特别需要关注的,因为肾功能恶化与预后较差相关。然而,最近的资料提示急性心衰治疗期间暂时的肾功能恶化并不会影响出院后的预后。例如,在 DOSE 研究中,高剂量的利尿剂比低剂量更能有效地缓解呼吸困难和更多的体液减少,尽管这是以暂时性的肾功能恶化为代价的,但却似乎不会有长期的影响。考虑到充血与肾功能恶化和不利事件相关,暂时的肾功能恶化和减少充血之间需要一个合理的权衡。例如,最近由 Metra 等[27]进行的一些分析提示肾功能恶化与不良预后无关,但在持续充血的患者中,肾功能恶化是一项与出院后发病率和死亡率相关的独立的预后因子。

(二) 血管扩张剂

　　现有的指南提示如果急性心衰患者住院时没有出现体循环低血压,可在利尿治疗的基础上考虑给予血管扩张剂以缓解呼吸困难。目前没有资料支持在急性心衰中应用血管扩张剂能改善预后。总之,现有资料支持应用血管扩张剂在呼吸缓解和血流动力学方面有一定获益,但是进一步对于外周水肿,净体液减少和体重丢失的益处是有限的。

　　静脉应用硝酸甘油主要有静脉扩张效应以减轻前负荷,并有利于降低肺动脉充血。但是,尽管剂量增加,但硝酸甘油的快速耐受可能在数小时内发生。硝普钠同时具有静脉和动脉扩张效应,但在用于治疗急性心衰方面的资料有限,因为受限于心梗后左心室因功能障碍被禁用。同时,因硝普钠具有明显的低血压效应,常常需要在监护病房使用有创血流动力学监测下使用。

　　奈西立肽减少左室充盈压,但现有研究提示在呼吸困难缓解方面效果差异较大。一项在 127 位急性心衰患者进行的奈西立肽与安慰剂对比研究发现:奈西立肽可比单用利尿剂更迅速地减轻呼吸困难。VMAC 试验[21]研究了 489 例急性心衰患者分别使用奈西立肽、硝酸甘油和安慰剂,发现奈西立肽比后两者能更显著地改善肺楔压,然而,在呼吸困难缓解获益方面,奈西立肽和硝酸甘油未能体现何者更优。ASCEND-HF(失代偿性心功衰竭)试验[28]发现奈西立肽比安慰剂对呼吸困难方面有一定程度的有利影响,但更易发生低血压风险。奈西立肽不会影响出院后预后。近期的亚组分析[29]也提示奈西立肽不会比标准治疗提高更多的尿液量。因此,在普遍的 AHF(急性心力衰竭)人群中,并不推荐奈西立肽的常规使用。

新型的具有血管扩张效应的利钠肽(如乌拉立肽)也在急性心衰患者中得到相关研究[30]。两项双盲、对照试验提示使用乌拉立肽可由血流动力学和症状改善方面获益。一项在进行的 3 期临床试验正在评估在标准治疗基础上加用乌拉立肽对急性心衰的获益作用。

(三) 超滤

超滤是通过在半透膜上产生的跨膜压力梯度将血浆中的水移除。如果移除的液体不超过内在液体转移率,那么血管内容量就能保留,可有效避免 RAAS 激活和肾功能恶化。然而,大多数试验研究了在超滤前常规使用 β-受体阻滞剂和 ACEI 后 RAAS 的活化情况。

UNLOAD 试验是第一个在急性心衰患者中应用超滤的大规模临床试验[31]。这项非双盲试验随机纳入了 200 例急性心衰患者,在住院开始的 24 小时内采用超滤或者袢利尿剂作为主要的减少充血治疗。超滤的时间和频率由临床医师决定,主要复合终点是在 48 小时内体重减轻和呼吸困难缓解。超滤组有着更佳的体重减轻效果(5.0kg vs 3.1kg,P=0.001),但在缓解呼吸困难方面未能体现差别。超滤组发生低钾风险更低,其他安全性指标(包括血肌酐值变化)则与袢利尿剂组相似。48 小时内净体液减少(次级终点)在超滤组更显著(4.6L vs 3.3L,P=0.001)。BNP 改善方面相差无几。另外,超滤组在 90 天心衰再入院率方面比利尿剂治疗组有明显降低。

CARRESS-HF 研究是超滤与阶梯式药物治疗间对比的随机试验[25],纳入了 188 例急性心衰患者,伴有肾功能恶化和持续容量超负荷。超滤设定液体移除率在 200mL/h。阶梯式药物治疗是根据 48 小时内充血症状和体征、尿液量、血压、EF 和有无右心室衰竭来调整利尿剂、静脉血管扩张剂和强心药物剂量。CARRESS-HF 研究了不同的人群(如心肾综合征 I 型)。超滤会升高肌酐,但这种肌酐升高是代表了期望中的血液浓度提高还是不期望的肾功能恶化仍未知悉。在体重减轻或利钠肽改善方面组间没有显著性差异,并且超滤组有较多的患者出现严重不良事件。总的来说,两组加起来也只有 10%的患者能在 96 小时内获得成功的减少充血治疗(颈静脉怒张<8cm,无外周水肿,无端坐呼吸)。这些资料也提示,显著的体重和体液减少并不是充分减少充血治疗

的替代标准。虽然现在能够通过外周静脉通路实现超滤,但管腔需至少提供 10~40mL/min 的血流量,这样会给患者带来更高的血管通路相关并发症的风险,需要充分的抗凝。在 CARRESS-HF 试验中,导管或者抗凝相关的并发症在接受超滤的患者中有较高的发生率(如 2% 的导管出血,9% 的败血症、菌血症或蜂窝组织炎,以及 7% 的消化道出血)。常规超滤中医护人员的经验和护理支持都是需要考虑的问题。现有的指南指出,如果其他利尿策略都失败,那么可以考虑进行超滤。

(四)升压素受体拮抗剂

如前面机制中所述,在心衰中,AVP 的不适当增加会导致水液潴留,从而引起充血症状和电解质紊乱。升压素拮抗剂如托伐普坦,就是为了阻断 V_2 受体在肾小管中的作用而开发的新药物。V_2 受体特异性拮抗剂可升高 AVP 对 V_1 的刺激来增加外周血管收缩。

EVEREST 是一项比较托伐普坦和安慰剂的大型临床试验[32,33],其假设在患者接受传统心衰治疗的基础上加入一种利于排出水液的药物可以改善症状和预后。EVEREST 试验注册了 4133 例患者,均为 AHF,EF<40% 且有 2 项以上液体超载的体征或症状。主要短期终点是 7 天或出院时患者总体临床状态综合评估和体重。长期主要复合终点是死亡率和心血管死亡率或再入院率。托伐普坦较安慰剂显示出更好的体重改善,但长期预后相似。

在 EVEREST 研究中,标准利尿治疗加上托伐普坦可以改善大多数与充血相关的症状和体征。托伐普坦可改善住院最初几天中的呼吸困难,体重,啰音,颈静脉怒张和端坐呼吸。即使利尿剂使用剂量减少,但总体临床状态并没有改善。呼吸困难的改善获益在初始剂量给予后 12 小时内达峰,并持续到 20 小时。托伐普坦对于那些伴有低钠血症的患者,在缓解呼吸困难和减轻体重方面效果尤为显著。在关于严重低钠血症(<130mmol/L)的小型队列研究中,托伐普坦与减少心血管发病率和死亡率相关。总的来说,严重不良反应包括肾功能异常,低血压和电解质紊乱。

这些资料提示托伐普坦可能对于急性心衰早期住院患者来说是一个有用的辅助治疗。目前 FDA 批准托伐普坦的适应证使用期限为不超过 30 天,也不应该用于潜在的肝病患者。

第二节 慢性心力衰竭与水电解质代谢失衡

有许多不同的原发病因,如心肌梗死,原发性心肌疾病或长期压力超负荷(如高血压病),会引起左心室重构并因此出现心肌收缩和舒张功能障碍,在以上慢性心脏疾病基础上逐渐出现心衰症状、体征的为慢性心衰[1、2]。阻塞性冠状动脉疾病是左心室功能障碍并导致心衰的最主要病因。一些心脏事件,如急性心肌梗死会损伤心肌细胞,导致左心室功能障碍,心脏重构和纤维化,并抑制正常心肌收缩。有近50%的心衰患者左心室收缩功能保留,而舒张功能损伤,往往与高血压、糖尿病相关。心脏充盈压的升高,心排出量的降低,外周血管过度收缩和排尿、排钠功能的障碍是心衰中一直存在的标志性特征,可导致容量超负荷及其他电解质代谢失衡。

一、慢性心衰中主要的水电解质失衡

电解质失衡是慢性心衰中最常见的并发症。心衰时,血流动力学的异常会导致肾血流量升高和肾小球滤过率下降,RAAS激活,交感神经系统节律增高,释放各种神经内分泌激素(如儿茶酚胺、血管升压素)和血管活性肠肽或引起其他血管活性物质(如心房利钠肽、内皮素和前列腺素)的水平升高,以及肿瘤坏死因子(TNF-α)等,对体液电解质平衡和血管活性有很大的影响,在慢性心衰体液潴留和水电解质紊乱中起到了重要作用[3]。

在慢性心衰中电解质紊乱会带来许多不利影响。一些重要电解质紊乱(如低钾血症或低镁血症)在正常心血管状态下是无大碍的,但在特殊状态时(如心肌缺血、心肌应激状态、儿茶酚胺升高或者服用促心律失常药物),可使得心肌电生理状态不稳定而出现晕厥、恶性心律失常甚至死亡。

血流动力学、肾功能和神经内分泌的紊乱导致全身电解质含量的显著变化。在未经治疗的慢性心衰中,全身钠含量比正常水平升高5%~40%,全身总钾下降5%~20%。全身水含量在轻度慢性心衰中升高5%,而在严重时可升高30%。钠和水的增加大多是细胞外间隙的改变,而总钾的降低则是细胞内储量的改变,后者主要是要维持细胞外 K^+ 浓度。全身 Cl^- 含量在心衰中常常没有显著改变,可能是因为 Cl^- 在随着 Na^+ 潴留和 K^+ 丢失之间实现净平衡。在晚期心衰中全身 Mg^{2+} 丢失常见,与利尿剂的应用有关。

总之,在慢性心衰中电解质的异常主要是低钠血症、低钾血症和低镁血症,它们之间有各自的发生机制和临床表现,而且治疗方法各异,故分述如下。

二、低钠血症

慢性心衰中,会出现肾脏介导的钠潴留,肾血流量和肾小球滤过率的下降以及 NaCl 在肾小管内吸收的增加,并且因此导致肾脏交感神经的活性增加从而激活

RAAS。值得注意的是,心衰时的钠潴留并不会导致高钠血症,因为同时伴随着水的潴留,而且水的潴留超过了钠,因此心衰患者常常出现低钠血症[4]。

(一) 慢性心衰时低钠血症的发生机制 (图 10-2)

1. 神经内分泌机制

有许多因素与慢性心衰患者发生低钠血症相关。心衰是心排出量降低导致动脉失充盈,引起交感神经系统(SNS)激活,这会导致外周和肾脏血管收缩,降低肾小球滤过率,与动脉失充盈协同作用导致水钠重吸收增加以及 RAAS 激活。后者使得血管紧张素Ⅱ(AngⅡ)升高,导致外周和肾脏血管收缩,并增加醛固酮从肾上腺皮质的释放,进一步加重钠潴留。动脉失充盈、SNS 和 RAAS 活化导致血管升压素(AVP)释放增加。AngⅡ也会刺激大脑中的渴觉中枢增加水摄入和 AVP 释放。AVP 结合到血管升压素 2(V_2)受体,增加 AQP2 表达,导致水液在集合管的重吸收上升从而增加自由水的潴留。AQP 由 6 个跨膜域构成,在集合管膜上形成可以通过水的通道。

与上述心衰患者合并低钠血症机制所一致的证据是,与正常钠水平的患者相比,这些患者有更高水平的肾素、AngⅡ、醛固酮、肾上腺素、去甲肾上腺和多巴胺。心衰患者显示出 AVP 生成的增加以及普遍有 AVP 的功能失调,虽然已经出现了容量超负荷,动脉膨胀和低血浆渗透压,但 AVP 水平依然升高。此外,在心衰合并 AVP 升高的患者中 AQP 2 的排泄率也增加。值得注意的是,升高的血浆 AVP 水平并不能有效地降低伴有低钠血症的晚期心衰患者的水液负荷。这些现象提示低钠血症是反映心衰严重性及神经内分泌激活的标志。

AVP 在心衰时低钠血症的发生和发展中起到重要作用,但可惜的是目前还没有实验室方法能够准确可靠地测定。和肽素(Copeptin),AVP 前体肽的 C 端部分,可与 AVP 等量分泌,是一个敏感和稳定的 AVP 替代标志物。和肽素水平已作为一些急性疾病(如下呼吸道感染,心脏病和卒中)的预后因子。和肽素也是一个有前景的标志物,可用于低钠血症的鉴别诊断。在一项关于和肽素和 NT-pro BNP(氨基末端及钠肽前体)的研究中[5],评价了 340 例合并有左心室收缩功能障碍的患者,将他们根据和肽素的 3 分位水平分成 3 组,并随访 55 个月。结果发现,虽然和肽素不能预测未来发生低钠血症的风险,但是住院率或死亡的重要预测因子,即使经过血钠、袢利尿剂剂量和 NT-pro-BNP 水平校正后,依然能有预测意义。

另一个可能在心衰患者伴发低钠血症中扮演重要角色的分子是 Apelin,这是一种 G 蛋白偶联受体——孤儿 APJ 受体的内源性配体, 由 Tatemoto 在 1998 年首次发现。Apelin 有广泛地组织分布,与调节机体体液稳态、心血管功能、糖稳态、细胞增殖和血管新生相关。Apelin 具有利尿特性，显示出与 AVP 相反的调节作用来维持机体体液稳态。有证据证明心衰患者的 Apelin 功能失调时可观察到血浆中升高的 Apelin 不能代偿更高水平的 AVP 作用，可能是导致水液代谢失衡的因素之一。

2. 利尿剂

利尿剂是药物所致低钠血症中最常见的原因之一，而大部分的情况都是由噻嗪类利尿剂所致的。噻嗪类利尿剂能够单独作用于远端肾小管而不会干扰尿液浓缩和影响 AVP 促进水潴留的能力。噻嗪类利尿剂引起的低钠血症常常是轻微的，但也偶有急性严重的低钠血症发生在一些特异体质的患者身上。

需要指出的是氢氯噻嗪和阿米洛利联合使用可能会增加低钠血症风险。这种风险的增加很可能是因为阿米洛利直接作用于集合管，加剧钠的丢失。此外，阿米洛利会保留 K$^+$，因而会加重噻嗪类利尿剂诱导的低钠血症，结果通过远端肾小管的 Na$^+$–K$^+$ 交换机制使得钾潴留。与噻嗪类利尿剂结构不同但作用相似的吲达帕胺也与低钠血症相关。

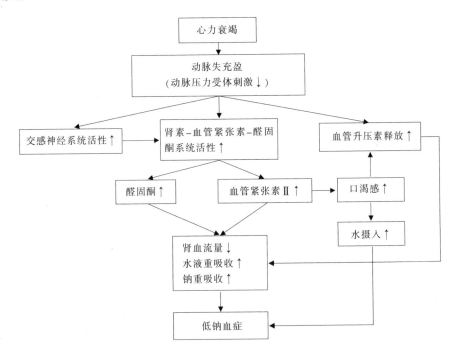

图 10-2　慢性心衰时低钠血症的发生机制

(二) 低钠血症在慢性心衰患者中的预后价值

许多临床研究已经确认，低钠血症与心衰住院患者或门诊的慢性心衰患者发病率和死亡率相关。最近一项包括了 22 项研究共计 14 766 例患者的荟萃分析[10]发现：以

3 年全因死亡率为终点,血钠浓度<140mmol/L 的患者钠水平与死亡风险线性相关。另外,不论是射血分数降低或是保留的心衰,血钠都是一个明确的死亡预测因子。另一项最近的研究[7],注册了 1000 例心衰患者,包括不同病因和严重程度,中位生存期是 5.1 年,提示低钠血症与升高的死亡风险密切相关。值得注意的是,在参考区间内,血钠与死亡风险有着 U 型关系,血钠浓度在 135~139mmol/L 提示死亡风险升高,而血钠浓度在 140~145mmol/L 则有最好的预后。其他的心衰风险模型研究也发现低钠血症是一个与生存率相关的重要预测因子。

低钠血症与再住院率升高,住院时间延长,住院资源耗费增加,并发症风险增加和经济花费增多也有关系。另外,如果急性 S-T 段抬高性心梗(STEMI)患者出现低钠血症,则更易发生急性心衰。同时,住院期间也更容易出现不利的结果,且 STEMI 患者住院死亡率与低钠血症的严重程度相关。

(三) 慢性心衰中低钠血症的治疗

1. 慢性心衰患者出现低钠血症急性症状的处理

在急性症状性低钠血症中,血钠浓度急剧降低,会引起神经系统症状。由于血钠浓度降低,液体从低渗性细胞外液进入渗透压较高的脑组织中,引起脑水肿。在伴有严重神经系统症状(如癫痫、反应迟钝)的急性低钠血症中,需要立即进行干预以降低神经系统并发症的风险。

根据最新的低钠血症指南[8],具体治疗方案主要是静脉输注高张盐溶液,在最初的 1 小时内静脉输注 3%盐溶液 150mL,输注时间应超过 20 分钟;在第一个 20 分钟后,应及时复查血钠浓度,同时在下一个 20 分钟内再次重复输注 3%盐溶液 150mL。一般重复两次输注或者重复至血钠浓度增量达到 5mmol/L。达到以上目标值后,应停止输注高张盐溶液,而改换成生理盐水,直到开始对因治疗,此前最好能达到血钠状态稳定。在首个 24 小时内,血钠浓度升高的增量极限不应该超过 10mmol/L,在后续的每个 24 小时内,增量不应该超过 8mmol/L,同时每 6~12 个小时后应当检查血钠浓度,直到血钠浓度达到 130mmol/L。

对于那些在第 1 个小时内血钠浓度增量虽然达到了 5mmol/L,但症状没有改善的患者,可以继续输注 3%盐溶液,血钠浓度增量应保持每小时升高 1mmol/L。当症状改善,或血钠浓度增量总计达到 10mmol/L,或血钠浓度已经达到 130mmol/L,应停止高张盐溶液输注。注意,当高张盐溶液持续输注时,应每 4 小时复查血钠浓度。

严重的低钠血症如果不治疗,很容易导致死亡。另一方面,当低钠血症是慢性的,而血钠浓度增加过快,会发生渗透性脱髓鞘综合征和永久性脑损伤。

2. 慢性心衰患者伴慢性低钠血症的治疗

心衰患者如果伴有慢性低钠血症，血钠浓度的纠正速率就不应该超过每24小时8mmol/L。快速的纠正会增加脑桥中央髓鞘溶解症的发生风险。脑桥中央髓鞘溶解症是一种慢性低钠血症患者纠正血钠浓度过快所致的神经系统疾病，以脑桥部位神经细胞出现严重的髓鞘损伤为特征，导致昏谵、水平性凝视麻痹、痉挛性四肢瘫、吞咽障碍、构音障碍和其他神经系统症状。这些神经系统的损害出现在低钠血症快速纠正后48~72小时。死亡是很常见的，即使患者存活，往往也会出现慢性的神经系统缺陷，包括闭锁综合征和痉挛性四肢瘫。可通过颅脑磁共振成像来发现脑桥脱髓鞘病变。

心衰患者出现慢性低钠血症时，治疗应包括以下几个方面。

（1）液体与钠的限制。一般认为心衰合并慢性低钠血症患者每日液体摄入应限制到少于800~1000mL，以达到负的水平衡，这无疑是最经济的治疗方法。在一项随机试验中，将伴有低钠血症的患者按照接受常规治疗和限水治疗（1000mL/d）分为2组，60天后，限水组的患者有更佳的症状负荷评分，总体生活质量改善。在此研究中，各组间的渴感没有差异，但不少心衰的患者会出现渴感增加，这导致液体限制治疗的依从性降低。

然而，关于限钠方面仍存在许多争议。美国心力衰竭协会认为有临床症状的心衰患者每日限钠在2~3g，在那些严重心衰患者，应限制到2g以下[9]；欧洲指南[10]则认为有症状的心衰患者应限制到2g以下，与我国指南推荐相一致[2]。一些著名的试验如DASH（控制高血压的膳食模式）、NHANES（美国国家健康与营养调查）以及近20年来陆续进行的观察性研究认为，限钠能够改善心衰患者的临床结局，这部分是通过其降低血压的作用实现，限钠可降低心衰发病率，也能延缓心衰的进展。不过，也有许多临床试验发现不限钠可以维持血管内渗透压，改善血流动力学，增加心衰患者对利尿剂的反应，有更好的长期预后。因此，目前对心衰患者每日钠摄入推荐的证据仍是缺乏的。观察性的研究支持传统的观念，限制膳食钠摄入改善心衰预后，尤其是在那些严重的患者中。相反地，一些随机试验预示膳食限钠是有害的，但会被那些非标准治疗相混淆。从高血压动物和人类研究中得来的资料提示：一种模式不能适用于所有情况，心衰患者膳食限钠需要个体化，现有的研究告诉我们膳食限钠对心衰病理生理和临床结局有深远的影响，但要获得共识的策略仍需要更多的研究支持[11]。

（2）利尿剂。利尿剂是心衰伴有液体超负荷患者的主流治疗方法，选择袢利尿剂更佳，因为袢利尿剂会增加无电解质水的清除率。而且在袢利尿剂基础上加用ACEI可逆转心衰患者的低钠血症。此外,在心衰合并低钠的患者中,使用呋塞米和卡托普利治疗可使得临床症状改善和显著升高血钠浓度,后者与肾脏浓缩、稀释能力增强有关。

输注高张盐溶液后再联合高剂量利尿剂可升高血钠浓度并可能改善心衰患者预后。Paterna 等学者的团队进行的一项注册了 60 位 NYHA(美国纽约心脏病协会)分级为 4 级的心衰患者的研究[12],这些患者接受了 30 分钟内输注呋塞米(500~1000mg)加高张盐溶液(150mL1.4%~4.6%NaCl),持续治疗 6~12 天。与单独使用呋塞米组相比,呋塞米联合高张盐溶液能更好地增加血钠浓度和减少住院时长及再入院率。该团队随后进行的更大样本的研究[13]中,注册了 107 例心衰患者,发现输注呋塞米加高张盐溶液与临床症状改善、降低再入院率和死亡率相关,其中长期存活率有明显改善(55% vs 13%)。以上两项研究是基于短期输入高张盐溶液后,血管内渗透压升高,使有效循环容量增加,肾灌注得到改善,从而令机体对利尿剂反应更佳。

(3)血管升压素受体拮抗剂。血管升压素(AVP)有 3 种不同的受体亚型。V_{1a} 受体在血管平滑肌和心肌细胞中表达,导致血管收缩和心肌肥厚,在血小板和肝细胞上也有该种受体,可调节血小板聚集和肝糖原代谢。V_{1b} 受体在垂体前叶中表达,与促肾上腺皮质激素和 β-脑啡肽释放相关。有意思的是,这些受体亚型都与血糖稳态调节相关。V_2 受体则在肾集合管中表达,可增加自由水重吸收导致水液潴留。V_2 受体是心衰患者发生低钠血症最主要的 AVP 受体。AVP 在低钠血症中起到的关键作用,促使了AVP 拮抗剂的开发,如考尼伐坦、托伐普坦和利伐普坦,它们对 V_{1a} 和 V_2 受体的亲和力各不相同。关于 AVP 拮抗剂的相关临床研究已在急性心衰部分进行了详细介绍,在此不再赘述。值得注意的是,在使用 AVP 受体拮抗剂的心衰合并低钠血症患者中,不应该限制液体摄入,血钠浓度也应该每 6~8 小时监测一次,以免发生血钠浓度的快速纠正[4]。虽然在心衰患者中应用 AVP 受体拮抗剂暂未见到渗透性脱髓鞘反应的报道,但最近也发现一些患者使用托伐普坦进行治疗,纠正的血钠浓度超过了推荐值,而出现了一些神经系统后遗症[4]。

AVP 受体拮抗剂不应用于治疗血容量减少的低钠血症,后者应使用等张盐溶液进行治疗。AVP 拮抗剂的不良反应包括口干、口渴和排尿增加。这些药物在晚期的急、慢性肾衰竭中效果较差。此外,托伐普坦在遗传性多囊肾患者中使用不应超过 30 天[14],在患者肝疾病的患者中也应该慎用,因会有导致明显肝损伤的危险,甚至需要肝移植或死亡。

三、低钾血症

慢性心衰中出现低钾血症提示疾病的严重程度。除了那些过度利尿,或者利尿后用低张液体替代的患者,慢性心衰中的低钾血症常常预示着更糟糕的预后。低钾血症的患者病情更加严重且不稳定。同时,这些患者会有更高的血浆肾素活性,这导致不良的血流动力学特征和临床病程。

(一) 慢性心衰时低钾血症的发生机制 (图 10-3)

慢性心衰易于发生低钾血症,同时低钾血症在慢性心衰中也会导致严重的后果,如心律失常、晕厥、心脏骤停甚至死亡。其中最主要的机制是激活了 RAAS。醛固酮可作用于肾小管起到保钠排钾的作用。螺内酯或者 ACEI 可提升血钾浓度,螺内酯通过竞争性结合作用于肾小管起到抑制醛固酮的作用,AECI 则是减少循环中的醛固酮浓度。利尿剂,特别是非保钾利尿剂,都是促进钾排出,主要是通过提高髓攀升支粗段和远端肾小管的钠吸收,使得 K^+ 交换增加,促进尿液中丢失钾。同时,利尿剂也可通过激活 RAAS 来加重低钾。

1. 神经内分泌作用

心衰中的主要病理生理机制包括肾功能障碍和神经内分泌激活,这会刺激 RAAS、交感神经活性和儿茶酚胺的高分泌。在慢性心衰时,机体 K^+ 的丢失主要涉及细胞内室的钾,这在骨骼肌和心肌组织内钾直接测量实验中得到证实。最终,细胞外和血管内室的钾也会丢失。血钾浓度主要代表了细胞外-血管内室的钾浓度。一般来说,对于那些接受大量利尿剂治疗且 RAAS 最大限度激活情况下的晚期慢性心衰患者,低钾血症是一个显著而且麻烦的问题。心肌细胞、血管和脂肪细胞都能合成醛固酮。醛固酮导致的水钠重吸收伴随 K^+ 的排泌。高醛固酮状态对心血管功能的不利影响包括增加血管内水液潴留和容量超负荷,内皮功能障碍,血管反应性障碍,交感神经系统激活,压力受体敏感性降低,电解质排泌增加(钾和镁)以及心肌细胞凋亡。心衰患者的低血钾浓度是神经内分泌活性增加和疾病进展的标志[15]。

2. 利尿剂

心衰中的低血钾是接受袢利尿剂和地高辛治疗中常见和令人担心的副作用,因为地高辛的促心律失常作用会被低血钾所增强。利尿剂的主要分类包括袢利尿剂,保钾利尿剂和噻嗪类利尿剂。袢利尿剂是目前急慢性心衰治疗的主流用药,也是一种"阈值药物",因此,合适的药效剂量需要谨慎确定。袢利尿剂包括磺胺类衍生物呋塞米、布美他尼、托拉塞米和依他尼酸,后者较少使用。这些药物会抑制在 Henle 袢升支

粗段的 Na^+-K^+-$2Cl^-$共转运体,此部分重吸收 20%~30%的滤过钠。噻嗪类利尿剂,也是最常用的利尿剂种类,抑制在远端肾小管的 Na^+-Cl^-转运体,因为该转运体只重吸收约5%的滤过钠,所以这种利尿剂的利尿和利钠效应不如袢利尿剂。然而,噻嗪类利尿剂也能满足大部分的治疗需求,它们的机制依赖于肾前列腺素的产生。

因为袢利尿剂和噻嗪类利尿剂升高了远端肾小管钠的排泄,这会导致钾丢失增加。这种情况的发生是因为远端肾小管钠浓度的增加刺激醛固酮敏感钠泵,导致钠重吸收增加,交换出去的 K^+ 和 H^+增多,并随尿液丢失。如前所述,高剂量袢利尿剂会导致神经内分泌 RAAS 激活,去甲肾上腺素和血管升压素升高,这些都会导致心衰进展。要使心衰患者达到正常容量有助于改善临床状况, 但另一方面也要尽量减少利尿剂剂量,以免 RAAS 被过多的活化。

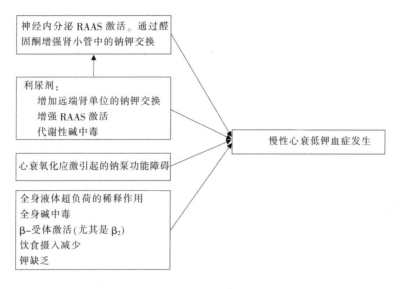

图 10-3　慢性心衰时低钾血症的发生机制

给予袢利尿剂会导致电解质失衡(如低钾血症,低钠血症和低镁血症),这会加重心律失常的发生并增高猝死风险。在 SOLVD 试验中,使用利尿剂会使心律失常猝死风险升高 37%。但目前对低钾影响慢性心衰患者临床结局的认识仍然是有限的。

3. 钠泵

心衰患者中,氧化应激反应的增加会导致 Na^+-K^+-ATP 酶活性障碍,使得 K^+转移入细胞中变少。结果是组织中 K^+水平比血清中会有相当程度的降低,这会使得心肌发生纤维化、肥厚和心脏骤停的风险升高。例如,心衰患者血钾浓度会>7.0mmol/L 而不发生心电图改变或临床高钾症状,因为他们组织中钾的水平是正常或偏低的。因此,心衰患者血钾浓度应该维持在 4.5~5.5mmol/L。

4. 其他效应

在容量超载的慢性心衰患者中,也有部分低钾血症是稀释效应所致。全身碱中毒可通过驱动 K^+ 细胞内流和利钾作用(H^+-K^+交换强于 H^+-Na^+交换)来降低血钾浓度,轻度呼吸性或代谢性碱中毒(常常是利尿剂引起)也是慢性心衰的常见特点。β-受体激活,尤其是 $β_2$-受体,其激活可通过 cAMP 介导的 Na^+-K^+ 膜交换促进 K^+ 向细胞内流,降低血钾浓度。虽然该机制只能解释一部分血钾浓度降低,且大部分是置换入细胞,而不同于那些实际上大量经肾丢失的情况,但一些患者要长期面对儿茶酚胺负荷(内源性升高或者外源性给予多巴胺或多巴酚丁胺)。一些患者会因为厌食或不正常饮食导致钾摄入降低。

(二) 低钾血症对慢性心衰患者的影响

1. 低钾血症加重心衰患者神经内分泌活化

当血浆肾素水平升高,刺激血管紧张素Ⅱ通过合成和释放醛固酮来促进 K^+ 的丢失。动物实验已证明血钾浓度升高可以通过减少肾素释放和调节血管对血管紧张素的反应性来抑制 RAAS。因此可以推测,慢性心衰中低钾血症会加强 RAAS 激活。K^+ 也可调控交感神经系统活性,当血钾浓度升高时,可增强交感神经末梢对去甲肾上腺素的重摄取。因此,K^+ 在慢性心衰中很可能扮演着血流动力学调控和心肌保护作用的角色。这也可以解释为什么慢性心衰患者在接受适当的治疗使得心功能代偿正常且神经内分泌活性降低后,细胞内 K^+ 可正常,而且在那些难治性慢性心衰的患者细胞内 K^+ 浓度往往较低。血钾浓度与血浆肾素活性和血浆去甲肾上腺素呈负相关,而且那些对治疗有反应的患者细胞内 K^+ 浓度会增加。因此,神经内分泌活化是导致心衰中 K^+ 缺失的重要因素之一。左心室收缩功能障碍,心排出量降低会使得血管内容量降低,从而导致醛固酮水平病理性升高。心衰患者的血浆醛固酮水平可达正常个体的60 倍以上[1,16]。

2. 低钾血症促使心衰患者发生心律失常

低钾可导致细胞极化,升高静息电位,加速去极化并升高自律性和可兴奋性。因为心脏复极化依赖 K^+ 外流,低钾血症会延长动作电位并增加 QT 离散度,使心脏电生理异质性增加。多数心衰患者会有心室异位搏动增加,50%会表现为非持续性心动过速。总共有 50%的心衰患者死亡是突发的,被认为与心律失常相关。在心脏性猝死的患者中,心肌钾水平显著低于对照者,幸存者常常也是低钾血症。心衰全因死亡率和心脏死亡率在使用非保钾利尿剂患者中更高。心律失常死亡明显与使用非保钾利尿剂独立相关。

全身K^+缺失会升高发生室性心律失常的风险。慢性心衰往往伴有许多结构、血流动力学、代谢和神经内分泌异常,为恶性心律失常的发生提供了基础。K^+的缺失能加重心律失常的发生风险,而一些心衰治疗的措施(如洋地黄、多巴胺类)也会引起心律失常,从而减弱了抗心律失常药物的治疗效果,往往需要加大剂量,但大剂量的抗心律失常药物也有致心律失常作用。心衰时心律失常的发生往往在低钾血症和低镁血症的协同作用下加重。

低钾血症使得患者更易发生地高辛中毒,因肾脏清除率降低和促使心肌与地高辛结合。这反过来会导致自律性增加,出现室性心律失常。K^+缺乏会加重舒张障碍,这在动物和人类实验中也得到了证实[17]。

3. 低钾血症降低心功能

K^+水平也能直接影响心功能。利尿剂治疗、高钠摄入和低钾摄入都可以诱导低钾血症的发生。在低钾血症犬的实验研究中,发现心室收缩指标(如最大正向 dP/dt,射血功能值)都会在给予肾上腺素后降低。而低钾动物中,最大负向 dP/dt(心室舒张指标)也会有 33% 的降低,而最大每搏量和心指数也会降低。

4. 低钾血症与预后关系

低钾血症与慢性心衰患者预后不良相关。早期的研究发现心衰患者室性异位节律的发生率和猝死风险与血清和全身钾水平相关,然而这些结果没有经过多变量分析。因此,低钾血症是心衰严重程度中其他病理生理学机制因素中的一项标志,也是不良事件的独立预测因子。全身钾缺失和低钾血症与循环肾素活性和去甲肾上腺素水平升高有关,后两者对慢性心衰患者也能提供预测信息。

当血钾浓度<3.5mmol/L 时,很多临床医生就会开始关心低钾血症带来的风险,但最近由美国心肺血液研究所 Digitalis Investigation Group(洋地黄组)试验的分析报告指出,心脏性猝死和心衰进展的风险在那些血钾浓度<4.5mmol/L 的患者中就已经升高了,而不论有无补充钾。无独有偶,在英国心衰考核与评价风险试验[18]中,发现血钾浓度<4.5mmol/L 与心脏性猝死风险相关。因为心衰患者心肌细胞肥大往往会导致外向 K^+电流减弱而延长动作电位,而低钾会进一步减弱外向 K^+电流,易于发生多种类型的心律失常。所以,推荐将慢性心衰患者血钾浓度维持在 4.5~5.5mmol/L 的范围内。

(三)慢性心衰时低钾血症的预防和治疗

1. 保钾利尿剂的使用

心衰时联合其他药物治疗虽然能够改善临床症状,但也会带来与血钾相关的不利事件。使用保钾利尿剂以预防心衰患者出现低钾血症是很重要的。

保钾利尿剂包括螺内酯和依普利酮,与袢利尿剂和噻嗪类利尿剂不同,这些药物不直接作用于 Na^+ 转运。这类药物会直接拮抗位于远端肾小管的醛固酮受体,换言之,也即是醛固酮受体拮抗剂,这会使得更多的水钠到达集合管并排泌到尿液当中。通过抑制醛固酮敏感的 Na^+ 重吸收,使得通过该通道交换的 K^+ 和 H^+ 减少,从而减少 K^+ 的丢失。另外,有些保钾利尿剂(如氨苯蝶啶和阿米洛利)能直接抑制醛固酮相关的钠通道,起到与醛固酮拮抗剂相似的作用。它们的机制依赖于肾前列腺素的产生。醛固酮拮抗剂可有效地改善心衰时左心室重构,这在欧洲和美国指南上都得到了 I 类的推荐。

螺内酯是一种非选择性醛固酮受体拮抗剂,可在肝脏内进一步代谢成具有活性的代谢产物坎利酮,后者与黄体酮相似,可与性激素受体发生交叉反应,所以在一些患者使用螺内酯后会出现抗孕激素和抗雄激素的反应,如可致男性乳房发育及性功能低下。

在 RALES(螺内酯随机评价研究)前期试验[19]中,214 例患者接受了 4 种不同剂量的螺内酯治疗(12.5mg,25mg,50mg,75mg),高钾血症(血钾浓度>5.5mmol/L)在上述四组中发生率分别为 5%,13%,20%和 24%。联用 ACEI、基线血钾和血肌酐水平可预测使用螺内酯时高钾血症的发生。只要坚持血钾浓度检测,螺内酯治疗还是安全的。在正式的 RALES 试验[20]中,左心室收缩功能障碍的 NYHA Ⅲ 或 Ⅳ 的心衰患者中应用螺内酯治疗。对照组有 10%发生低钾血症,而治疗组(50mg 或 75mg 剂量)则没有低钾血症发生,在 25mg 治疗组有 1 例发生。该试验提示治疗组可显著减少死亡率约30%。

依普利酮是一种选择性的醛固酮受体拮抗剂,由螺内酯衍生而来,因其对黄体酮和雄激素受体亲和力有限,少有与性激素相关的不良副作用。

在 EPHESUS(依普利酮治疗急性心梗后心衰的疗效和生存率)试验[21]中,在急性心梗后伴有左心室收缩功能障碍和 LVEF≤40%的心衰患者中,标准治疗基础上加用依普利酮(25~50mg/d)能显著减少全因死亡率(15%)和心血管死亡率或住院率(13%)。另外,它也能降低心衰住院率(15%)和心脏性猝死发生率(21%)。该试验的进一步分析[22]发现,依普利酮 25~50mg/d 与 4.4%的高血钾(>5.5mmol/L)和 1.6%的明显高血钾(>6.0mmol/L)风险升高有关。但只有不到 1%的患者需要因高钾血症而终止依普利酮治疗。因此,只要适当地监测血钾浓度,依普利酮在心衰患者中的应用是安全有效的。

醛固酮拮抗剂治疗期间患者需要评估肾功能指标和电解质浓度。在初始治疗后 1

周和 4 周,达到最佳剂量后第 1、2、3 和 6 个月,之后的每 6 个月,均需进行血钾浓度检测以免出现高钾血症。当一些会引起电解质改变的状态发生时,如呕吐、腹泻、利尿剂剂量调整,血钾浓度应及时检测,而醛固酮拮抗剂也最好暂停使用直到这些状态都得到改善。

2. 补钾治疗

虽然补钾是治疗低钾和维持血钾浓度的常用方法,但关于心衰患者的补钾治疗所带来的长期获益是不明确的。从 DIG 试验的数据分析发现,虽然慢性心衰患者补钾治疗与死亡率没有关系,但补钾的患者因心血管事件入院率升高且发生心衰进展。因此,补钾并不能降低死亡率,但可能会增加因高钾血症引起的入院率[23]。

四、低镁血症

除了在极晚期心衰患者中由于肾功能基础很差可能出现高镁血症,慢性心衰更易于发展成低镁血症和全身镁缺乏。多数机制和促进利钾相似,包括醛固酮水平升高,远端肾单位钠钾交换,慢性或急性噻嗪类和袢利尿剂应用进一步激活 RAAS,减少饮食摄入,稀释效应,慢性低钾,或者长期接受洋地黄治疗[1]。

(一) 心力衰竭时发生低镁血症的机制 (图 10-4)

Mg^{2+}在许多酶促反应中起到了重要作用(如激酶、环化酶、磷酸化酶活性调节),调控细胞 K^+渗透性,影响钙的摄取、分布和容量,也是线粒体结构和功能维持的重要组成。大约有 60%的镁储存在骨骼中,其中有 1/3 是可交换的,35%在肌肉中,尤其是在骨骼肌和心肌,只有 1%的镁在细胞外液中。虽然血镁浓度不能准确反映细胞内的镁含量,但是低血镁常常提示全身的镁缺乏[24]。

低镁血症在慢性心衰中的发生率随心衰的严重程度而不同,在代偿较好的患者中是 7%,而在晚期需要大量利尿剂治疗的患者中则高达 52%。如前所述,醛固酮水平升高,交感神经活性增强都是慢性心衰患者发生低镁血症的重要因素。

在慢性心衰中引起低镁血症的原因是很多的。有 1/3 的膳食镁是经小肠近端吸收的,慢性心衰时此处容易发生水肿而影响吸收能力。肾脏为了维持代谢平衡而排出大量消化道吸收来的镁。有 2/3 的镁经肾小球滤过,而另外 1/3 则与血清蛋白结合。滤过的镁中有 20%~30%在近端的 Henle 袢升支粗段被重吸收。因此,引起镁丢失最常见的原因就是使用利尿剂。袢利尿剂作用于 Henle 袢的升支粗段,导致镁、钠、氯和水的丢失。噻嗪类利尿剂也会导致镁的丢失,但相对较少,因为它们作用于肾单位的远端,此处只有少量的镁被重吸收。长时间持续应用利尿剂会消耗组织中的镁,而且这种消耗即使在血镁水平正常后仍继续存在。通过骨骼肌活检证实,50%的患者存在组织镁缺失。RAAS 的激活也是导致镁缺乏的因素之一,因此升高的醛固酮使得液体潴留会产生细胞外容量扩增,使得近端肾小管对镁的重吸收减少。

慢性心衰患者心肌功能障碍与血儿茶酚胺浓度升高有关。肾上腺系统过度刺激导致细胞内的镁外流引起肾丢失,病情刺激 β-受体会使得 cAMP 升高,后者反过来激活镁依赖的 ATP 泵,这个过程需要消耗镁来维持细胞内能量代谢进程。通过使用 ACEI 治疗由心肌病和冠心病导致的心衰, 发现抑制 RAAS 可减轻包括镁在内的电解质紊乱。

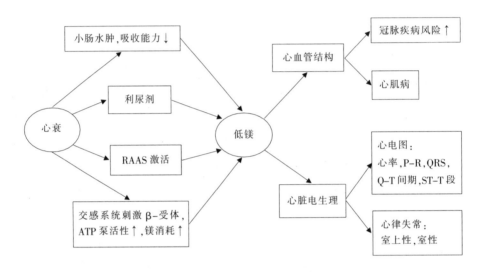

图 10-4　心力衰竭时发生低镁血症的病因及其影响

(二) 低镁血症对慢性心衰患者的影响(图 10-4)

1. 低血镁对心血管结构的影响

现有的证据提示镁缺乏对心血管结构有不利影响,包括冠脉疾病和心肌病的发生和发展。在实验中发现镁对动脉粥样硬化的发展有间接作用,当家兔给予高胆固醇膳食喂养时,补充镁能够使主动脉的粥样硬化病变呈剂量依赖性降低。镁缺乏也在动脉粥样硬化危险因素(如糖尿病、高脂血症和高血压)的发展中起到重要作用,研究已确定镁缺乏和若干脂代谢异常有关。在动物模型中,镁缺乏会影响动脉粥样硬化进程中的几个步骤,包括弹性蛋白、胶原和脂质的代谢,以及血小板聚集。在动物模型中显著的镁缺乏会导致冠脉及其分支分布区域的心肌损伤,由钙积累导致的线粒体改变,细胞死亡和多灶性心肌坏死。严重的低镁血症也能引起心肌病、冠脉病变和增加动脉内凝血。

　　糖尿病患者组织(包括心肌)中的镁浓度降低,而这种降低与血糖控制难易程度相关,因为镁作为辅酶参与了糖酵解中的多个酶促反应。镁在高血压生理中也起到重要作用,能够调节血管张力并降低体血管阻力。作为 Na^+-K^+-ATP 泵的辅酶,镁缺乏能导致细胞内钠和钙浓度的改变,这二者会增加外周血管阻力和血管痉挛。许多研究发现镁可调节血管平滑肌钙流的跨膜内流和胞内储存的释放。镁能竞争 Ca^{2+} 来调节血管平滑肌的收缩和舒张。镁缺乏也与冠脉痉挛相关。低血镁导致的血管收缩特性可能是由于抑制了前列腺素的释放和增强了血管收缩激素的活性,以上机制都能改变血管平滑肌的钙摄取、结合或分布。低镁血症通过增强的二磷酸腺苷诱导的血小板聚集诱导机体的高凝状态,这也是慢性心衰和阻塞性冠脉疾病患者易于发生血栓事件的原因之一。

　　虽然缺血性心脏病是最常见的导致心肌功能障碍的原因,但镁缺乏也与心肌病相关,包括各种原因(如乙醇、怀孕、营养不良)甚至是特发性的,也曾有继发于十分严重的低镁血症而出现的充血性心力衰竭的报道。虽然这些特殊的病例伴有多种代谢异常,但通过补充镁可有效地逆转心衰至正常状态。

　　2. 低血镁对心脏电生理的影响

　　镁缺乏与心血管电生理异常密切相关。镁缺乏会升高心率、轻度延长 P-R 和 QRS 间期,显著延长 Q-T 间期,使 ST-T 段变平,加强 U 波。低镁血症与多源性房速和房颤相关。

　　值得一提的是,镁缺乏会加重地高辛诱导的心律失常。在低血镁犬中,洋地黄中毒所致心律失常更容易诱发,静脉注射镁剂可终止。静脉镁剂注射还可以将洋地黄中毒所致室性心律失常但血镁浓度正常的犬转变为窦律,若经过镁剂预处理,可提高洋地黄中毒阈值。镁缺乏致洋地黄毒性加强主要通过两个重要机制:低镁和地高辛的协同作用抑制 Na^+-K^+ 泵活性,加重同时发生的钾缺乏,这会使得静息电位负值降低,细胞更容易去极化,导致容易发生心律失常。

　　在大部分代偿的慢性心衰患者中,室性心律失常的发生与低镁血症并没有直接关系,但在这种状态下血清和组织中 Mg^{2+} 水平降低会进一步诱发心律失常。显著的低镁与猝死相关,如可能出现尖端扭转型室速,补充镁可有效救治这种心律失常。补充镁也有助于某些房颤患者复律或维持窦律。在许多心律失常中(如室速或室颤、多源性房速和室上速),即使这些患者血镁浓度正常,适当补充镁也有助于抑制这些心律失常的发生。低镁血症也会诱导持续的低钾血症,事实上,低钾血症常常发生在那些伴有中度到重度镁缺失的患者中。在这种情况下,单纯补钾,即使用了高剂量也很难纠正低血钾,除非低镁血症得到了纠正。

血镁浓度在慢性心衰中也有一些预后意义。在一些回顾性研究中,发现血镁浓度与中度到重度的慢性心衰患者死亡率有负相关。此外,低镁血症的心衰患者死亡率升高与室性心律失常的发生相关。高镁血症也会有预后的不利效应,然而,慢性心衰出现高镁血症往往是那些年老的、病情更严重的、肾功能显著受损的人群。Gottlieb及同事的研究[25]表明,血镁浓度正常的心衰患者有最好的生存率,而那些血镁浓度异常的患者则较低,出现高镁血症(>2.1mmol/L)的预后最差,因为这些患者往往都是心衰终末期并伴有肾功能障碍。低镁血症的心衰患者(血镁浓度<1.6mmol/L)出现室性心律失常的机会最高。但在PROMISE研究[26]中,评估了血镁作为预后因子的价值。该研究纳入了1088位心衰患者,发现血镁浓度并不是猝死和死亡率升高的独立危险因素。近期对EVEREST试验的分析报告[27]也提示血镁浓度与临床结局恶化非独立相关。因此,慢性心衰患者中镁缺乏是个值得重视的问题,但与预后的关系仍需更多的临床研究进一步明确。

(三) 低镁血症的治疗对心血管的影响

镁剂治疗会产生明显的血流动力学和电生理效应。血流动力学方面:镁剂治疗能够降低全身血管阻力和平均动脉压,改善心指数,增加冠脉血流,降低冠脉血管阻力。这些作用在左心室功能障碍的慢性心衰患者尤为重要。电生理方面,镁剂治疗可减慢心率,延长P-R和A-H间期,缩短Q-T间期,同时可以影响心房和房室结的有效不应期。这可以解释镁剂为何能在临床上作为一种抗心律失常药物。多种室上性快速心律失常对镁剂给予都有反应,包括室上速、多源性房速、房颤和心脏手术后患者出现的各种心律失常。大量研究证实,镁剂对室性心律失常(如室速和室颤)有效。这些急性室性心律失常常常对补钾、给予利多卡因或普鲁卡因胺和溴苄胺都无效,但对镁剂却有很好的反应。一些研究支持将血镁浓度提高到正常浓度的2倍左右,有助于减少室性心律失常的发生。以上资料也提示,在疾病的情况下,心肌细胞或者细胞膜需要更高的细胞外镁浓度来维持正常功能。20世纪90年代就有不少研究证实了补充镁剂具有抗心律失常的作用。最新的室性心律失常共识[28]也推荐使用镁剂作为多源性室速的治疗方案,尤其是对于尖端扭转型室速。

但值得注意的是,虽然提倡要积极纠正心衰患者的低镁状态,但也需要避免出现高镁血症,因为高镁血症与死亡率升高相关。心衰患者高镁血症往往是那些年老的、病情更严重的、肾功能显著受损的人群。高镁血症主要表现为心血管和神经系统症状。轻度的血镁浓度升高,会导致低血压和精神状态改变,若此时继续让血镁浓度升高,会出现神经肌肉反射减低,包括呼吸肌,以及出现电生理异常(如高度房室阻滞、心脏停搏)导致死亡。

五、慢性心衰中的酸碱平衡问题

在慢性心衰的患者,由于 H^+ 经肾脏丢失和转移进入细胞内、有效循环容量降低,缺氧和肾衰竭会出现各种类型的酸碱平衡紊乱,包括代谢性碱中毒(过量利尿剂使用)、代谢性酸中毒(肾衰竭)、呼吸性碱中毒(通气功能良好,因缺氧导致过度呼吸)和呼吸性酸中毒(严重的急性肺水肿)[29]。虽然酸碱平衡紊乱在慢性心衰患者中是必须面对的问题,但却不是主要的关注点,因为往往都是继发的,纠正原发因素更为重要,目前缺乏这方面的专门研究。

Milionis 分析了 86 例慢性心衰病史 5 年以上的患者[30],接受传统治疗(如地高辛、利尿剂)和 ACEI 类药物治疗,其中有 32 例(37.2%)伴有酸碱平衡紊乱,最常见的是代谢性碱中毒,而代谢性碱中毒常常与利尿剂使用有关。Frangiosa 研究[31]发现严重慢性心衰的患者在心脏移植前血 pH 值正常或偏高,PCO_2 和 H^+浓度轻度降低,而移植后血 pH 值和 H^+浓度则恢复稳定,但 $NaHCO_3$ 浓度和 PCO_2 则显著升高。提示心脏移植前存在呼吸性及代谢性碱中毒的混合状态,呼吸性碱中毒是因为存在持续的肺泡高通气。可见,慢性心衰患者,尤其是终末期,产生的酸碱平衡紊乱是十分复杂的,主要机制包括以下四个方面。

(一) 肾脏 H^+丢失和转移入细胞

心衰时,醛固酮过量和血管紧张素 Ⅱ 增多会使肾脏 H^+丢失增多。如前文所述,在严重左心室功能障碍的心衰中 RAAS 激活,肾素和醛固酮水平明显升高。代谢性碱中毒常与醛固酮过量相关,因醛固酮和血管紧张素 Ⅱ 增多会导致钾缺乏。同时,RAAS 活性的增加也与袢利尿剂有关。

盐皮质激素(如醛固酮)会刺激肾小管上皮细胞顶端钠通道和基底侧膜的 Na^+–K^+–ATP 泵,以促进排钾的方式增加钠的重吸收,这是导致低钾且细胞外碱中毒的具体机制。

利尿剂导致碱中毒主要通过以下机制:利尿剂导致钠向肾单位远端排泌增多,加速与 H^+和 K^+交换,丢失;利尿导致有效血容量减少刺激 RAAS,加重醛固酮的保钠排钾。

低钾导致碱中毒主要是两个机制:一是低钾时,H^+会从细胞外转移至细胞内,从而置换出钾以维持胞外钾平衡,但这使得细胞外 H^+减少而致碱中毒;二是低钾会刺激碳酸氢盐在近端肾小管重吸收增加,并促进酸排泌。

(二) 有效循环容量降低

心力衰竭时,射血分数及心排出量的降低导致有效循环容量的下降,这会激活交感神经系统和 RAAS,共同促进钠的重吸收。这一过程是由基底侧膜的 Na^+–K^+–ATP 泵所介导的,通过顶端膜的钠转运体将肾小管外的钠转运进细胞。在近端肾小管,大约有 2/3 的滤过钠通过伴随 Cl^- 或与 H^+ 交换重吸收。钠的重吸收通过 Na^+–H^+ 交换和伴随葡萄糖、氨基酸、磷酸盐和其他有机酸盐共转运以及 Na^+–Cl^- 转运体进行。Ang Ⅱ 通过收缩出球小动脉,增加滤过分数和 Na^+–H^+ 交换体的数量来增加近端肾小管的重吸收。慢性心衰时,循环容量的降低与利尿剂相关,而前者在代谢性碱中毒的产生和维持方面起到重要作用。扩张循环容量不仅可减少水钠重吸收,也可降低碳酸氢盐的吸收率。其他可能的机制是有效循环容量降低导致 GFR 下降和肾小管细胞旁路对碳酸氢盐的渗透性降低,这会导致碳酸氢盐从肾间质回漏到肾小管腔内的量减少,从而使碳酸氢盐重吸收的净含量增多。

(三) 缺氧

在终末期的心衰中,最常见的并发症是肺水肿。这会引起缺氧并使得患者呼吸加快,处于高通气状态,发生呼吸性碱中毒。肺血流的减小限制了 CO_2 向肺中弥散,因此会增加静脉血 CO_2 张力。但通气血流比的增高会带走循环中大量的 CO_2,最终导致低碳酸血症。

(四) 肾衰竭

在终末期心衰中,肾血流量和肾小球滤过率进行性下降会导致肾衰竭,使得肾脏排酸能力下降,此时就会出现代谢性酸中毒。此外,肾衰竭也在维持代谢性碱中毒中扮演着重要角色,肾脏潴留碳酸氢盐可通过 GFR 下降使得滤过的碳酸氢盐减少,或者因管腔排酸能力下降使得重吸收碳酸氢盐增多。

综上所述,慢性心衰时神经内分泌激活、有效循环容量降低、肾功能的减退都是出现酸碱平衡紊乱的重要机制,往往与其他电解质紊乱相伴随,而且肾脏在其中扮演着关键角色。因此,对于慢性心衰患者酸碱平衡紊乱的处理应先评估其严重程度,若是治疗过程中出现的轻微可耐受的酸碱失衡,可尝试调整治疗策略,对症处理。若是晚期或急性加重时出现严重酸碱代谢紊乱,应联合心脏、肾脏专科医师一同决定治疗方案。

第三节　电解质代谢失衡与心律失常

电解质代谢失衡与心律失常有非常密切的关系[1]，尤其是以钾、钙对心脏电活动的影响最为显著[2]。镁对心脏电生理也有重要作用，尤其是在一些病理状态下或特定类型的心律失常时。钠主要维持容量平衡，在心脏电生理方面影响相对较小。不同于前两节，在电解质与心律失常方面，机制研究较为深入及成熟，基本可从离子通道、心肌细胞电活动、心脏电生理到心电图及心脏节律这几个层次来阐明各种电解质对心律失常的影响。

一、钾离子(K+)

K+是心肌细胞内主要的阳离子，同时也是对心肌细胞影响最大的离子。细胞内液中K+浓度([K+]i)高达140mmol/L，为细胞的正常生化代谢活动所必需。血清或细胞外液的K+浓度([K+]o)为3.5~5.5mmol/L，平均约4mmol/L。心肌细胞膜上的外向钾电流是形成静息电位(RP)或最大复极电位和动作电位(AP)复极化的基础，此外还参与自律性细胞的4期自动去极化的形成。

心肌细胞膜上有8~10种不同类型的钾电流。例如，内向整流性钾电流(IK1)是形成RP或最大复极电位的离子流，还参与AP复极化的平台期和3期的形成；延迟整流性钾电流(IK)参与AP复极化的平台期和3期的形成，在自律性细胞复极化的4期，该电流又呈进行性衰减，是形成4期自动去极化的主要原因；短暂的外向钾电流(Ito)则是形成快反应细胞AP复极化1期的主要离子流。心肌细胞对[K+]o变化很敏感，快反应细胞(心房肌、心室肌和浦肯野纤维)比慢反应细胞(窦房结和房室结自律性细胞)更为敏感，其中以心房肌最为敏感，希氏束-浦肯野纤维系统次之，窦房结最不敏感。

(一) 高钾血症

[K+]o>5.5mmol/L 称为高钾血症。[K+]o 在 5.5~7.0mmol/L 为轻度高钾，[K+]o在7~9mmol/L 为中度高钾，[K+]o>9mmol/L 为重度高钾。

1. 高钾血症对单个心肌细胞电活动的影响

(1) 高钾时，膜内、膜外K+浓度梯度减小，RP绝对值减小，这种现象称为高钾去极化。

(2) 在AP期间，由于RP减小，钠通道的激活程度和Na+内流的电位梯度均减小，均使钠电流(INa)减小，动作电位幅度(APA)和0期去极化速度(Vmax)降低。而在AP

复极化期,由于[K+]o增高,心肌细胞膜对K+的通透性提高(其机制不详),外向钾电流(主要是I_k,I_{Kl})增强,使动作电位时程(APD)缩短,平台期和有效不应期(ERP)也相应缩短。

2. 高血钾对整体心肌电生理特性的影响

(1)兴奋性。轻度高钾时,由于RP略有减小,RP与阈电位之间的距离缩短而更为接近,可使引起兴奋所需的阈刺激减小,亦即兴奋性增高。中度或重度高钾时,由于RP过低,钠通道的激活程度和Na+内流的电位梯度过低,使钠电流减小,则引起兴奋所需的阈刺激增大,兴奋性降低。若[K+]o过高而使RP减小到-60mV以下时,则钠通道全部失活,Na+电流不能产生,快反应电位转变为部分失活,钠电流不能产生,快反应电位转变为慢反应电位。因此,在[K+]o逐步增高过程中,心肌的兴奋性呈先升高而后降低的双向性变化。如果[K+]o迅速增高,则兴奋性将立即降低甚至消失。此外,由于AP复极化加速,APD缩短,故ERP也随之缩短。

(2)传导性。轻度高钾时,由于RP略有减小,与阈电位更为接近,则局部电位更易达到阈电位而形成兴奋扩布,故传导性略有增高。但中度以上高钾时,由于RP显著减小,Na+内流的电位梯度显著降低和钠通道的部分失活,使APA和Vmax显著降低,传导性也随之降低而形成传导阻滞。因此,当血钾浓度逐渐增高时,对传导性也有双向性影响。但若血钾浓度迅速增高则立即出现传导性降低,可形成窦房间、心房内、房室间或心室内传导阻滞。由于窦房结对高钾不敏感,而心房肌对高钾最敏感,因此当心房的兴奋性和传导性消失而心电图中不出现P波时,窦房结所产生的兴奋仍可通过心房内优势传导通路传向房室结并进入心室,形成窦室传导。

(3)自律性。窦房结起搏细胞由于缺乏I_{kl}钾通道,故对高钾不敏感,高钾对其自律性略有降低。而在快反应自律性细胞,由于在AP复极化期K+外流增强,4期自动去极化速度降低,故自律性降低。

(4)收缩性。[K+]o增高可以激活细胞膜上的Na+-K+ ATP酶,使细胞外间隙中的Na+浓度增高而导致:①细胞外Na+竞争性抑制Ca2+内流,使钙电流减少,Ca2+内流减少。②细胞外Na+促进跨膜Na+-Ca2+交换,使细胞内液Ca2+外运增多。这两者均使[Ca2+]i降低,Ca2+激发心肌兴奋收缩偶联作用减弱。因此,高血钾时心肌的收缩性降低,收缩力减弱。

3. 高血钾对心电图的影响

高钾时,心电图主要有以下变化。

(1)由于APA和Vmax降低,心电图中显示心房的P波电压降低和波幅增宽。

（2）同上，心室的 R 波电压低而 QRS 综合波增宽。

（3）心室复极化加速，显示 T 波高耸狭窄，为高血钾心电图的主要特点。

（4）心室肌 APD 缩短，则 Q-T 间期缩短，但也可因 QRS 综合波增宽而延长。

（5）房室传导减慢，故 P-R 间期延长。

严重时可出现正弦波。

4. 高钾血症与心律失常的关系

由于高钾对正常起搏点窦房结自律性活动的影响很小，而对潜在起搏点自律性活动有强大的抑制作用，因此高血钾可使心脏在正常起搏点的控制下更有效地制止异位起搏点的自律性活动，而不伴有传导性降低和不应期缩短，所以应用钾盐以提高血钾浓度可以治疗异位起搏点所形成的自律性异常的心律失常，但血钾浓度不易控制，此法的实际应用价值不大。

当血钾浓度显著增高时，由于传导性降低和不应期缩短，易发生兴奋折返，可形成各种折返型心律失常，包括心室纤维颤动。心电图中 QRS 综合波显著增宽往往是高血钾引起严重心律失常的信号，增宽达 50% 左右时需做紧急处理。

浦肯野细胞末梢发生传导阻滞可引起心室停搏，因为高血钾使心肌的兴奋性降低，又抑制快反应细胞的自律性，使希氏束-浦肯野细胞不能产生异位节律（或异位搏动）。因此在窦性冲动减缓的情况下，传导严重受阻，窦房结的冲动不易传导到心室肌，而潜在起搏点又不能起跳，心室停搏而危及生命。心室停搏或心室颤动是应用钾盐过量或血钾浓度过高导致心性猝死的主要原因。

但在心脏手术时，钾盐可作为选择性心脏停搏的药物之一，形成心脏停搏可以延长心脏手术时间，保护心脏组织，减轻缺血性损伤。

（二）低钾血症

$[K^+]_o<3.5mmol/L$ 称为低钾血症。

1. 低血钾对单个心肌细胞电活动的影响

（1）在神经和骨骼肌细胞，当 $[K^+]_o$ 降低时，由于细胞膜内外 K^+ 浓度梯度增大，K^+ 外流增多，可使 RP 增大。但在心肌则不同，当 $[K^+]_o$ 降低时，心肌细胞膜对 K^+ 的通透性降低，K^+ 外流减少（其原因未明），故 RP 反而有所减小。因此，低钾对心肌细胞膜电位也有去极化作用。

（2）RP 减小则使 Na^+ 内流时钠通道激活的程度和电位梯度降低，使 APA 和 Vmax 减小，低钾时 K^+ 对平台期 Ca^{2+} 内流的拮抗抑制作用减弱，Ca^{2+} 内流增强，又反馈性地抑制钙通道，故平台期有所缩短；由于 K^+ 外流减慢，故复极化 3 期延长，整个 APD 也延长。

2. 低血钾对整体心肌电生理特性的影响

（1）兴奋性。RP 减小，则 RP 与阈电位更为接近，引起兴奋所需的阈刺激减小，因此兴奋性增高。由于复极期缩短，兴奋的 ERP 缩短；由于 APD 延长，故超常期延长。

（2）传导性。APA 和 Vmax 降低，则兴奋扩布的速度减慢，传导性降低。

（3）自律性。低钾时窦房结起搏细胞对 K^+ 不敏感，自律性可能略有增高。快反应自律细胞在低钾时钾外向电流减小，而钠内向电流超过钾外向电流，故 4 期自动去极化的速度加快，自律性增高。

（4）收缩性。低钾时心肌收缩能力增强。但在严重或慢性低血钾时，可引起细胞内缺钾，使心肌细胞产生代谢障碍而发生变性坏死，因而心肌收缩能力减弱。

3. 心电图的变化

低钾时心肌的传导性降低，在心电图中显示 P–R 间期轻度延长的 QRS 综合波增宽。复极化 2 期平台期缩短，显示 S–T 段下移。复极化 3 期延长则显示 T 波电压降低和增宽，并可在其末期出现 U 波。APD 延长则显示 Q–T 间期延长。

4. 低钾血症与心律失常的关系

低钾时易产生各种类型的心律失常。如因心肌兴奋性增强，超常期延长，异位自律性增高，易产生异位节律；又由于传导性降低，有效不应期缩短，易产生折返型心律失常等。

二、钙离子(Ca^{2+})

Ca^{2+} 除了参与心肌细胞的兴奋收缩偶联，增强心肌收缩力外，还参与心肌细胞的电活动。细胞外 Ca^{2+} 经钙通道内流而形成钙电流。它在慢反应细胞中形成 AP 去极化 0 期和复极化 2 期，也是 4 期自动去极化的主要因素。在快反应细胞，在 AP 去极化 0 期之末的 Ca^{2+} 内流参与超射的形成。在 AP 复极化 2 期平台期，也主要是 Ca^{2+} 内流所产生的。

Ca^{2+} 与其他离子之间也有相互作用，例如在细胞膜外侧，Ca^{2+} 能抑制 Na^+ 内流，称为膜屏障作用。

钙通道的口径较大，对离子的选择性较低，因此与 Na^+ 有竞争性抑制作用。Ca^{2+} 在细胞内可作用于某些钾通道（I_{k1}、I_k 及 I_{to}）的内侧面，使其构型改变而激活这些通道，促进 K^+ 外流。另外，H^+ 和 Mg^{2+} 细胞内可与 Ca^{2+} 竞争肌钙蛋白上的 Ca^{2+} 结合位点，H^+ 还能与肌钙蛋白的抑制亚基有协同作用，降低肌钙蛋白对 Ca^{2+} 的亲和力。

（一）高钙血症

正常人血钙浓度为 2.25~2.75mmol/L，儿童稍高，常处于上限。血钙浓度>2.75mmol/L 为高钙血症。

1. 高血钙对单个心肌细胞电活动的影响

（1）RP 值略有增大。这是因为 Ca^{2+} 进入细胞内增多，可激活内向整流性钾电流（IK1），使 K^+ 外流增强；Ca^{2+} 在细胞外又能抑制 I_{Na}，使 Na^+ 内流减少。

（2）由于 Ca^{2+} 抑制 Na^+ 内流，故 APA 和 Vmax 均降低，平台期 Ca^{2+} 内流增多，平台增高。但 Ca^{2+} 内流增多，使 $[Ca^{2+}]i$ 增高，能反馈性地抑制钙通道的开放，故平台期缩短。另外，Ca^{2+} 内流增多，还激活某些钾通道（I_{Kl}、I_k 及 I_{to} 等），使 K^+ 外流增强，也能缩短平台期，同时复极化 3 期也加速，APD 缩短。慢反应细胞 4 期自动去极化速度增快 [Ca^{2+} 内流增强，而快反应自律细胞 4 期自动去极化的速度减慢（Ca^{2+} 的膜屏障作用可抑制 Na^+ 内流）]。

2. 高血钙对整体心肌电生理特性的影响

（1）兴奋性降低。由于钠通道受抑制，阈电位上移，RP 值增大，与阈电位的差距增大，故兴奋性降低；由于平台期缩短，APD 缩短，故 ERP 缩短。

（2）传导性降低。由于 APA 及 Vmax 减小，阈电位上移，加之细胞间的连接膜通道在高钙时被部分抑制，引起细胞间脱偶联，故传导性降低。

（3）自律性。在慢反应自律细胞，由于钙电流增强，自律性可略有增强。在快反应自律细胞，由于 I_f 和 I_{Na} 均减小，而钾外向电流增强，4 期自动去极化速度减慢，其自律性降低。

（4）收缩力增强。这是由于 Ca^{2+} 内流增强，使 $[Ca^{2+}]i$ 增高；平台期 Ca^{2+} 内流增多，触发肌质网释放的 Ca^{2+} 也增加，这些因素均可使心肌收缩力增强。

3. 高血钙对心电图的影响

高钙时复极化 2 期平台期缩短，在心电图中显示 S-T 缩短，为其主要特点；复极化 3 期加速，故 T 波增高，APD 缩短，显示 Q-T 间期缩短。房室间和心室内传导速度减慢，故 P-R 间期延长和 QRS 综合波增宽。

4. 高钙血症与心律失常的关系

高钙时，EPR 缩短，传导速度减慢，易形成折返型心律失常。$[Ca^{2+}]i$ 增高，但由于时相性钙波动而产生触发性活动（如延迟后去极化），可形成自律性异常的心律失常。高血钙和洋地黄类药物均可使 $[Ca^{2+}]i$ 增高并产生延迟后去极化。因此，在洋地黄类药物中毒而产生心律失常时，应避免注射钙盐，以防止血钙浓度增高而加重心律失常。

(二) 低钙血症

血清蛋白浓度正常时,血钙浓度<2.2mmol/L 为低钙血症。低钙对心脏活动的影响大致与上述高钙时相反。

1. 低血钙对单个心肌细胞电活动的影响

(1) RP 减小。这是由于低钙时钙电流减小,Ca^{2+}激活的钾外向电流(I_{K1})减小,低钙时膜屏障作用减弱,I_{Na}增强,Na^+内流量增多,故 RP 减小。

(2) 在快反应细胞,由于 Na^+内流增强,故 APA 及 Vmax 增大,平台期 Ca^{2+}内流减慢,Ca^{2+}在细胞内反馈抑制 Ca^{2+}内流的作用减弱,同时激活 K^+外流的作用也减弱,故 AP 复极化 2 期、3 期及 APD 均延长。

2. 低血钙对整体心肌电生理特性的影响

(1) 兴奋性增高。低钙时对 Na^+内流的屏障作用减弱,则阈电位水平下移,加上 RP 减小,使二者之间的差距缩短,引起兴奋的阈刺激减小,兴奋性增高。复极化时间延长,故不应期(主要是 ERP)延长。

(2) 传导性。在慢反应细胞,由于 APA 及 Vmax 减小,传导速度减慢。在快反应细胞,由于 APA 及 Vmax 均增加,阈电位下移,细胞间电阻抗减小,故传导速度加快。

(3) 自律性。在慢反应自律细胞,由于钙电流减小,4 期自动去极化速度减慢,故自律性降低。快反应自律细胞则相反,由于 I_f 及 I_{Na} 均增强,而 K^+外向电流减弱,故其自律性增高。

(4) 收缩力减弱,这是由于钙电流减小之故。

3. 低血钙时心电图的变化

由于心室肌细胞 APA 及 Vmax 增大, 心电图中代表心室去极化过程的 QRS 综合波的时间缩短。2 期平台时间延长则 S-T 段延长,为其主要特点。3 期复极化延长,显示 T 波电压低和波幅增宽。APD 延长显示 Q-T 间期延长,主要是由于 S-T 段延长所致。

4. 低钙血症与心律失常的关系

低钙时虽然复极化时间延长,但各细胞的复极化过程比较均匀一致,因此很少发生心律失常。低钙时由于细胞内及细胞间传导速度加快,ERP 延长,因此能阻断兴奋折返而制止各种折返型心律失常。以往曾用 Ca^{2+}螯合剂(如依地酸二钠)来降低血浆 Ca^{2+}浓度,用于治疗心律失常,对洋地黄中毒且伴有传导阻滞的心律失常更为有效。目前临床上使用的钙拮抗剂(如维拉帕米和地尔硫卓)则属于Ⅳ类抗心律失常药物。

三、钠离子(Na^+)

钠电流是形成心肌快反应电位的基础，它主要影响快反应细胞 AP 的去极化过程，对复极化过程和 RP 无明显影响。Na^+是细胞外液中主要的阳离子，平均浓度高达130~150mmol/L，在维持细胞外液的渗透压和容量方面起重要作用。但由于$[Na^+]o$较多，其浓度的变化难以突显，只有当$[Na^+]o$发生极大的变动时，才会影响心脏的活动。

(一) 高钠血症

血钠浓度超过 150mmol/L 称为高钠血症。

1. 高血钠对心肌电活动的影响

$[Na^+]o$升高，跨膜 Na^+浓度梯度增大，动作电位 0 期所形成的 I_{Na} 增大，使 APA 增大，Vmax 加快，阈电位下移（负值增大），阈电位靠近 RP，故心肌兴奋性增高，传导性亦增强。在快反应自律细胞（如浦肯野纤维），由于细胞内外 Na^+浓度梯度增大，I_f 和 I_{Na} 电流均增强，4 期自动除极速度轻度加快，自律性增高。高钠时，Na^+对 Ca^{2+}内流的竞争性抑制作用增强（因为钙通道内径较大，钙通道开放时，Na^+也能经钙通道少量流入，从而减少了 Ca^{2+}的内流量），使 Ca^{2+}内流减少。同时，$[Na^+]o$升高可使得跨膜 Na^+–Ca^{2+}交换增强，Ca^{2+}外运增多，均导致$[Ca^{2+}]i$ 降低，心肌收缩力减弱。

2. 高血钠对心电图的影响

由于心肌兴奋的传导速度加快，心电图上可见 P-R 间期缩短、QRS 波变窄。

3. 高钠血症与心律失常的关系

临床上很罕见单纯因为高钠而引起心律失常，但在高钾血症或奎尼丁等药物引起房室传导阻滞或心室内传导阻滞时，可静脉注射乳酸钠或 10%NaCl，使血钠浓度升高，APA 及 Vmax 增大，可以改善心肌的传导功能。

(二)低钠血症

血钠浓度<130mmol/L 称为低钠血症。

低钠对心脏的影响与高钠时基本相反。在$[Na^+]o$显著降低时，心肌的兴奋性、传导性及自律性都降低，但收缩性增强。一般情况下，低钠对心脏活动的影响不大。

四、镁离子(Mg^{2+})

Mg^{2+}是人体内重要的阳离子，绝大部分存在于细胞内，参与多种细胞代谢进程。Mg^{2+}主要通过激活酶和阻断 Ca^{2+}对心肌的作用这两条途径来影响心脏的活动。

Mg^{2+}可催化或活化体内 300 余种酶，在能量的传递、贮存和利用上起关键作用。在心肌,它能激活 Mg^{2+} 依赖性 Na^+–K^+–ATP 酶,为 RP 的形成和 AP 的产生奠定基础;Mg^{2+} 还能激活 Mg^{2+} 依赖性 Ca^{2+}–ATP 酶(钙泵),进行 Ca^{2+} 的转运,使细胞质中的 Ca^{2+} 转运到肌质网内或细胞外液,从而降低 $[Ca^{2+}]i$。

镁是"自然的生理性钙阻滞剂"。在细胞膜,Mg^{2+} 能与 Ca^{2+} 竞争钙通道,减少 Ca^{2+} 内流;在细胞内,Mg^{2+} 能与 Ca^{2+} 竞争肌钙蛋白上的 Ca^{2+} 结合位点,从而抑制肌细胞的兴奋收缩偶联活动。在去极化时,Mg^{2+} 能从细胞膜的内侧面作用于 I_{K1} 钾通道,使 K^+ 外流减少,这种现象称为 I_{K1} 的内向整流作用,有利于 AP 去极化期的形成。

(一) 高镁血症

正常血清中 Mg^{2+} 的含量为 0.75~1.25mmol/L,Mg^{2+} 浓度>1.25mmol/L 为高镁血症。

1. 高血镁对单个心肌细胞电活动的影响

高镁时,心肌细胞 RP 增大,这是由于 Mg^{2+} 使 Ca^{2+}–K^+–ATP 酶活性增强,使 $[K^+]i$ 增高,K^+ 外流增多,生电性 Na^+–K^+–ATP 酶活性增强也可直接增加 RP;Mg^{2+} 与 Ca^{2+} 相似,也有膜屏障作用,对 I_{Na} 也有抑制作用;Mg^{2+} 是阳离子,可直接参加 RP 的形成,故高镁时 RP 增大。镁对 AP 也有一定的影响。由于 Mg^{2+} 使细胞内外 Na^+ 浓度差及电位差均增大,故 I_{Na} 增强,APA 和 Vmax 均可增大。由于 Mg^{2+} 对钠通道有一定抑制作用,故 Mg^{2+} 浓度过高时,反而会抑制 Na^+ 内流。Mg^{2+} 使 Ca^{2+} 内流减少,Ca^{2+} 激活钾电流的作用减弱,使 I_{K1}、I_k 均减弱,而 Mg^{2+} 对 I_K 等钾电流的内向整流作用增强,也可导致钾外流减弱,故复极化 2 期和 3 期时间延长,APD 延长。

2. 高血镁对整体心肌电生理特性的影响

(1) 兴奋性降低。由于 RP 增大,与阈电位距离增大,加上高镁对 Na^+ 内流的抑制作用,故兴奋性降低。由于 APD 延长,故 ERP 延长。

(2) 传导性。在慢反应传导组织(如房室结)中,由于钙电流减小,APA 及 Vmax 均减小,传导性降低。在快反应细胞,由于 APA 及 Vmax 均增加,故传导性可能增强,但不明显,Mg^{2+} 浓度过高时常表现为传导速度减慢(因为 Mg^{2+} 浓度过高对 Na^+ 内流的抑制作用增强)。

(3) 自律性降低。由于 I_{Ca} 减弱,故慢反应细胞自律性降低。

(4) 收缩性降低。由于 Mg^{2+} 抑制 I_{Ca},减少 Ca^{2+} 内流,Mg^{2+} 与 Ca^{2+} 在细胞内竞争肌钙蛋白上的 Ca^{2+} 结合位点,故收缩性降低。

3. 高镁血症与心律失常的关系

使用镁盐有抗心律失常的作用,尤其是可用于预防和治疗因心衰而使用洋地黄引起的中毒性心律失常。洋地黄类药物主要通过抑制 Mg^{2+} 依赖性 $Na^+ - K^+ - ATP$ 酶而产生强心作用，以及心脏电生理变化或心律失常。镁盐可用于制止洋地黄类药物中毒时所引起的室性心律失常。镁盐治疗心律失常的机制可能为 Mg^{2+} 激活钠钾泵，使细胞摄入 K^+ 增多；Mg^{2+} 通过降低细胞膜对 K^+ 的通透性，减少细胞失钾；Mg^{2+} 具有抑制异位心律失常和折返性心律失常的作用；Mg^{2+} 能阻断交感神经的兴奋（使其释放递质减少），有助于异位快速节律的控制。

在进行心脏手术时，选择性停搏的常用药物是钾盐（高钾抑制房室传导），若加入镁盐则效果更好，因为镁盐在心脏停搏时具有更好地保存能量物质（如 ATP）和保护心肌收缩功能的作用。

（二）低镁血症

血镁浓度<0.75mmol/L 为低镁血症。

低镁对心脏活动的影响基本上与高镁时相反。

缺镁时，由于 $[Ca^{2+}]i$ 增加，心肌的自律性增高，可引起去极化滞后，导致自律性异常的心律失常；缺镁可使 $Na^+ - K^+ - ATP$ 酶功能降低，使复极化时外流的 K^+ 不易泵回细胞内，使心肌细胞缺钾，这会导致差异性传导及兴奋性折返发生。

低镁还可促使洋地黄中毒性心律失常发生。洋地黄类药物抑制 $Na^+ - K^+ - ATP$ 酶活动，后者依赖于镁，缺镁时加重了抑制该酶带来的作用。

此外，严重缺镁时，由于 $[Ca^{2+}]i$ 增高，可造成细胞损伤，发生萎缩或线粒体破坏而形成多种心肌病变。冠状血管收缩，易造成心肌缺血、坏死。临床上对缺镁引起心脏损害的认识逐渐得到重视，及时补充镁盐，常能明显提高心脏疾病的治愈率。

参考文献

[1] Nieminen M S, Bohm M, Cowie M R, Drexler H, Filippatos G S, Jondeau G, et al. Executive summary of the guidelines on the diagnosis and treatment of acute heart failure: the Task Force on Acute Heart Failure of the European Society of Cardiology. Eur Heart J 2005;26(4):384-416.

[2] Dickstein K, Cohen-Solal A, Filippatos G, Mcmurray J J, Ponikowski P, Poole-Wilson P A, et al. ESC Guidelines for the diagnosis and treatment of acute and chronic heart failure 2008: the Task Force for the Diagnosis and Treatment of Acute and Chronic Heart Failure 2008 of the European Society of Cardiology. Developed in collaboration with the Heart Failure Association of the ESC (HFA) and endorsed by the European Society of Intensive Care Medicine (ESICM). Eur Heart J 2008;29 (19):2388-2442.

[3] Mcmurray J J, Adamopoulos S, Anker S D, Auricchio A, Bohm M, Dickstein K, et al. ESC Guidelines for the diagnosis and treatment of acute and chronic heart failure 2012: The Task Force for the Diagnosis and Treatment of Acute and Chronic Heart Failure 2012 of the European Society of Cardiology. Developed in collaboration with the Heart Failure Association (HFA) of the ESC. Eur Heart J

2012;33(14):1787–1847.

[4] 中华医学会心血管病学分会，中华心血管病杂志编辑委员会. 急性心力衰竭诊断和治疗指南[S]. 中华心血管病杂志(Chin),2010,38(3):195~208.

[5] Cotter G, Felker G M, Adams K F, Milo-Cotter O, O'Connor C M. The pathophysiology of acute heart failure--is it all about fluid accumulation? Am Heart J 2008;155(1):9–18.

[6] Schrier R W. Body fluid volume regulation in health and disease: a unifying hypothesis. Ann Intern Med 1990;113(2):155–159.

[7] Schrier R W. Pathogenesis of sodium and water retention in high-output and low-output cardiac failure, nephrotic syndrome, cirrhosis, and pregnancy (2). N Engl J Med 1988;319(17):1127–1134.

[8] Schrier R W. Pathogenesis of sodium and water retention in high-output and low-output cardiac failure, nephrotic syndrome, cirrhosis, and pregnancy (1). N Engl J Med 1988;319(16):1065–1072.

[9] Lepage S. Acute decompensated heart failure. Can J Cardiol 2008;24 Suppl B:6B–8B.

[10] Mann D L. Mechanisms and models in heart failure: A combinatorial approach. Circulation 1999;100(9):999–1008.

[11] Packer M. How should physicians view heart failure? The philosophical and physiological evolution of three conceptual models of the disease. Am J Cardiol 1993;71(9):3C–11C.

[12] Mentz R J, Kjeldsen K, Rossi G P, Voors A A, Cleland J G, Anker S D, et al. Decongestion in acute heart failure. Eur J Heart Fail 2014;16(5):471–482.

[13] Cotter G, Metra M, Milo-Cotter O, Dittrich H C, Gheorghiade M. Fluid overload in acute heart failure--re-distribution and other mechanisms beyond fluid accumulation. Eur J Heart Fail 2008;10(2):165–169.

[14] Verwey HF, S. M, Sweeney R. Patients symptoms and device based activity for decompensated versus nondecompensated heart failure patients. J Card Fail 2005(12):170.

[15] Lewin J, Ledwidge M, O'Loughlin C, Mcnally C, Mcdonald K. Clinical deterioration in established heart failure: what is the value of BNP and weight gain in aiding diagnosis? Eur J Heart Fail 2005;7(6):953–957.

[16] Gheorghiade M, Abraham W T, Albert N M, Greenberg B H, O'Connor C M, She L, et al. Systolic blood pressure at admission, clinical characteristics, and outcomes in patients hospitalized with acute heart failure. Jama 2006;296(18):2217–2226.

[17] Milo-Cotter O, Adams K F, O'Connor C M, Uriel N, Kaluski E, Felker G M, et al. Acute heart failure associated with high admission blood pressure--a distinct vascular disorder? Eur J Heart Fail 2007;9(2):178–183.

[18] Kaluski E, Kobrin I, Zimlichman R, Marmor A, Krakov O, Milo O, et al. RITZ-5: randomized intravenous TeZosentan (an endothelin-A/B antagonist) for the treatment of pulmonary edema: a prospective, multicenter, double-blind, placebo-controlled study. J Am Coll Cardiol 2003;41(2):204–210.

[19] Balmain S, Padmanabhan N, Ferrell W R, Morton J J, Mcmurray J J. Differences in arterial compliance, microvascular function and venous capacitance between patients with heart failure and either preserved or reduced left ventricular systolic function. Eur J Heart Fail 2007;9(9):865–871.

[20] Cotter G, Metzkor E, Kaluski E, Faigenberg Z, Miller R, Simovitz A, et al. Randomised trial of high-dose isosorbide dinitrate plus low-dose furosemide versus high-dose furosemide plus low-dose isosorbide dinitrate in severe pulmonary oedema. Lancet 1998;351(9100):389–393.

[21] Intravenous nesiritide vs nitroglycerin for treatment of decompensated congestive heart failure: a randomized controlled trial. Jama 2002;287(12):1531–1540.

[22] Wakai A, Mccabe A, Kidney R, Brooks S C, Seupaul R A, Diercks D B, et al. Nitrates for acute heart failure syndromes. Cochrane Database Syst Rev 2013;8:D5151.

[23] Shirakabe A, Hata N, Kobayashi N, Shinada T, Tomita K, Tsurumi M, et al. Clinical significance of acid-base balance in an emergency setting in patients with acute heart failure. J Cardiol 2012;60 (4):288-294.

[24] Felker G M, Lee K L, Bull D A, Redfield M M, Stevenson L W, Goldsmith S R, et al. Diuretic strategies in patients with acute decompensated heart failure. N Engl J Med 2011;364(9):797-805.

[25] Bart B A, Goldsmith S R, Lee K L, Givertz M M, O'Connor C M, Bull D A, et al. Ultrafiltration in decompensated heart failure with cardiorenal syndrome. N Engl J Med 2012;367 (24):2296-2304.

[26] Francis G S, Benedict C, Johnstone D E, Kirlin P C, Nicklas J, Liang C S, et al. Comparison of neuroendocrine activation in patients with left ventricular dysfunction with and without congestive heart failure. A substudy of the Studies of Left Ventricular Dysfunction (SOLVD). Circulation 1990;82(5):1724-1729.

[27] Metra M, Davison B, Bettari L, Sun H, Edwards C, Lazzarini V, et al. Is worsening renal function an ominous prognostic sign in patients with acute heart failure? The role of congestion and its inter-action with renal function. Circ Heart Fail 2012;5(1):54-62.

[28] O'Connor C M, Starling R C, Hernandez A F, Armstrong P W, Dickstein K, Hasselblad V, et al. Effect of nesiritide in patients with acute decompensated heart failure. N Engl J Med 2011;365 (1):32-43.

[29] Gottlieb S S, Stebbins A, Voors A A, Hasselblad V, Ezekowitz J A, Califf R M, et al. Effects of nesiritide and predictors of urine output in acute decompensated heart failure: results from AS-CEND-HF (acute study of clinical effectiveness of nesiritide and decompensated heart failure). J Am Coll Cardiol 2013;62(13):1177-1183.

[30] Givertz M M, Teerlink J R, Albert N M, Westlake C C, Collins S P, Colvin-Adams M, et al. A-cute decompensated heart failure: update on new and emerging evidence and directions for future research. J Card Fail 2013;19(6):371-389.

[31] Costanzo M R, Guglin M E, Saltzberg M T, Jessup M L, Bart B A, Teerlink J R, et al. Ultrafiltra-tion versus intravenous diuretics for patients hospitalized for acute decompensated heart failure. J Am Coll Cardiol 2007;49(6):675-683.

[32] Konstam M A, Gheorghiade M, Burnett J J, Grinfeld L, Maggioni A P, Swedberg K, et al. Effects of oral tolvaptan in patients hospitalized for worsening heart failure: the EVEREST Outcome Trial. Jama 2007;297(12):1319-1331.

[33] Gheorghiade M, Konstam M A, Burnett J J, Grinfeld L, Maggioni A P, Swedberg K, et al. Short-term clinical effects of tolvaptan, an oral vasopressin antagonist, in patients hospitalized for heart failure: the EVEREST Clinical Status Trials. Jama 2007;297(12):1332-1343.

[34] Leier C V, Dei C L, Metra M. Clinical relevance and management of the major electrolyte abnor-malities in congestive heart failure: hyponatremia, hypokalemia, and hypomagnesemia. Am Heart J 1994;128(3):564-574.

[35] 中华医学会心血管病学分会, 中华心血管病杂志编辑委员会. 中国心力衰竭诊断和治疗指南 2014[S]. 中华心血管病杂志(Chin)2014,42(2):98-122.

[36] Chaney E, Shaw A. Fluid Overload: Diagnosis and Management., Karger,2010:164,46-53.

[37] Filippatos T D, Elisaf M S. Hyponatremia in patients with heart failure. World J Cardiol 2013;5 (9):317-328.

[38] Balling L, Kistorp C, Schou M, Egstrup M, Gustafsson I, Goetze J P, et al. Plasma copeptin levels and prediction of outcome in heart failure outpatients: relation to hyponatremia and loop diuretic doses. J Card Fail 2012;18(5):351-358.

[39] Rusinaru D, Tribouilloy C, Berry C, Richards A M, Whalley G A, Earle N, et al. Relationship of

serum sodium concentration to mortality in a wide spectrum of heart failure patients with preserved and with reduced ejection fraction: an individual patient data meta-analysis(dagger): Meta-Analysis Global Group in Chronic heart failure (MAGGIC). Eur J Heart Fail 2012;14(10):1139-1146.

[40] Deubner N, Berliner D, Frey A, Guder G, Brenner S, Fenske W, et al. Dysnatraemia in heart failure. Eur J Heart Fail 2012;14(10):1147-1154.

[41] Spasovski G, Vanholder R, Allolio B, Annane D, Ball S, Bichet D, et al. Clinical practice guideline on diagnosis and treatment of hyponatraemia. Nephrol Dial Transplant 2014;29 Suppl 2:i1-i39.

[42] Parrinello G, Greene S J, Torres D, Alderman M, Bonventre J V, Di Pasquale P, et al. Water and Sodium in Heart Failure: A Spotlight on Congestion. Heart Fail Rev 2014.

[43] Mcmurray J J, Adamopoulos S, Anker S D, Auricchio A, Bohm M, Dickstein K, et al. ESC Guidelines for the diagnosis and treatment of acute and chronic heart failure 2012: The Task Force for the Diagnosis and Treatment of Acute and Chronic Heart Failure 2012 of the European Society of Cardiology. Developed in collaboration with the Heart Failure Association (HFA) of the ESC. Eur Heart J 2012;33(14):1787-1847.

[44] Konerman M C, Hummel S L. Sodium Restriction in Heart Failure: Benefit or Harm? Curr Treat Options Cardio Med 2014;16:286.

[45] Paterna S, Di Pasquale P, Parrinello G, Amato P, Cardinale A, Follone G, et al. Effects of high-dose furosemide and small-volume hypertonic saline solution infusion in comparison with a high dose of furosemide as a bolus, in refractory congestive heart failure. Eur J Heart Fail 2000;2(3): 305-313.

[46] Licata G, Di Pasquale P, Parrinello G, Cardinale A, Scandurra A, Follone G, et al. Effects of high-dose furosemide and small-volume hypertonic saline solution infusion in comparison with a high dose of furosemide as bolus in refractory congestive heart failure: long-term effects. Am Heart J 2003;145(3):459-466.

[47] Torres V E, Chapman A B, Devuyst O, Gansevoort R T, Grantham J J, Higashihara E, et al. Tolvaptan in patients with autosomal dominant polycystic kidney disease. N Engl J Med 2012;367 (25):2407-2418.

[48] Bielecka-Dabrowa A, Mikhailidis D P, Jones L, Rysz J, Aronow W S, Banach M. The meaning of hypokalemia in heart failure. Int J Cardiol 2012;158(1):12-17.

[49] Dei C L, Metra M, Leier C V. Electrolyte disturbances in chronic heart failure: metabolic and clinical aspects. Clin Cardiol 1995;18(7):370-376.

[50] Bielecka-Dabrowa A, Mikhailidis D P, Jones L, Rysz J, Aronow W S, Banach M. The meaning of hypokalemia in heart failure. Int J Cardiol 2012;158(1):12-17.

[51] Nolan J, Batin P D, Andrews R, Lindsay S J, Brooksby P, Mullen M, et al. Prospective study of heart rate variability and mortality in chronic heart failure: results of the United Kingdom heart failure evaluation and assessment of risk trial (UK-heart). Circulation 1998;98(15):1510-1516.

[52] Effectiveness of spironolactone added to an angiotensin-converting enzyme inhibitor and a loop diuretic for severe chronic congestive heart failure (the Randomized Aldactone Evaluation Study [RALES]). Am J Cardiol 1996;78(8):902-907.

[53] Pitt B, Zannad F, Remme W J, Cody R, Castaigne A, Perez A, et al. The effect of spironolactone on morbidity and mortality in patients with severe heart failure. Randomized Aldactone Evaluation Study Investigators. N Engl J Med 1999;341(10):709-717.

[54] Pitt B, Bakris G, Ruilope L M, Dicarlo L, Mukherjee R. Serum potassium and clinical outcomes in the Eplerenone Post-Acute Myocardial Infarction Heart Failure Efficacy and Survival Study (EPHESUS). Circulation 2008;118(16):1643-1650.

[55] Rossignol P, Menard J, Fay R, Gustafsson F, Pitt B, Zannad F. Eplerenone survival benefits in

heart failure patients post-myocardial infarction are independent from its diuretic and potassium-sparing effects. Insights from an EPHESUS (Eplerenone Post-Acute Myocardial Infarction Heart Failure Efficacy and Survival Study) substudy. J Am Coll Cardiol 2011;58(19):1958-1966.

[56] Ekundayo O J, Adamopoulos C, Ahmed M I, Pitt B, Young J B, Fleg J L, et al. Oral potassium supplement use and outcomes in chronic heart failure: a propensity-matched study. Int J Cardiol 2010;141(2):167-174.

[57] Douban S, Brodsky M A, Whang D D, Whang R. Significance of magnesium in congestive heart failure. Am Heart J 1996;132(3):664-671.

[58] Gottlieb S S, Baruch L, Kukin M L, Bernstein J L, Fisher M L, Packer M. Prognostic importance of the serum magnesium concentration in patients with congestive heart failure. J Am Coll Cardiol 1990;16(4):827-831.

[59] Eichhorn E J, Tandon P K, Dibianco R, Timmis G C, Fenster P E, Shannon J, et al. Clinical and prognostic significance of serum magnesium concentration in patients with severe chronic congestive heart failure: the PROMISE Study. J Am Coll Cardiol 1993;21(3):634-640.

[60] Vaduganathan M, Greene S J, Ambrosy A P, Mentz R J, Fonarow G C, Zannad F, et al. Relation of serum magnesium levels and postdischarge outcomes in patients hospitalized for heart failure (from the EVEREST Trial). Am J Cardiol 2013;112(11):1763-1769.

[61] Pedersen C T, Kay G N, Kalman J, Borggrefe M, Della-Bella P, Dickfeld T, et al. EHRA/HRS/APHRS expert consensus on ventricular arrhythmias. Heart Rhythm 2014;11(10):e166-e196.

[62] Frangiosa A, De Santo L S, Anastasio P, De Santo N G. Acid-base balance in heart failure. J Nephrol 2006;19 Suppl 9:S115-S120.

[63] Milionis H J, Alexandrides G E, Liberopoulos E N, Bairaktari E T, Goudevenos J, Elisaf M S. Hypomagnesemia and concurrent acid-base and electrolyte abnormalities in patients with congestive heart failure. Eur J Heart Fail 2002;4(2):167-173.

[64] Frangiosa A, De Santo L S, De Santo N G, Anastasio P, Favazzi P, Cirillo E, et al. Acid-base state in patients after cardiac transplantation. Am J Nephrol 2002;22(4):332-337.

[65] Douglas L. Mann, Douglas P. Zipes, Peter Libby, Bonow R O. Braunwald's Heart Disease: A Textbook of Cardiovascular Medicine. 10,ed. Saunders;2014.

[66] 余承高,白融,陈栋梁,黄勇. 心脏电生理学基础与临床[M]. 武汉:华中科技大学出版社,2008:234-259.

第十一章 肾脏疾病与水盐代谢和酸碱平衡紊乱

第一节 肾脏对电解质的代谢调节

一、肾脏对钠的调节

Na^+是细胞外液的主要阳离子,总是与水在一起,因此其总量对于细胞外液量的情况起最关键的作用。肾脏每日滤过的$NaCl$其总量可达25 000mmol左右,相当于全身可交换Na^+量的10倍。肾脏可以根据机体钠平衡的情况,极其灵敏而又精确地调节体钠平衡。肾脏的这种调节,一方面是通过改变肾小球滤过率而影响滤过的Na^+来完成的,但更主要的是依靠肾小管对Na^+的重吸收的多少完成。另外,Na^+的重吸收又与许多离子相互耦合在一起,包括葡萄糖、氨基酸、HCO_3^-等的重吸收,以及H^+和一些有机酸分泌等。在肾单位各段,Na^+的重吸收又经历多次的调整,其吸收的特点也不尽相同,例如,近端肾小管基本上是与Cl^-等比例的吸收,且吸收量为滤过Na^+的大部分;髓袢各段的Na^+重吸收可以受许多激素影响, 重吸收情况不但决定了最后Na^+排出的量,还能根据体内钠平衡需要量选择性地制造不同H^+浓度的尿液,同时该处Na^+的重吸收又和K^+、H^+的排泄有密切的联系。$NaCl$多吃多排,少吃少排,不吃不排。成人每日尿液的排出量约1.5L,每日需摄入5g左右的食盐,满足正常需要量。约99%的$NaCl$被重吸收。

二、肾脏对钾的调节

K^+对许多细胞代谢活动起作用,包括细胞的兴奋、生长、分裂,以及细胞容量的维持等。人体的钾来源于饮食,主要在胃肠道吸收,其中10%从胃肠道排出体外,2%从汗腺排出,剩下的几乎都从肾脏排出。钾在体内的调节受两大因素影响,即肾外调节及肾脏调节,前者主要参与急性钾平衡调节,后者参与慢性钾平衡调节。许多情况下二者同时进行, 且许多参与肾外调节的机制实际上也直接或间接地参与肾内的调节。

KCl 多吃多排,少吃少排,不吃也排。

三、肾脏对钙和磷的调节

60kg 的成年人共含钙约 1kg,其中 99% 在骨,其余 0.6% 在细胞内,0.1% 在细胞外。骨骼表面的钙通过破骨细胞的作用可被吸收,参与机体钙平衡。在正常血钙浓度时,肾小球滤过 Ca^{2+} 约为 54mg/L,但真正从尿液中排泄 Ca^{2+} 的量约 250~300mg/d,因此大约 99% 的 Ca^{2+} 经肾小管重吸收。其中 70% 在近端肾小管,20% 在髓袢上升支,5%~10% 在远端肾小管重吸收。影响肾对钙平衡调节的因素包括:①血钙浓度。②高镁血症。③磷缺乏。④细胞外液容量状况。⑤酸碱平衡状况。⑥PTH。⑦降钙素。

四、肾脏对镁的调节

人体中 2/3 的镁在骨骼,其余绝大多数在细胞内。肾对 Mg^{2+} 的排泄主要在肾小管和肾小球进行。肾小球滤过总血浆中 Mg^{2+} 的 70%~80%,97% 滤过的 Mg^{2+} 均从肾小管重吸收。影响肾小管对 Mg^{2+} 重吸收的因素有:①高钙血症,主要减少近端肾小管及 TALH 的重吸收,但对远端肾小管无影响。②高镁血症,可促进近端肾小管对 Mg^{2+} 重吸收。③失磷,主要影响 TALH 及远端肾小管,对近端无影响。④容量扩张,降低近端肾小管、TALH 重吸收。⑤酸中毒降低而碱中毒增加近端及远端肾小管对 Mg^{2+} 的重吸收,但对 TALH 重吸收情况无影响。⑥PTH,主要增加 TALH 重吸收。

第二节　急性肾衰竭

一、定义

急性肾衰竭(ARF)是由各种原因引起的肾功能在短期内(几小时至几周)突然下降而出现的氮质废物滞留和尿液量减少综合征。表现为血尿素氮(BUN)及血肌酐(SCr)水平升高、水电解质和酸碱失衡以及全身各系统症状,可伴少尿(<400mL/d 或 17mL/h)或无尿(<100mL/d)。

二、病因和分类

急性肾衰竭按病因可分为肾前性、肾性、肾后性 3 类。

(1)肾前性。失血、休克、严重失水、电解质平衡紊乱、心排出量下降、全身血管扩张或肾动脉收缩引起有效循环血量减少时,即可导致肾前性急性肾衰竭。

（2）肾性。分为:①肾血管疾病(如血栓形成、大动脉炎、静脉受压等)。②肾脏微血管和肾小球疾病(如恶性高血压、高钙血症、造影剂造成的血管痉挛、急性肾小球肾炎等)。③急性间质性肾炎(如抗生素造成的过敏性间质性肾炎、肾移植后的急性细胞性排斥反应等)。④缺血和中毒性急性肾小管坏死。

（3）肾后性。如完全性尿路梗阻、前列腺肥大等。

急性肾衰竭的发病机制其中以急性肾小管坏死(ATN)最为常见,也最具特征性,而且肾前性衰竭持续发展也会转化为急性肾小管坏死。引起急性肾小管坏死的病因多种多样,可概括如下。

（1）肾缺血。严重的肾缺血(如重度外伤、大面积烧伤、大手术、大量失血、产科大出血、重症感染、败血症),特别是合并休克者,均易导致急性肾小管坏死。

（2）肾中毒。对肾脏有毒性的物质,如药物(磺胺、四氯化碳、汞剂、铋剂、双氯非那胺等)、抗生素(多黏菌素,万古霉素、卡那霉素、庆大霉素、头孢菌素Ⅰ、头孢菌素Ⅱ、新霉素、两性霉素B等)、碘造影剂、甲氧氟烷麻醉剂等,以及生物毒素(蛇毒、蜂毒、鱼蕈、斑蝥素等),都可在一定条件下引起急性肾小管坏死。

（3）肾小管梗阻。血管内溶血(黑尿热、伯氨喹所致溶血、蚕豆病、血型不合的输血、氧化砷中毒等)释放出来的血红蛋白,以及肌肉大量创伤(如挤压伤、肌肉炎症)时的肌红蛋白,通过肾脏排泄可损害肾小管而引起急性肾小管坏死。

三、临床分期和临床表现

(一) 临床分期

临床病程典型可分为3期。

（1）起始期。此期患者常遭受一些已知的肾损伤(如低血压、肾毒素、缺血等),但尚未发现明显的肾实质损伤。在此阶段的ARF是可以预防的,但随着肾小管上皮细胞的损伤,GFR突然下降,临床上急性肾衰竭综合征的表现变得明显,则进入维持期。

（2）维持期,又称少尿期。典型的时长为7~14天。肾小球滤过率保持在低水平。许多患者可出现少尿(<400mL/d)。但也有些患者可没有少尿,尿液量在400mL/d以上,称为非少尿型急性肾衰竭,其病情大多较轻,预后较好。

（3）恢复期。肾小管细胞再生、修复,肾小管完整性恢复。肾小球滤过率逐渐恢复正常或接近正常范围。少尿型患者开始出现多尿表现,每日尿液量可达3000~5000mL或更多。通常持续1~3周,继而再恢复正常。与肾小球滤过率相比,肾小管上皮细胞功能(溶质和水的重吸收)的恢复相对延迟,常在数月后才能恢复,肾功能的完全恢复约需半年至 1 年时间,少数患者可最终遗留不同程度的肾脏结构和功能缺陷。

(二) 临床表现

急性肾衰竭(ARF)的临床表现通常可概括如下。

(1) 少尿期的主要表现为:①水钠潴留。表现为全身浮肿、血压升高等。肺水肿、脑水肿和心力衰竭常危及生命,是导致死亡的主要原因。②电解质紊乱。包括高钾血症、低钠血症、低钙血症和高磷血症等。高钾血症是急性肾小管坏死最严重的并发症之一,常为少尿期发生死亡的首位原因。③代谢性酸中毒。为酸性代谢产物在体内蓄积所致,感染和组织破坏可使酸中毒加重。酸中毒可表现为恶心、呕吐、疲乏、嗜睡、呼吸深大等,严重者可出现休克、血压下降。④肾衰竭晚期症状。为各种毒素在体内蓄积引起的全身各系统的中毒症状。

(2) 多尿期时,血尿素氮、肌酐逐步下降,肾衰竭症状逐渐消退。多尿期因大量水分和电解质的排出,可出现脱水、低钾、低钠血症等,如果不及时补充,患者可死于脱水和电解质紊乱。

(3) 恢复期时,血尿素氮、肌酐水平恢复至正常水平。

(4) 肾衰竭晚期,病变可累及全身各个脏器,毒物及代谢产物蓄积引起的症状表现为:①消化系统表现。消化系统表现是最早和最常见的表现之一,包括食欲减退、恶心、呕吐、腹胀、腹泻等,主要是缺乏食欲、消化不良。重症者可有舌炎、口腔糜烂。若消化道溃疡累及血管时可有呕血、便血。②呼吸系统表现包括呼吸困难、咳嗽、胸痛、胸闷等。③循环系统表现包括心律失常、心衰、高血压等。④神经系统表现包括精神错乱、木僵、谵语、抽搐等。⑤造血系统表现。慢性肾衰竭患者均有轻重不等的贫血,多由长期营养不良、促红细胞生成素减少和溶血所致。肾衰竭患者多有出血倾向,表现为皮下出血点、淤斑、牙龈出血、鼻衄,严重者可发生消化道大出血而死亡。此外,还可有白细胞异常,白细胞的生成和功能均有障碍,白细胞总数下降(其中主要是淋巴细胞生成减少),中性粒细胞的趋化性、吞噬和杀灭细菌的能力亦降低。

(5) 感染是急性肾衰竭常见而严重的并发症。在急性肾衰竭发生的同时或在疾病发展过程中还可合并多个脏器衰竭,患者死亡率可高达 70%。

四、急性肾衰竭与水电解质代谢的变化

急性肾衰竭在代谢方面的变化主要表现为:水与电解质平衡失调引起的水潴留、高血钾、高血磷、低血钠、低血钙,酸代谢产物蓄积引起的代谢性酸中毒。

急性肾衰竭时,肾小球滤过率急剧降低,当两肾不能有效地将体内过多的水分排泄到体外时,就会导致机体内水平衡失调,出现水潴留乃至水中毒。在急性肾衰竭发病过程中,引起水排泄障碍的可能机制至少有以下两种不同的情况。一种主要是发生在水分不能被有效地输送到肾皮质和肾髓质中的尿液稀释部位而导致水的排泄受阻;另一种情况主要见于以低肾小球滤过率和高水分排泄分数为特征的急性肾小管坏死,在这种情况下,虽然肾小球滤过产生的原尿功能正常,但是由于远端肾小管对溶质的重吸收功能受损而使肾脏稀释尿液的功能降低,导致水的排泄障碍。

由于肾小球滤过率受损,急性肾衰竭患者不仅会引起水分排泄障碍而导致液体过多,同时还会引起体内电解质平衡紊乱,通常的电解质紊乱是出现高血钾、低血钠、高血镁及低血磷等。

1. 高钾血症

高血钾。K^+在体内具有多种重要生理功能。钾的排出主要是通过肾脏。在正常情况下,肾小球滤过的K^+有98%在近端肾小管被重吸收,而在尿液中出现的K^+主要是由远端肾小管细胞通过Na^+–K^+交换机制分泌而来。人体对钾的保留机制不像保留钠那样完善,即便是在机体有明显缺钾时,仍有一部分钾会随尿液排出。所以只要肾功能正常,一般不会发生高血钾。例如,肾素–血管紧张素系统正常的慢性肾衰竭患者,即使肾小球滤过率低到5~10mL/min以下仍很少会出现高血钾。但肾小球滤过率进一步降低,最终会引起K^+潴留,出现高血钾。除了肾功能排泄障碍以外,体内大量的K^+从细胞内转移到细胞外液,是急性肾衰竭患者出现高血钾的另一种重要原因。

2. 低钠血症和高钠血症

急性肾衰竭时,肾脏排泄功能受损,每天由尿液中排出的钠量可降低到40mmol以下。高钠血症在急性肾衰竭患者中并不多见。相反,急性肾衰竭患者,尤其在少尿期或者无尿期,由于水的排泄障碍,常常可见到因水潴留而引起的稀释性低钠血症。多尿期开始时,由于肾小球滤过率尚未恢复,肾小管浓缩功能仍较差,容易出现低钠血症,治疗仍应维持水、电解质和酸碱平衡。

3. 钙、磷平衡失调

肾脏也是钙和磷平衡调节的重要器官,急性肾衰竭时,肾小球滤过率急剧降低常可导致机体的钙、磷平衡失调,临床表现为高钙血症或低钙血症,以及高磷血症。

(1)高钙血症。其病理产生机制可能包含了骨骼肌对甲状旁腺激素(PTH)耐受性的产生,1,25-二羟基维生素D_3合成减少,肾小球滤过率降低所致的钙潴留。

(2)低钙血症。其与一些急性肾衰竭病因有密切联系。临床上可见于血管收缩、肾小球功能受损引起的肾小球滤过率衰竭,以及维生素 D 中毒、奶碱综合征等。主要是由于急性肾衰竭时甲状旁腺激素水平通常升高,但由于机体产生了对这种激素的拮抗性,同时钙向损伤组织中积聚,使得血钙浓度不仅不升高,相反是降低的。

(3)高磷血症。正常情况下,肠道是唯一摄入磷的途径,而肾脏是唯一将磷排出体外的器官。高血磷之所以会发生多是由于肾功能受损,并且内源性或外源性磷负荷加重。

五、治疗

1. 纠正可逆的病因

对于各种严重外伤、心衰、急性失血等都应进行相关处理,包括输血、扩容、处理休克和感染。此时,输液速度要快,尽快纠正血容量不足。

2. 维护体液平衡

少尿期患者应严格计算 24 小时出入水量,24 小时补液量为显性失液量及不显性失液量之和减去内生水量。每日大致的进液量可按前一日尿液量加 500mL 计算。

3. 饮食与营养支持

清淡流质或半流质饮食,酌情限制水分、钠盐、钾盐,早期应限制蛋白质。一般以高渗葡萄糖液体和脂肪乳剂提供热量,适当补充氨基酸〔0.5~1.0g/(kg·d)〕,适时使用含谷氨酰胺的肠内营养剂。

4. 高钾血症的处理

最有效的方法为血液透析或腹膜透析。高钾血症是临床危急情况,血钾浓度>6mmol/L 可静脉给予 $NaHCO_3$ 10~25g,根据病情需要 4~6 小时后还可以重复给予。或:①10%葡萄糖酸钙溶液 10mL 稀释后缓慢静脉注射,以拮抗 K^+ 对心肌的毒性作用。②5%$NaHCO_3$ 溶液 250mL 静脉滴注,以纠正代谢性酸中毒同时促进 K^+ 向细胞内移动。③50%葡萄糖溶液 50~100mL 加普通胰岛素 6~12IU 静脉滴注,可促使葡萄糖和 K^+ 等转移至细胞内合成糖原。④钠型或钙型离子交换树脂 15~30g 加入 25%山梨醇溶液 100mL,口服,每日 3 次,用以从肠道吸附 K^+。对于血钾浓度>6.5mmol/L,且伴有少尿、利尿效果欠佳者,应及时给予血液透析治疗。

5. 低钠血症

对于慢性肾衰竭患者,轻、中度低钠血症一般不必积极处理,而应分析其不同的原因,只对真性缺钠者慎重补钠,对严重缺钠的低钠血症,也应有步骤的逐渐纠正低钠状态。对失钠性肾炎患者,因其肾脏失钠较多,故需要积极补钠。

6. 代谢性酸中毒

一般口服药物即可,轻者 1.5~3g/d,重者 10~15g/d,必要时可静脉输入。当血浆实际 HCO_3^- 浓度<15mmol/L,应予 5%$NaHCO_3$ 溶液 100~250mL 静脉滴注,对严重代谢性酸中毒应尽早透析治疗。补充 $NaHCO_3$ 的计算公式如下。

(1)已知实际血 HCO_3^- 浓度。

HCO_3^- 缺失量(mmol)=(24-实际血 HCO_3^- 浓度)×0.6×体重(kg)

(2)已知二氧化碳结合力(CO_2CP)。

一般要求提高 CO_2CP 到 40%容积,可根据下列公式计算用量:

(40-X)×0.3×体重(kg)=需补 11.2%乳酸钠溶液毫升数

(40-X)×0.5×体重(kg)=需补 5%$NaHCO_3$ 溶液毫升数

$NaHCO_3$(g)=(55-测得的 CO_2CP)×0.026×体重(kg)

补充 $NaHCO_3$ 量(mmol/L)=[正常 CO_2CP(mL/dL)-测定 CO_2CP(mL/dL)]÷2.44×体重(kg)×0.6

(3)已知剩余碱(BE)。

5%$NaHCO_3$ 毫升数=[正常 BE(mmol/L)-测定 BE(mmol/L)]×体重(kg)×0.4

$NaHCO_3$(mmol)=体重(kg)×BE(mmol)×0.2

临床上常用的 5%$NaHCO_3$ 溶液,每毫升含 0.6mmol $NaHCO_3$;11.2%乳酸钠溶液,每毫升含 1mmol $NaHCO_3$。

7. 感染

感染是少尿期主要的死亡原因,应根据细菌培养和药物敏感试验选用对肾脏无毒性作用的抗生素治疗。①临床上应根据患者肾功能的损伤程度为其选择抗生素,尽量选用克林霉素、利福平和大环内酯类等可以经肾脏和肝脏双重排泄的抗生素,保证药物在机体内的正常循环。②避免采用十霉素、四环素等肾毒性药物,以免加重肾衰竭患者的病情。③尽量选用头孢菌素和青霉素等临床效果稳定的药物,适当减少用药量;应用氟喹诺酮类药物时,也需要根据患者肾功能的减退情况调整剂量。④在患者用药期间,有条件的医院可以加强血药浓度监测,及时对给药剂量进行判断和调整,在抗菌的同时降低药物的不良反应发生率。万古霉素、氯霉素等抗生素均可按此方法使用。⑤调整给药方案。根据患者的肾功能损伤情况,在原有剂量的基础上分别将药物剂量降至 2/3、1/2、1/5 或者 1/10。

8. 利尿剂的应用

(1)袢利尿剂。袢利尿剂主要作用于髓袢升支粗段,药物与该部位腔面细胞膜上的 Na$^+$-K$^+$-2Cl$^-$同向转运体可逆性结合,从而抑制 Na$^+$-K$^+$-2Cl$^-$同向转运能力,使肾小管液中的 Na$^+$、Cl$^-$浓度升高,最终排出大量低渗尿液而起到利尿作用。祥利尿剂有强大的排钠、排氯、排钾作用。正常情况下,祥利尿剂还可维持或提高肾脏血流量,尤其是通过血管紧张素Ⅱ的调节使得肾髓质和乳头的血管收缩,血液向皮质重新分布。另外,呋塞米还有轻度碳酸酐酶拮抗作用,托拉塞米有抗醛固酮作用。

祥利尿剂进入人体后 95%以上与血浆蛋白结合,大约 50%的呋塞米分子被排泌至原尿中,剩下的在肾脏中被代谢、灭活。因此,低蛋白血症或其他高蛋白结合率药物的联合使用可减弱祥利尿剂的效果。祥利尿剂的效果会随肾脏血流量的减少而减弱。不论是肾前性还是肾性的肾衰竭都可能需要较大剂量的祥利尿剂才能达到利尿效果。

祥利尿剂可以预防腺苷-5'-三磷酸缺乏,增强肾脏组织的氧化,从而提高肾小球滤过率。

(2)噻嗪类利尿剂。这类药物作用于远曲小管的起始部,抑制远曲小管近端 Na$^+$-Cl$^-$共转运体,抑制 NaCl 的重吸收。同时促进 K$^+$-Na$^+$交换,使 K$^+$排泄增加。该类药物也是碳酸酐酶抑制剂。与祥利尿剂一样,噻嗪类利尿剂的作用依赖于前列腺素的产生。慢性肾衰竭患者肾小球滤过率<30~40mL/min 时,噻嗪类利尿剂即失去作用。

(3)螺内酯。螺内酯是醛固酮竞争性拮抗剂,表现为排钠保钾作用。该药起效缓慢而持久,利尿作用较弱,临床上很少单独用于急性肾衰竭患者。

(4)渗透性利尿剂。该类药物使用最多的是甘露醇。静脉滴注甘露醇后血浆渗透压升高,血容量增加,血液黏滞度降低,从而通过稀释血液增加循环血容量及肾小球滤过率。甘露醇在肾小球滤过后不易被重吸收,而且水在近曲小管和髓祥升支的重吸收也减少。有研究认为甘露醇能作为游离基清除剂,减轻细胞缺血后肿胀以保护线粒体功能,渗透性利尿可以维持足够尿液量,稀释肾小管内有害物质,保护肾小管免于坏死。甘露醇还表现出可引起包括血容量不足、高钠血症或低钠血症、高钾血症、代谢性酸中毒在内的不良反应。甘露醇的蓄积甚至有可能导致肾功能损害。

(5)利钠肽系统。包括心房利钠肽、脑利钠肽、尿液扩张素等,均具有钠利尿作用,并通过扩张入球小动脉、收缩出球小动脉而提高肾小球滤过率。该类药物不激活肾素-血管紧张素-醛固酮系统、抑制交感神经兴奋。因此,在心功能不全水肿的患者中更有应用价值。有荟萃分析显示,低剂量利钠肽,尤其是用于心外科手术时,能减少急性肾损伤发病率或对肾脏替代治疗的需求。

9. 血液透析或腹膜透析

紧急透析指征:急性肺水肿或充血性心力衰竭;严重高钾血症,血钾浓度>6.5mmol/L,或心电图已出现明显异位心律,伴 QRS 波增宽。

一般透析指征:①少尿或无尿 2 日以上。②已出现肾衰竭症状(如呕吐,神志淡漠,烦躁或嗜睡)。③高分解代谢状态。④血 pH 值<7.25,实际重碳酸氢盐浓度<15mmol/L 或 CO_2CP<13mmol/L 以下。⑤出现体液潴留现象。⑥血尿素氮≥17.8mmol/L,除外肾外因素,或血肌酐值≥442μmmol/L。⑦对非少尿患者出现体液过多,球结膜水肿,心脏奔马律或中心静脉压高于正常,血钾浓度>5.5mmol/L,心电图疑有高血钾图形等任何一种情况,亦应透析治疗。

10. 多尿期的治疗

多尿期开始,威胁生命的并发症依然存在,重点治疗仍为维持水、电解质和酸碱平衡,控制氮质血症,治疗原发病和预防各种并发症。

11. 恢复期的治疗

一般无须特殊处理,定期随访肾功能,避免使用对肾脏有损害的药物。

六、病例分析

患者赵某某,女,83 岁,既往高血压病史 24 年,最高血压 240/100mmHg,未服用药物治疗。血压控制不详。脑梗死病史 8 年,遗留左侧肢体活动不利及言语不利。冠心病、心肌梗死病史 1 年,植入支架一枚。胆囊切除史。慢性阻塞性肺疾病病史 40 余年,慢性肺源性心脏病。主因咳喘加重,发热收入呼吸科。2018.12.27,BUN11.77mmol/L,SCr83.6μmmol/L。肺泡灌洗痰培养屎肠球菌,万古霉素敏感。予以先后应用哌拉西林钠他唑巴坦联合左氧氟沙星、万古霉素联合厄他培南,美罗培南抗感染,甲泼尼龙解痉,多索茶碱平喘,氨溴索祛痰,呋塞米、螺内酯利尿,间断无创呼吸机辅助呼吸等治疗 15 日。患者咳喘症状未见明显好转,出现少尿至无尿,尿液量由 1500mL/d 减少至 285mL/d、50mL/d。2019.1.10,BUN19.39mmol/L,SCr324.5μmmol/L。2019.1.11,BUN25.75mmol/L,SCr410.9μmmol/L,考虑急性肾衰竭,立即转 ICU 予以血液透析治疗。复查:2019.1.12,BUN10.07mmol/L,SCr179μmmol/L。2019.1.13,BUN4.44mmol/L,SCr89.6μmmol/L。

经肾脏替代治疗后,肾功能逐渐好转,尿液量逐渐增加,10 日后尿液量由 50mL/d 逐渐增至 1000mL/d。转入内分泌科进一步治疗,7 日后逐渐增至 2000mL/d,逐渐维持在 1300mL/d 左右。

2019.1.28，BUN11.42mmol/L，SCr380.2μmmol/L。2019.2.10，BUN11.33mmol/L，SCr 160.6μmmol/L。

予以低蛋白饮食，呋塞米、螺内酯利尿，维持电解质酸碱平衡，病情平稳出院。诊断：急性肾损伤，慢性肾病2期。

第三节　慢性肾衰竭

一、慢性肾衰竭(CRF)

见于各种肾脏疾病的晚期，由于肾功能缓慢进行性减退，最终出现以代谢产物潴留、水、电解质紊乱、酸碱失衡和全身各系统症状为主要表现的临床综合征，又称尿毒症。若可逆性加剧因素未能纠正，可使肾功能加速恶化。

二、CRF 的分期(表 11-1)

表 11-1　慢性肾衰竭的分期

我国对慢性肾衰竭的分期				K/DOQI 对慢性肾衰竭的分期	
描述	Ccr (mL/min)	Scr(mol/L)	分期	描述	GFR(mL/min)
			1	正常	≥90
代偿期	50~80	133~177	2	肾功能轻度下降	60~89
失代偿	25~50	186~442	3	肾功能中度下降	30~59
肾衰竭	10~20	451~707	4	肾功能重度下降	15~29
尿毒症	<10	>707	5	肾衰竭	<15 或透析

三、病因

任何能破坏肾脏的正常结构和功能者均能引起肾衰竭。原发性肾脏疾病(肾小球肾炎，糖尿病肾病，高血压肾病，多囊肾)；继发性肾脏疾病；尿路梗阻性肾病。慢性肾炎是我国最常见的病因。

四、发病机制

1. 健存肾单位学说(图 11-1)[1]

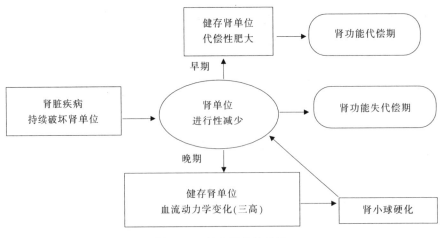

图 11-1 健存肾单位学说

2. 矫枉失衡学说(图 11-2)[10]

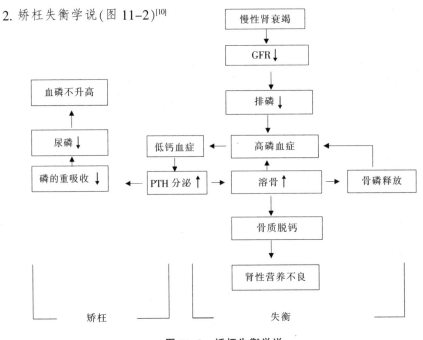

图 11-2 矫枉失衡学说

3. 肾小球高滤过学说[10]

肾小球内高血压、高灌注、高滤过,导致系膜细胞增殖、系膜外基质增多、滤过膜损伤、微血栓形成,从而引起肾小球硬化,肾单位被破坏。

五、慢性肾衰竭与水、电解质及酸碱失衡

肾脏是调节细胞外液的主要器官,在维持水与电解质平衡的功能上起着非常重要

的作用。肾脏能准确地控制体内水分和电解质,特别是 NaCl 的排泄,以适应人体日常对这些物质的摄入量,从而使细胞外液的容量、酸碱度和渗透压保持恒定。

1. 水钠代谢紊乱

钠、水平衡失调。肾衰竭时常有轻度钠、水潴留,如果摄入过量的钠和水,易引起体液过多,而发生水肿、高血压和心力衰竭。水肿时常有低钠血症,是由于摄入水过多(稀释性低钠血症)所致,透析患者也常有轻度低钠血症。肾衰竭很少发生高钠血症。肾衰竭时肾调节钠、水的功能已很差,当有体液丢失时(如呕吐、腹泻等)患者易发生血容量不足,导致直立性低血压和引起肾功能恶化,可使无症状的早期肾衰竭患者出现明显的肾衰竭症状。补液使血容量恢复正常,肾功能会恢复至以往水平,肾衰竭症状消失(可逆性肾衰竭)。

2. 钾代谢紊乱

钾的平衡失调。肾衰竭时残余的每个肾单位远端肾小管排钾都增加,肠道也增加钾的排泄,因调节机制较强,故患者的血钾浓度多正常,直至肾衰竭时才会发生高钾血症,如尿液量>500mL,一般不会发生。高钾血症主要见于:①应用抑制肾排钾的药物(如螺内酯、苯蝶啶、ACEI 等)。②摄入钾增加(包括含钾的药物)或输库存血。③代谢性酸中毒。高钾血症可导致严重心律失常,有些患者可无症状而突然出现心脏骤停,部分患者有肌无力或麻痹。心电图是监测高钾血症的快速而准确的方法。肾衰竭时低钾血症者罕见,主要见于肾小管间质疾病患者。

3. 代谢性酸中毒

代谢性酸中毒肾衰竭时代谢产物(如磷酸、硫酸等酸性物质)因肾的排泄障碍而潴留,肾小管分泌 H^+ 的功能产生缺陷和肾小管制造 NH_4^+ 的能力变差,因而造成血阴离子间隙增加,血 HCO_3^- 浓度下降。这是肾衰竭酸中毒的特征。多数患者能耐受轻度慢性酸中毒,但如 HCO_3^- 浓度<3.5mmol/L,则可有较明显症状,如食欲不振、呕吐、虚弱无力、呼吸深长,严重者可昏迷、心力衰竭或(和)血压下降。上述症状可能与酸中毒时体内多种酶的活性受抑制有关。

4. 钙、磷代谢紊乱

(1) 磷和钙的平衡。血磷浓度由肠道对磷的吸收及肾的排泄来调节。当"健存"肾单位进行性减少,排磷随之减少,血磷浓度逐渐升高;血磷会与血钙结合成磷酸钙沉积于组织,使血钙浓度降低。此外,高血磷浓度会抑制近曲小管产生骨化三醇,使肾衰竭时产生骨化三醇不足的情况更加严重。骨化三醇是维持血钙浓度正常的主要因素,骨化三醇水平下降导致血钙浓度降低,会使甲状旁腺分泌甲状旁腺激素(PTH),

使血 PTH 浓度升高。PTH 使肾小管对磷重吸收减少,使尿磷排出增加,而降低血磷浓度。由于有此种调节机制,低钙的早期血磷仍能维持正常范围,但 PTH 已升高,因而应及早防止血磷浓度升高。PTH 可引发肾继发性甲状旁腺功能亢进症(简称继发性甲旁亢)。

(2)高磷血症、低钙血症。只在肾衰竭的中、晚期(GFR<20mL/min)时才能检验出来,且通常不会引起临床症状。然而,PTH 在肾衰竭早期已对骨产生了不良影响。

5. 镁代谢紊乱

高镁血症。当 GFR<2mL/min 时,由于肾脏排镁减少,常有轻度高镁血症,无任何症状。然而,仍不宜使用含镁的药物,如含镁的抗酸药、泻药等。

六、治疗

1. 治疗基础疾病和使慢性肾衰竭恶化的因素

有些引起肾衰竭的基础疾病在治疗后有可逆性,哪怕使肾脏病变轻微改善,肾功能也可望有不同程度的改善。例如狼疮肾炎引起的肾衰竭,若肾活检提示病变中度慢性化而活动性指数高者,经治疗后肾功能会有所改善。此外,纠正某些使肾衰竭加重的可逆因素亦可使肾功能获得改善(如纠正水钠缺失、及时控制感染、解除尿路梗阻、治疗心力衰竭、停止肾毒性药物的使用等)。

2. 延缓慢性肾衰竭的发展

各种延缓方案应在肾衰竭的早期就实施。

(1)饮食治疗。饮食控制可以缓解肾衰竭症状,延缓“健存”肾单位的破坏速度。K/DOQI 建议,给予低蛋白饮食应当个体化考虑,并注意营养指标监测,避免营养不良的发生。

a.限制蛋白饮食。减少摄入蛋白质能使血尿素氮(BUN)水平下降,肾衰竭症状减轻,还有利于降低血磷和减轻酸中毒,因为摄入蛋白常常伴有磷及其他无机酸离子的摄入。在高热量的前提下,每天给予 0.6g/kg 的蛋白质,大多数患者可以满足机体的基本需要,而不至于发生蛋白质营养不良。蛋白质的摄入量宜根据 GFR 进行适当调整,GFR 为 10~20mL/min 者,每日用 0.6g/kg;>20mL/min 者,可加 5g。一般认为,GFR 降至 50mL/min 以下时,便需进行蛋白质限制,其中 50%~60% 必须是富含必需氨基酸的蛋白质(即高生物价优质蛋白),如鸡蛋、鱼、瘦肉和牛奶等,应少食富含植物蛋白的食物,如花生及其制品等,因其含非必需氨基酸多。为了限制植物蛋白摄入,可部分采用麦淀粉作为主食,以代替大米、面粉。在限制蛋白饮食时应十分注意营养不良,血白蛋白、白蛋白前体、转蛋白前体、转铁蛋白的测定是简便的监测指标。

　　b.高热量摄入。摄入足量的碳水化合物和脂肪,以供给人体足够的热量,这样就能减少蛋白质为提供热量而分解,故高热量饮食可使低蛋白饮食的氮得到充分的利用,减少体内蛋白质的消耗。热量每日至少需要 125.6kJ/kg(30kcal/kg),消瘦或肥胖者宜酌情予以加减。为了能摄入足够的热量,可多食用植物油和食糖。如觉饥饿,可食甜薯、芋头、马铃薯、苹果、马蹄粉、淮山药粉、莲藕粉等。食物应富含 B 族维生素、维生素 C 和叶酸,亦可给予片剂口服补充。

　　c.其他。①钠的摄入。除有水肿、高血压和少尿者要限制食盐外,一般不宜加以严格限制。因为在 GFR<10mL/min 前,患者通常能排出多余的钠,但在钠缺乏时却不能相应地减少钠的排泄。②钾的摄入。只要尿液量每日超过 1000mL,一般无须限制饮食中的钾。③给予低磷饮食,每日不超过 600mg。④饮水。有尿少、水肿、心力衰竭者,应严格控制进水量。但对尿液量>1000mL 而又无水肿者,则不宜限制水的摄入。

　　应用上述饮食治疗方案,大多数患者肾衰竭症状可获得改善。对已开始透析的患者,应改为透析用饮食方案。

　　(2)必需氨基酸的应用。如果 GFR≤10mL/min,而患者由于种种原因不能施行透析,由于食欲差而令蛋白质摄入太少(每日为 20g 左右),如超过 3 周,则会发生蛋白质营养不良症,必须加用必需氨基酸(EAA)或必需氨基酸及其 α-酮酸混合制剂,才可使肾衰竭好转并维持较好的营养状态。α-酮酸在体内与氨结合成相应的 EAA,EAA 在合成蛋白过程中可以利用一部分尿素,故可减少血中的尿素氮水平,改善肾衰竭症状。α-酮酸的优点是本身不含氮,不会引起体内代谢废物增多,但价格昂贵。EAA 的适应证为肾衰竭晚期患者,一般用量为每日 0.1~0.2g/kg,分 3 次口服。

　　(3)控制全身性和(或)肾小球内高压力。K/DOQI 指出全身性高血压不仅会促使肾小球硬化,而且能增加心血管并发症,故必须控制,首选血管紧张素Ⅱ受体拮抗剂(ARB,如氯沙坦)。肾小球内高压力亦会促使肾小球硬化,故虽无全身性高血压,亦宜使用 ACEI 或(及)ARB,因其扩张出球小动脉作用强于入球小动脉,故能直接降低肾小球内高压力。此外,它还能减少蛋白尿、抑制肾组织细胞炎症反应和硬化的过程,故能延缓肾功能减退。如可选用依那普利,在无全身性高血压患者,可每日服用 10mg,逐渐增加剂量至 20mg 可能疗效会更好一些;如不能耐受 ACEI,可改用 ARB,如氯沙坦 50mg,每日 1 次。使用血管紧张素Ⅱ抑制药愈早,时间愈长,疗效愈明显。在血肌酐值>350μmol/L 者,是否使用仍有争论。如使用,则在治疗初期 2 个月内每 2 周观察血肌酐水平,如较基础水平升高超过 30% 应停药。

（4）其他。高脂血症的治疗与一般高血脂者相同，应积极治疗。高尿酸血症通常不需治疗，但如有痛风，则予以别嘌醇 0.1g，每日口服 1~2 次。

（5）中医药疗法。在西医治疗的基础上，进行辨证论治地加用中药，有一定疗效。主证为脾肾气虚者，可用参苓白术散合右归丸加减；肝肾阴虚者，可用六味地黄丸合二至丸加减；气阴两虚者，可用参芪地黄汤加减；脾肾阳虚者，可用真武汤加减；阴阳俱虚者，可用肾气丸加减。兼证有湿浊者，在治本方中加化湿泄浊药；有瘀血者，加活血化瘀药。但在上述所有方剂中，均一律加入大黄（后下）9~12g，并随患者的个体差异性进行剂量调节，务使每日排软便 2 次为度，每日 1 剂，水煎服。研究表明大黄能延缓肾衰竭的进展。

七、病例分析

患者，刘某某，女，46 岁，既往 II 型糖尿病病史 10 余年，应用胰岛素控制血糖。高血压病史 1 年，最高 200/120mmHg，应用拜新同 45mg qd 控制血压，血压控制不详。糖尿病肾病 V 期，肾性贫血，糖尿病周围神经病变，糖尿病周围血管病变。甲状腺结节病史。冠心病，心衰，心功能 IV（NYHA）。

2017.10.6，BUN3.11mmol/L，SCr66.8μmmol/L，24 小时尿微量蛋白 1401.4mg。

2018.5，BUN6.8mmol/L，SCr142.0μmmol/L。

2018.11，BUN13.16mmol/L，SCr276μmmol/L，Ca^{2+} 浓度 1.89mmol/L，P 浓度 1.38mmol/L，24 小时尿总蛋白 629g。

2019.4.30，BUN26.68mmol/L，SCr515.9μmmol/L，24 小时尿微量蛋白 593.3mg。

予以优质低蛋白饮食，硝苯地平、硝普钠控制血压，重组人促红素改善贫血，复方 α-酮酸片、骨化三醇减轻并发症，尿毒清排毒，呋塞米利尿等对症支持治疗，最终予以常规血液透析治疗。

参考文献

[1] 谢琼虹，丁峰. 肾功能不全时药物的合理应用[J].上海医药，2011，02（2）：57-60.
[2] 李平，李方剑，刘永刚. 慢性肾功能不全患者合理应用抗菌药物情况分析[J].中国医院用药评价与分析，2012，05（32）：425-427.
[3] 娄未娟，何丽洁，王汉民. 肾功能不全患者抗生素的合理应用[J].世界临床药物，2012，08（12）：464-467.
[4] 金尚英. 肾功能不全抗菌药物的合理应用[J].中国社区医师（医学专业），2013，01（2）：16-17.
[5] 施志超，王华富，吴明东，魏妙华. 肾功能不全老年患者药物的合理应用及个体化给药[J].海峡药学，2013，01（11）：241-243.
[6] 谭夏，陈国纯，刘伏友.利尿剂在急性肾损伤治疗中的临床研究进展[J].临床内科杂志，2013，30（5）.

[7] 杨赟.肾功能不全患者抗生素药物应用现状与干预管理[J].中医药管理杂志,2017,25(10):712-713.

[8] 刘曙光.肾功能不全患者抗生素应用现状的研究及分析[J].中国卫生标准管理,2016,17(11):844-845.

[9] 陈丽丽.对肾功能不全患者抗生素应用现状的分析[J].当代医药论丛,2015,12(11):201-202.

[10] Rector FC Jr. Sodium,bicarbonate and chloride absorption by proximal tubule.Am J Physiol 1983;244:F461.

[11] How KJ,Alpero RJ et al.Evidence for electroneutral sodium chloride transport in rat proximal convoluted tubule.Am J Physiol 1986;250:F664.

[12] Defronzo RA,Bia M.Extrarenal Potassium Homeostasis.In:Seldin DW,Giebisch G.The kidney:Physiology.New York,Raven Press,1985;1179-1206.

[13] Kurtzman NA,Gonzales J,et al.Renel grand rounds:A patient with hyperkalemia and metabolic acidosis.Am J Kidney Dis 1990;38:301.

[14] Suki WN,Rouse D.Renal Transport of Calcium,Magnesium and Phosphorus.In:Brenner BM,Rector FC Jr.The Kindey.Vol1,4th ed,Philadelphia,Saunders,1991;380-422.

[15] 刘玉春,王海燕.肾脏病学[M].第二版.北京:人民卫生出版社,1996:1181-1201.

[16] Druml W.Protein metabolism in acute renal failure.Miner Electrolyte Metab,1998,24(1):47-54.

[17] 刘平.肾脏病学[M].第二版.北京:人民卫生出版社,1996:1344-1368.

[18] 毕增祺.肾脏病学第二版[M].南京:江苏科技出版社,1990:140-182.

[19] 杨艳燕,白光辉.慢性肾功能不全的血流变学变化[J].医学综述,2009,15(18):2806-2807.

[20] 韦先进,朱辟疆.慢性肾功能衰竭血浆心钠素、肾素-血管紧张素系统的改变[J].临床荟萃,1999,14(6):264-265.

第十二章 肝脏疾病与水盐代谢和酸碱平衡紊乱

第一节 急性肝衰竭

肝衰竭是多种因素引起的严重肝脏损害,导致其合成、解毒、排泄和生物转化等功能发生严重障碍或失代偿,出现以凝血功能障碍、黄疸、肝性脑病、腹水等为主要表现的一组临床症候群。我国引起肝衰竭的主要病因是肝炎病毒（主要是乙型肝炎病毒）,其次是药物及肝毒性物质。在欧美国家,药物是引起急性、亚急性肝衰竭的主要原因[1]。急性肝衰竭(AHF)的特点为急性起病,2 周内出现Ⅱ度及以上肝性脑病(按Ⅳ度分类法划分),并有以下表现:①极度乏力,有明显厌食、腹胀、恶心、呕吐等严重消化道症状。②短期内黄疸进行性加深。③出血倾向明显,且排除其他原因。④肝脏进行性缩小[2]。急性肝衰竭的组织病理学特点包括肝细胞大面积坏死或桥接坏死,伴存活肝细胞严重变性,肝窦网状支架塌陷或部分塌陷。

一、急性肝衰竭的临床诊断

肝衰竭的主要病理特点是肝细胞发生大面积坏死, 主要临床表现为重度黄疸,常伴血液生化及代谢紊乱,可有肝性脑病、出血、水肿、肝肾综合征及多器官功能损害。临床上主要依据病史、临床表现和辅助检查等综合分析明确诊断。急性肝衰竭的主要特征为既往无肝炎病史,以急性黄疸型肝炎起病,急性起病,患者发病 2 周内出现极度乏力,伴明显腹胀、恶心、呕吐等消化道症状,迅速出现Ⅱ度及以上肝性脑病;多数患者短期内黄疸进行性加深;伴有明显出血倾向,INR≥1.5,且排除其他原因;肝脏浊音界进行性缩小;肝活检显示肝细胞呈一次性大块坏死或亚大块坏死[2]。

二、急性肝衰竭的治疗[2-4]

(一) 一般性支持治疗

急性肝衰竭患者应卧床休息,减轻肝脏负担;鼓励高碳水化合物、低脂、适量蛋白饮食;进食不足者,可每日静脉补给足够的液体和维生素,积极纠正低蛋白血症,补充白蛋白或新鲜血浆,并酌情补充凝血因子;注意纠正水电解质及酸碱平衡紊乱,特别要注意纠正低钠、低氯、低钾血症和碱中毒。

(二) 病因治疗

肝炎病毒感染是我国肝衰竭最主要的原因,对于急性肝衰竭,如果检测出乙型肝炎病毒(HBV)DNA,应立即进行抗病毒治疗。此外,不论转氨酶是否升高,均应及时使用核苷酸类似物治疗(如恩替卡韦、替比夫定、拉米夫定等),也可采用联合治疗,2012年新版肝衰竭指南明确指出核苷酸类似物可有效降低 HBV DNA 水平,降低肝衰竭患者的病死率。

(三) 营养支持、促肝细胞再生治疗

为减少肝细胞坏死,促进肝细胞再生,可酌情使用促肝细胞生长素和前列腺素 E1 脂质体等药物。此外,需要为患者提供一定程度的营养支持,提供必需量、均衡的营养物是肝脏再生和降低病死率的关键。急性肝衰竭危重期提供基本代谢需求即可,能量输入过多不利于疾病的康复,主张经胃肠道营养摄入为主。

(四) 糖皮质激素的应用

糖皮质激素可改善自身免疫性肝炎及重症乙醇性肝炎等患者的生存率,对于其在 HBV 导致的急性肝衰竭治疗中的地位意见不一致,推荐使用糖皮质激素的同时需加用强效的抗病毒药物及保护胃黏膜的药物,以减少并发症;使用过程中需密切监测患者病情变化,及时处理不良反应。2012 年新版肝衰竭指南[2]明确指出非病毒感染性肝衰竭(如自身免疫性肝炎)是糖皮质激素的主要适应证,对于病情发展迅速且无严重感染、出血等并发症的患者可以酌情使用。

(五) 并发症的防治

(1)肝性脑病。去除严重感染、出血及电解质紊乱等诱因;限制蛋白饮食;应用乳果糖口服或高位灌肠,可酸化肠道,促进氨的排出,减少肠源性毒素吸收;根据患者的电解质和酸碱平衡情况酌情选择精氨酸、鸟氨酸、门冬氨酸等降氨药物;酌情使用支链氨基酸以纠正氨基酸失衡;人工肝支持治疗。

(2)肝肾综合征。限制液体入量,24 小时总入液量不超过尿液量加 500~700mL;大剂量袢利尿剂(如呋塞米)冲击治疗;肾灌注压不足者可应用白蛋白扩容或加用特利升压素,但急性肝衰竭患者慎用特利升压素,以免因脑血流量增加而加重脑水肿;人工肝支持治疗。

(3)感染。肝衰竭患者常见感染包括自发性腹膜炎、肺部感染和败血症等,一旦出

现感染,应首先根据经验用药,选用强效抗生素或联合应用抗生素,同时可加服微生态调节剂。尽可能在应用抗生素前进行病原体分离及药敏试验,并根据药敏结果调整用药。同时注意防治二重感染。

（4）出血。对门静脉高压性出血患者首选生长抑素类似物,也可使用垂体后叶素;可用三腔管压迫止血,或行内镜下硬化剂注射或套扎治疗止血;内科保守治疗无效时,可急诊手术治疗。对弥漫性血管内凝血患者,可给予新鲜血浆、凝血酶原复合物和纤维蛋白原等补充凝血因子,血小板显著减少者可输注血小板,可酌情给予小剂量低分子肝素或普通肝素,对有纤溶亢进证据者可应用氨甲环酸等抗纤溶药物。

(六) 人工肝支持治疗

人工肝是指通过体外的机械、理化或生物装置,清除各种有害物质,补充必需物质,改善内环境,暂时替代衰竭肝脏的部分功能的治疗方法,能为肝细胞再生及肝功能恢复创造条件或等待机会进行肝移植。适用于各种原因引起的肝衰竭早、中期。人工肝治疗的并发症包括过敏反应、低血压、继发感染、出血、水电解质及酸碱平衡紊乱等。

三、急性肝衰竭并发的电解质和酸碱平衡紊乱

急性肝衰竭时可以出现水钠潴留,水潴留常多于钠潴留,因此多出现稀释性低钠血症。而现有的利尿剂均导致血钠排出,且临床上传统的补钠方法疗效不佳。托伐普坦作为血管升压素 V_2 受体拮抗剂,可拮抗血管升压素的作用,增加自由水的清除,可用于治疗稀释性低钠血症。当患者出现传统利尿剂抵抗时,加用托伐普坦效果显著,而且托伐普坦还能够提高低钠患者的血钠浓度,并且其疗效不受人血白蛋白的影响。

急性肝衰竭患者早期由于食欲不振、恶心呕吐、长期应用排钾利尿剂或继发性高醛固酮血症等导致钾摄入不足及排出过多导致低钾血症,低钾低氯血症可进一步导致代谢性碱中毒,并促进肾脏产氨,诱发或加重肝性脑病。急性肝衰竭如果合并急性肾衰竭(如肝肾综合征),引起代谢性酸中毒或使用过多的精氨酸、复方氨基酸导致酸中毒,促使细胞内钾外移引起高钾血症。此时,病情危重,进展迅速,症状不明显甚至被掩盖,可突然出现致命性心律失常,甚至心脏骤停。

急性肝衰竭患者可发生各种酸碱平衡紊乱,其中常见的是代谢性酸中毒,呼吸性碱中毒,代谢性碱中毒,晚期可以出现混合型酸碱失衡。代谢性碱中毒以低钾低氯性碱中毒最常见,容易诱发肝性脑病。晚期如合并急性肾衰竭,体内大量酸性代谢产物

堆积,可导致代谢性酸中毒,最后由于内毒素、脑水肿或并发呼吸道感染引起呼吸中枢抑制,出现高碳酸血症,也可引起呼吸性酸中毒。

第二节　慢性肝衰竭与腹水

慢性肝衰竭是在肝硬化的基础上肝功能进行性减退导致的,以腹水或门静脉高压、凝血功能障碍和肝性脑病等为主要表现的慢性肝功能失代偿症候群。肝硬化是慢性肝衰竭的病理基础,是慢性病毒性肝炎、自身免疫性肝炎、乙醇性肝病等多种慢性肝脏疾病的终末阶段。以广泛肝细胞坏死、残存肝细胞结节性再生、肝脏弥漫性纤维化和假小叶形成为主要病理表现。临床上起病隐匿,病程发展缓慢,晚期以肝功能减退和门静脉高压为主要表现。早期由于肝脏代偿功能较强可无明显症状,晚期常出现腹水、消化道出血、肝性脑病、电解质及酸碱平衡紊乱、继发感染、脾功能亢进、肝细胞癌等并发症[5,6]。

一、肝硬化腹水的发生机制

腹水是慢性肝衰竭患者最常见的一种并发症,其发生机制十分复杂,可能是门静脉高压和肝功能减退共同作用的结果[7-9],其主要发生机制如下。

(1)门静脉高压。肝硬化患者门静脉压力升高时肝窦静水压升高,大量液体留到窦周间隙(Disse 间隙),导致肝脏淋巴液生成增多,当生成的淋巴液超过胸导管引流能力时,淋巴液从肝包膜直接漏入腹腔而形成腹水。肝窦静水压升高还可导致肝内压力受体激活,通过肝肾反射导致肾脏近曲小管钠重吸收增加,肾脏对钠排泄减少,加重水钠潴留。此外,门静脉高压可导致内脏血管床静水压增高,促使液体进入组织间隙,也是腹水形成的可能原因之一。

(2)低蛋白血症。慢性肝病患者蛋白质摄入减少及肝脏自身合成白蛋白能力下降而导致低蛋白血症。血浆胶体渗透压下降,使血管内液体进入组织间隙,组织间液体大量潴留,经腹膜溢入腹腔形成腹水。

(3)全身血流动力学改变。研究表明,肝硬化患者存在内脏血管扩张,其具体原因尚不十分清楚,可能与血液循环中血管扩张因子(如 NO)生成过多有关。此外,肝硬化患者存在心排出量增加、外周阻力下降为特征的高动力循环状态,此时患者内脏动脉扩张,大量血液滞留于扩张的血管内,使有效循环血容量下降,进而导致交感神经系统、肾素–血管紧张素–醛固酮系统激活,肾小球滤过率下降及水钠重吸收增加,引起水钠潴留。

（4）其他因素。慢性肝衰竭患者常合并肾功能不全、心力衰竭（肝硬化心肌病）等，导致水钠潴留，抗利尿激素分泌增多也可能导致水钠潴留和腹水生成。

二、肝硬化腹水的治疗

大约有50%的代偿期肝硬化患者10年之内会发生腹水，腹水是慢性肝衰竭预后不良的独立危险因素，存在腹水者病死率明显升高[10]。治疗上应首先针对肝脏原发疾病进行治疗，其次针对不同患者腹水产生的不同原因进行针对性治疗，减轻水钠潴留，缓解患者症状，预防腹水相关并发症的发生。

（1）限制钠和水的摄入。腹水患者应严格限制钠和水的摄入。一般来说，钠摄入量控制在60~90mmol/d（相当于每日摄入食盐控制在1.5~2g以下）。限钠饮食和卧床休息是腹水的基础治疗，有研究提示卧床休息有自发性利尿、改善腹水的效果。同时应用利尿剂时，我们可以适当放宽患者每日钠摄入量。当存在稀释性低钠血症（<125mmol/L）时，应同时限制水摄入（<1L/d）。

（2）利尿剂。对上述治疗无效或腹水量较大者应使用利尿剂。口服利尿剂一般选用螺内酯和呋塞米合用，既可加强疗效，又可减少不良反应。初始剂量为口服螺内酯100mg和呋塞米40mg，每日早晨顿服。每3~5天可同时调整两种利尿药的剂量（保持螺内酯和呋塞米100mg:40mg的比例）[11]，最大剂量为螺内酯400mg/d，呋塞米160mg/d。理想的利尿效果为无水肿患者每天体重减轻0.3~0.5kg，有水肿者每天体重减轻0.8~1kg。利尿过度会导致水电解质紊乱，甚至诱发肝性脑病和肝肾综合征。我们在应用利尿剂的过程中应记录患者每日尿液量情况，监测患者每日体重变化，定期复查血钠、血钾水平。利尿治疗失败的表现为[12]：①尽管应用利尿剂但体重降低很少或无降低，同时尿钠的排出<78mmol/d。②利尿剂导致有临床意义的并发症，如肝性脑病、血肌酐值>2.0mg/dL、血钠浓度<120mmol/L或血钾浓度>6.0mmol/L。

（3）补充白蛋白。对低蛋白血症患者，静脉输注白蛋白扩容可以增加有效循环血量，改善肾脏灌注，提高胶体渗透压，与利尿剂联合应用的疗效优于单独使用利尿剂。

（4）血管升压素拮抗剂。抗利尿激素分泌增多是终末期肝病患者腹水形成的主要原因之一。血管升压素V_2受体拮抗剂（如托伐普坦）可拮抗血管升压素的作用，增加自由水的清除，可用于治疗稀释性低钠血症。当肝硬化患者出现肝性水肿和腹水相关的临床症状，并且传统利尿剂对其疗效不佳时，加用托伐普坦效果显著。托伐普坦还能够提高低钠患者的血钠浓度，并且其疗效不受人血白蛋白的影响。因此，对治疗肝硬化合并腹水患者,传统利尿剂加托伐普坦可作为一种临床治疗的新选择[13]。

（5）难治性腹水的治疗。难治性腹水是指对限制钠的摄入和大剂量的利尿剂（螺内酯 400mg/d,呋塞米 160mg/d）无效的腹水,或者治疗性腹穿放出腹水后很快复发。死亡率很高,6 个月的死亡率达 50%,而 1 年的死亡率可达 75%[12]。难治性腹水提示患者对利尿剂反应差或不耐受,需改用其他方法治疗,可选择的治疗方法如下。

a. 大量放出腹水加输注白蛋白。一次性放出腹水超过 5L,每放出 1L 腹水同时输注白蛋白 8~10g,随后适当使用利尿剂,可反复进行。这种方法对大量腹水及部分难治性腹水患者有效。

b. 自身腹水浓缩回输。将抽出腹水经浓缩处理（超滤或透析）后再经静脉回输,起到清除腹水,保留蛋白,增加有效血容量的作用。

c. 经颈静脉肝内门脉分流术（TIPS）。血管介入下经颈静脉植入导管,经肝静脉在肝内与门静脉形成交通支,并放置金属支架,从而降低门静脉压力。该方法可用于治疗门静脉压增高明显的难治性腹水。一项大样本、多中心、随机临床试验比较了 TIPS与系列大量放出腹水治疗难治性腹水的疗效,结果表明,TIPS 控制腹水的疗效比系列放腹水疗效好,但对降低病死率没有明显的优势,且在治疗后似乎更易出现较为严重的肝性脑病。

d. 肝移植。有难治性腹水的患者要尽快转诊进行肝移植治疗。

三、慢性肝衰竭并发的电解质及酸碱平衡紊乱

（一）概述

慢性肝衰竭与腹水患者常见的电解质和酸碱平衡紊乱有[14]:①低钠血症。最近研究显示,近半数患者肝硬化合并门静脉高压及低钠血症[15],肝硬化腹水患者人群调查收集了 28 个中心共 997 例患者资料,57%的住院患者和 40%的门诊患者存在低钠血症,其中血钠浓度<130mmol/L 的患者肝硬化相关并发症发生率最高,肝性脑病发生风险增加 3.4 倍,肝肾综合征风险增加 3.45 倍,自发性细菌性腹膜炎的发生风险增加2.36 倍。慢性肝病患者常有腹胀、纳差等症状,且肝硬化患者消化吸收功能下降,导致长期钠摄入不足,长期利尿或大量放出腹水导致血容量减少及钠丢失过多,抗利尿激素释放增多导致自由水清除下降,进而出现稀释性低钠血症。②低钾血症。钾的摄入不足、呕吐、腹泻、长期应用利尿剂或继发性高醛固酮血症等,均可促使或加重血钾和血氯浓度降低。多数情况下是多种因素共同作用的结果,低钾低氯血症可进一步导致代谢性碱中毒,并促进肾脏产氨,诱发或加重肝性脑病。③酸碱平衡紊乱。慢性肝衰竭患

者多发生混合型酸碱平衡紊乱,其中最常见的是呼吸性碱中毒或代谢性酸中毒,其次是呼吸性碱中毒合并代谢性碱中毒。

(二) 低钠血症

1. 病因

(1) 摄入不足。严格限制水钠摄入同时合用利尿剂是目前治疗肝硬化腹水的主要手段。每日钠摄入量控制在 60~90mmol(相当于每日摄入食盐控制在 1.5~2g 以下)。但是临床上很多慢性肝脏疾病患者常常伴随有腹胀、食欲减退等症状,且消化吸收功能下降,导致钠盐摄入不足,造成血钠浓度降低。

(2) 排出增多。长期不合理的利尿剂使用可以导致患者钠丢失过多,是医源性低钠血症的常见原因,由于肝硬化腹水患者常需要低盐饮食,进一步加重低钠血症。此外,多次大量放出腹水也会使钠大量丢失,导致低钠血症。肝硬化腹水患者胃肠吸收功能下降,常发生呕吐、腹泻,或因胃底-食管静脉曲张而导致上消化道大出血,均可使钠大量丢失。

(3) 稀释性低钠血症。肝硬化患者稀释性低钠血症的发生率可以高达 30%。肝硬化患者由于内脏血管扩张,有效血容量下降,刺激位于左心房及腔静脉的容量感受器与位于颈动脉窦的压力感受器,使下丘脑-垂体后叶系统抗利尿激素(血管升压素)分泌增加,增加肾脏远曲小管与集合管对水的重吸收,使自由水清除减少,造成稀释性低钠血症。

2. 治疗

急性低钠血症患者(血钠浓度在 48 小时以内迅速下降)神经系统损害风险显著增加,需要紧急纠正血钠水平,常需要静脉输注高渗(3%)盐水。慢性低钠血症的患者(除非血钠浓度<110mmol/L)临床表现常常不明显,如果通过静脉输注高渗盐水纠正低钠血症,可能造成更严重的并发症。对于无症状慢性缺钠性低钠血症患者,可通过高钠饮食或口服补钠予以纠正,对于严重低钠血症可适当静脉补充钠盐。具体补钠量可参考如下公式[5]:需补钠量(mmol)=(目标血钠浓度值-实际血钠浓度值)×0.6(女性 0.5)×体重。最初 4~6 小时内补充 1~2mmol/(kg·d),可使血钠浓度提高 1~2mmol/(L·d),第一天血钠浓度升高不超过 12mmol/L。当患者血钠浓度升至 120~125mmol/L,临床症状明显缓解后,可结合饮食并通过限水与补充低钠溶液进行治疗。

对于稀释性低钠血症患者可以选用血管升压素 V_2 受体拮抗剂(如托伐普坦)拮抗血管升压素的作用,增加自由水的清除,并且其疗效不受人血白蛋白的影响。SALT 研究[16]入选 120 例肝硬化患者,其中 44%合并轻度低钠血症(血钠浓度 130~134mmol/

L),56%合并严重低钠血症(血钠浓度<130mmol/L),随机分为托伐普坦组(n=63)和安慰剂组(n=57)。每日平均血钠浓度变化:托伐普坦组为3.5mmol/L,安慰剂组为0.3mmol/L(P<0.05)。治疗第4天时,托伐普坦组41%的患者血钠浓度恢复正常,而安慰剂组仅有11%恢复正常。

(三) 低钾血症

1. 病因

慢性肝衰竭合并腹水患者常合并食欲下降、恶心、腹胀、呕吐等消化系统症状,导致钾摄入不足及钾排出增多,大量使用氢氯噻嗪等排钾利尿药、多次放出腹水或晚期肝硬化患者合并继发性醛固酮增多症也可导致钾排出增多, 进而引起缺乏性低钾血症。部分患者因为禁食,静脉补充葡萄糖与胰岛素,可使K^+向细胞内转移而导致钾在体内分布异常,引起血钾浓度下降,或因自由水排出减少造成稀释性低钾血症。多数情况下是多种因素共同作用的结果,低钾低氯血症可进一步导致代谢性碱中毒,并促进肾脏产氨,诱发或加重肝性脑病[14,17]。

2. 临床表现

低钾血症的临床表现取决于低钾血症的严重程度及缺钾发生的速度, 急性低钾血症症状较严重。主要临床表现包括神经肌肉系统症状(如肌无力)、不同程度的"软瘫",后者发作前可先有肌无力,受累肌肉以四肢最常见。此外,低钾血症可导致心肌应激性下降,心电图表现为U波及Q-T间期延长,出现各种心律失常(如室性期前收缩),房室传导阻滞,室性心动过速,甚至心室颤动。此外,低钾血症可使肠蠕动减慢,轻度缺钾者只有食欲下降、腹胀,严重低钾血症可以出现麻痹性肠梗阻。

3. 低钾血症与肝性脑病

低钾血症是肝性脑病的常见诱因。肝硬化腹水患者常出现继发性醛固酮增多症,导致肾脏增加对Na^+和Cl^-的重吸收而促进K^+和H^+的分泌,同时因血钾浓度下降,促进细胞进行K^+-H^+交换升高血钾水平,导致H^+向细胞内转移,血浆H^+浓度下降,诱发代谢性碱中毒,使NH向NH_4^+转换减少,血清中NH_4浓度升高,透过血脑屏障进入中枢神经系统,导致肝性脑病。

4. 治疗

对于低钾血症患者,应首先去除诱因,改善肝功能,尽快恢复正常饮食,同时合理使用利尿剂。一般可以口服补钾,可增加含钾量较高的食物摄取,或口服KCl缓释片等药物。对于患者无法进食、口服吸收效果差,或严重低钾血症需快速补钾的患者,可选择静脉补钾,每日补钾量2~6g,可以根据公式进行计算,一般选择KCl注射液、门冬氨酸钾镁盐,血氯水平正常时可以选择谷氨酸钾。补钾过程中注意检测血钾浓度变化,对于存在基础心脏疾病或需在短时间内快速补钾患者,应进行心电图监护。纠正低钾血症的同时还应注意纠正其他合并的水和其他电解质紊乱(如低钠血症、低镁血症等)。

(四) 酸碱平衡紊乱

酸碱平衡紊乱在慢性肝脏疾病患者中很常见,多发生混合型酸碱平衡紊乱,其中最常见的是呼吸性碱中毒或代谢性酸中毒,其次是呼吸性碱中毒合并代谢性碱中毒[18,19]。

1. 呼吸性碱中毒

呼吸性碱中毒是肝硬化患者最常见的酸碱平衡紊乱,肝硬化患者常合并高通气状态导致 CO_2 排出过多,可能与肝硬化患者体内孕激素代谢下降,血清孕激素水平升高刺激呼吸中枢有关。

2. 代谢性酸中毒

当慢性肝病患者合并严重感染、休克、肝肾综合征及消化道出血时,体内酸性物质蓄积。有研究显示慢性肝病终末期患者中乳酸酸中毒常见,可达 30% 左右,其他类型酸中毒还包括酮症酸中毒,多见于乙醇性肝病。此外,肝性脑病患者应用乳果糖治疗后导致腹泻引起血 HCO_3^- 丢失过多,可以引起高氯性酸中毒。

3. 代谢性碱中毒

多因使用过多的碱性降血氨药物或袢利尿剂引起。如果在呼吸性碱中毒的基础上合并低钾血症及低钾低氯性碱中毒,易诱发肝性脑病。

4. 混合型酸碱平衡紊乱

其中最常见的是呼吸性碱中毒或代谢性酸中毒,其次是呼吸性碱中毒合并代谢性碱中毒。呼吸性碱中毒或代谢性酸中毒的血气分析及血生化指标特点为 $PaCO_2$ 下降,HCO_3^- 浓度下降,血 pH 值以呼吸性碱中毒为主时升高或正常,以代谢性酸中毒为主时下降或正常。呼吸性碱中毒合并代谢性碱中毒的血气分析及血生化指标特点为血 pH 值升高,$PaCO_2$ 下降,HCO_3^- 浓度升高,血钾、血氯浓度下降。最后,少数重症患者会出现三重酸碱平衡失衡,指呼吸性碱中毒+代谢性碱中毒+代谢性酸中毒,常见于在肝性脑病基础上合并感染、消化道出血、休克或肝肾综合征导致的代谢性酸中毒。血气分析及血生化指标特点为血 pH 值取决于三种酸碱失衡过程所占比重,由于两种类型的碱中毒合并存在,患者血 pH 值常偏高,$PaCO_2$ 下降,HCO_3^- 浓度升高。

第三节　肝肾综合征

肝肾综合征(HRS)是指在严重肝病时发生的功能性急性肾衰竭(FARF),临床上病情呈进行性发展。HRS 最大的特点是这种急性肾衰竭为功能性,无肾脏本身组织结构改变[20-23]。1996 年国际腹水俱乐部[24]推荐的 HRS 定义为肝硬化、腹水和肝衰竭患者出现的一种可逆性综合征,临床上以肾功能损害、心血管功能异常以及交感神经系统和肾素–血管紧张素系统过度激活为特征。2007 年该组织提出了最新的 HRS 的 6 条诊断标准(表 12-1)[25],2009 年美国肝病研究学会成人肝硬化腹水诊疗(AASLD)指南[12]和 2010 年欧洲肝病协会(EASL)肝硬化腹水指南[26]也采用了 2007 年国际腹水俱乐部的诊断标准。

肝硬化合并腹水患者中最常见的急性肾衰竭的原因是肾前性原因(37%),急性肾小管坏死(42%),而 HRS 大约占所有急性肾衰竭患者的 20%[27]。肝硬化合并腹水患者 1 年发生 HRS 的累积风险为 18%,5 年时为 39%[28]。肝肾综合征发生的临床预测因素包括:肝脏大小、血钠浓度(<133mmol/L)、血浆肾素浓度升高[>3.5ng/(mL·h)]等,一些研究也显示总胆红素水平和凝血酶原时间（Child-Pugh 评分的主要决定因素）也是 HRS 的重要预测因素。

表 12-1　肝肾综合征的诊断标准

肝硬化合并腹水
血肌酐值>133μmol/L(1.5mg/dL)
Ⅰ型肝肾综合征:2 周内血肌酐值为 2 倍基线值,>226μmol/L(2.5mg/dL)
排除休克
目前或近期没有应用肾毒性药物或扩血管药物治疗
排除肾实质性疾病:尿蛋白>500mg/d,显微镜下观察血尿>50 个红细胞或超声检测结果为肾实质性病变
停用利尿剂至少 2 天以上并经白蛋白扩容后血肌酐值没有改善[未降至≤133μmol/L,白蛋白推荐剂量为 1g/(kg·d),最大量 100g/d]

一、HRS 的临床分型

根据患者的临床过程将 HRS 分为两型。

Ⅰ型 HRS(急进型)。急性进展型肾衰竭表现,2 周内血肌酐值增高达 2.5mg/dL,24

小时肌酐清除率降至<20mL/min。I型HRS常由细菌感染(57%)、消化道出血(36%)和大量放出腹水诱发。自发性细菌性腹膜炎是临床上与HRS密切相关的感染类型，一些肝硬化患者发生自发性细菌性腹膜炎后即使及时应用了非肾毒性抗生素后仍会诱发HRS。肝硬化合并腹水患者发生所有类型的感染都可能诱发肾衰竭，但大多数肾衰竭病例持续时间短暂，感染控制后迅速恢复，一些患者特别是肝硬化终末期患者可能出现急进型肾衰竭，即I型HRS。HRS患者除了慢性肝病的临床表现外(如黄疸、肝掌、蜘蛛痣、腹水)，还可能合并肝性脑病和出血。I型HRS患者尿液量显著下降，会出现血压下降，患者病情较重，死亡率高，约80%的患者在2周内死亡。

Ⅱ型HRS病情进展缓慢，常无急性诱因。Ⅱ型HRS患者的肾功能逐渐恶化，且与门静脉高压的严重程度相关。Ⅱ型HRS常在一些肝硬化合并腹水患者突然发生，可能是与肝硬化相关的功能性肾衰竭，病情相对较轻，Ⅱ型HRS平均生存期为1年。

研究显示，一些Ⅱ型HRS患者在合并感染或其他诱因后会转变为I型HRS，但是两者间的相关关系尚不十分清楚。

二、HRS 的病理生理机制

HRS的病理生理特点是功能性急性肾衰竭而缺乏肾脏组织学形态异常。HRS患者肾脏移植给无肝脏疾患的慢性肾衰竭的患者，移植后患者肾功能完全恢复正常，另一方面HRS患者成功进行肝移植后，肾脏也完全恢复正常。HRS发病机制中为人们所接受的是Schfier等提出的"外周动脉血管扩张学说"。该学说认为，肝功能不全和门静脉高压是可以导致多种扩血管物质(如前列腺素、一氧化氮、胰高血糖素、心房利钠肽等)不能被肝脏灭活，或门静脉高压时经门脉分流进入体循环，引起除肾脏外全身动脉(特别是内脏动脉)血管扩张，导致有效循环血量下降、动脉压下降，通过压力感受器和容量感受器激活肾素-血管紧张素系统和交感神经系统，引起肾血管收缩，肾血流灌注减少，肾小球滤过率下降，当患者出现导致有效循环血容量降低或肾血管收缩的其他诱因(如感染、过度利尿治疗或上消化道出血)时可促进HRS发生。因此，HRS的主要病理生理机制是由于内脏动脉扩张导致有效循环血量下降，激活肾素-血管紧张素系统和交感神经系统，导致肾血管痉挛收缩、肾血流量减少、肾皮质灌注不足，引起急性肾衰竭。

三、治疗

(一) 一般治疗

临床上对于肝硬化合并腹水患者应避免一次性大量放出腹水和过度利尿治疗，避免或谨慎使用有潜在肾毒性的药物，预防和及时治疗感染、自发性细菌性腹膜炎、上消化道出血、低血压、低血容量及电解质紊乱等 HRS 诱发因素。

(二) 药物治疗

血管收缩剂。通过收缩内脏血管，同时直接舒张肾脏血管而增加肾脏血液灌注。包括血管升压素类似物（特力升压素）、生长抑素类似物（奥曲肽）和 α–肾上腺素受体激动剂（米多君和去甲肾上腺素）。2010 年欧洲肝病协会（EASL）肝硬化腹水指南提出目前首选治疗方案为缩血管药物特利升压素联合白蛋白治疗。

特利升压素是一种人工合成的血管升压素类似物，在体内缓慢裂解并释放出血管升压素，半衰期长，副作用少。研究显示，静脉用药可以使 40%~50% 的 HRS 患者的肾功能明显改善。特利升压素与白蛋白合用不仅能改善 I 型 HRS 患者的肾功能，还能降低患者死亡率。故目前欧洲 EASL 指南将特利升压素与白蛋白联合应用推荐为 I 型 HRS 的一线治疗方法。特利升压素的禁忌证包括缺血性心血管疾病，应用过程中应进行心电监护、观察患者内脏或肢体缺血征象等。

临床上使用去甲肾上腺素与白蛋白治疗 I 型 HRS，入选了四项随机对照临床试验共 154 例 HRS 患者的荟萃分析显示去甲肾上腺素的疗效与特利升压素相当，但费用较低，副作用较少[29]。另一种 α–肾上腺素能激动剂米多君，可以口服给药，但单药治疗无效，必须与奥曲肽等药物合用。奥曲肽是人工合成的天然生长抑素类似物，可引起内脏血管收缩，单独应用治疗肝肾综合征无效。Angeli 等报道联合应用米多君和奥曲肽治疗肝肾综合征，联合每天静脉补充 10~20g 白蛋白，可显著改善肾功能，显著延长患者生存时间和提高生存率[30]。由于特利升压素没有在美国上市，美国 AASLD 指南建议可应用白蛋白和血管活性药物（如去甲肾上腺素或奥曲肽联合米多君）治疗 I 型 HRS。

(三) 血液净化治疗

血液透析可用于治疗 I 型肝肾综合征，但是由于患者生存期短，血液透析的并发症和死亡率均较高，目前适应证是准备接受肝移植的患者。当 HRS 患者血肌酐值显著升高合并难以纠正的高钾血症或酸中毒时，可以考虑血液净化治疗。

(四) 经颈静脉肝内门脉分流术(TIPS)

血管介入下经颈静脉植入导管，经肝静脉在肝内与门静脉形成交通支，并放置金属支架,从而降低门静脉压力。对于Ⅰ型肝肾综合征患者,TIPS可有效改善循环功能及纠正患者神经内分泌系统激活。TIPS治疗可以延长Ⅰ型HRS患者的平均生存期,可以改善Ⅱ型HRS患者的肾功能,降低发展为Ⅰ型HRS的风险。2009年美国AASLD指南推荐对缩血管药物治疗无效的Ⅰ型HRS患者可考虑进行TIPS治疗。

(五)肝移植

肝硬化患者出现HRS时,应首先考虑肝移植治疗。Ⅰ型HRS患者接受肝移植的主要障碍是肝脏供体的来源及其等候肝移植的时间问题。即使是对血管收缩剂或TIPS有效的患者,若不行肝移植,仍然预后较差。2010年欧洲EASL指南中推荐HRS患者应在短期内尽快进行肝移植术。

四、肝肾综合征合并的电解质及酸碱平衡紊乱

慢性肝衰竭与腹水患者常见的电解质和酸碱平衡紊乱(如低钠血症、低钾血症、呼吸性碱中毒、代谢性碱中毒、代谢性酸中毒等)也可以见于肝肾综合征患者,发生机制与治疗方案相似。肝肾综合征患者中低钠血症很常见,由于患者合并肾衰竭,低钾血症的发生率较肝硬化腹水患者低,高钾血症发生率明显升高。酸碱平衡紊乱中二重及三重酸碱失衡常多见,常常合并代谢性酸中毒,对于危及生命或难以纠正的严重高钾血症和代谢性酸中毒可以考虑进行血液净化治疗。电解质和酸碱失衡是HRS患者常见的并发症,反映疾病严重程度,可以预测患者的临床预后与转归。

第四节 临床病例分析

一、病例介绍

患者男性,54岁,主诉乏力,食欲不振2年,腹胀1月加重3天入院。10年前查体发现乙型病毒性肝炎,未予诊治。近一周患者自服呋塞米20mg qd。无酗酒史,无疫区接触史。查体:T:36.7℃,P:94次/分,R:20次/分,Bp:135/90mmHg,腹围:108cm,发育正常,营养中等,神清,肝病面容,双下肢可见色素沉着,颈部及前胸可见蜘蛛痣,皮肤巩膜轻度黄染,全身浅表淋巴结未触及肿大,颈静脉无怒张。双肺呼吸音粗,未闻及啰音,HR 94次/分,律齐,各瓣膜听诊区未闻及杂音。腹膨,仰卧时呈蛙状腹,并可见脐疝,无胃肠型及蠕动波。可见腹壁静脉曲张。肝脏未触及,脾肋下3cm可触及。Murphy征阴性,腹部移动性浊音(+),肝肾区无叩痛,肠鸣音3次/分,无高调亢进。双下肢指凹

性水肿,四肢无震颤。生理反射存在,病例反射未引出。

实验室检查:

血常规:

WBC	RBC	Hb	PLT
3.5×10^9	2.95×10^{12}	105 g/L	65×10^9

肝功能:

TP	ALB	GLO	ALT	AST	LDH	ALP	GGT	TBIL	DBIL
65	25	40	137	158	225	180	265	78.5	41.7

肾功能:未见异常。

电解质:

K	Na	Cl	Ca	CO_2
3.2	128	91	1.93	21

B超提示:肝硬化伴多发结节,门脉高压,脾大,大量腹水。

二、病例分析和转归

患者中老年男性,慢性起病,乙肝病史。查体有黄疸,腹水和腹壁静脉曲张,双下肢水肿;实验室检查提示轻度贫血,白细胞和血小板都减少,考虑患者合并脾功能亢进。肝功能不全,肾功能正常,电解质紊乱,B超提示肝硬化门脉高压腹水,脾大。目前诊断:乙肝后肝硬化失代偿期,腹水,脾功能亢进,电解质紊乱(低钾血症、低钠血症)。同时凝血功能提示凝血时间延长。患者 Child-Pugh 评价为 C 级。患者存在低钾低钠低氯血症。原因分析如下,患者存在慢性基础肝脏疾病,有腹胀、纳差等症状,且肝硬化患者消化吸收功能下降,导致长期钠摄入不足,长期利尿或大量放出腹水导致血容量减少及钠丢失过多,抗利尿激素释放增多导致自由水清除下降,进而出现稀释性低钠血症。慢性肝衰竭合并腹水患者常合并食欲下降、恶心、腹胀、呕吐等消化系统症状导致钾摄入不足及钾排出增多,导致低钾血症。

入院后行腹腔穿刺,抽出淡黄色清亮腹水,比重 1.008,有核细胞 96×10^6/L,蛋白 12g/L,葡萄糖 4.8mmol/L,氯 87mmol/L。未见肿瘤细胞。放出腹水 1000mL 嘱低钠饮食,给予托伐普坦 15mg/d 口服,持续 5 天,并予口服补钾 5g/d,输注白蛋白 10g/d,给予保肝药物(多烯磷脂酰胆碱)静脉输注,患者腹围逐渐缩小,双下肢水肿明显减轻,体重减少 500~800g/d,复查患者电解质如下。

K	Na	Cl	Ca	CO$_2$	ALB
3.6	134	110	1.93	25	32

继续给予螺内酯 100mg/d，呋塞米 40mg/d 口服及保肝药物治疗，好转出院。

参考文献

[1] Leise MD, Poterucha JJ, Talwalkar JA. Drug-induced liver injury. Mayo Clin Proc 2014;89:95-106.

[2] 肝衰竭诊治指南 2012[S]. 中华临床感染病杂志,2012,5:321-327.

[3] Siddiqui MS, Stravitz RT. Intensive care unit management of patients with liver failure. Clin Liver Dis 2014;18:957-978.

[4] Willars C. Update in intensive care medicine:Acute liver failure. Initial management, supportive treatment and who to transplant. Curr Opin Crit Care 2014;20:202-209.

[5] 葛均波,徐永健主编.内科学[M].第八版. 北京:人民卫生出版社,2013:419-428.

[6] Liou IW. Management of end-stage liver disease. Med Clin North Am 2014;98:119-152.

[7] Bendtsen F, Gronbaek H, Hansen JB, Aagaard NK, Schmidt L, Moller S. Treatment of ascites and spontaneous bacterial peritonitis-part i. Dan Med J 2012;59:C4371.

[8] Hsu SJ, Huang HC. Management of ascites in patients with liver cirrhosis: Recent evidence and controversies. J Chin Med Assoc 2013;76:123-130.

[9] Runyon BA, Aasld. Introduction to the revised american association for the study of liver diseases practice guideline management of adult patients with ascites due to cirrhosis 2012. Hepatology 2013;57:1651-1653.

[10] Gines P, Quintero E, Arroyo V, et al. Compensated cirrhosis: Natural history and prognostic factors. Hepatology 1987;7:122-128.

[11] Runyon BA. Care of patients with ascites. N Engl J Med 1994;330:337-342.

[12] Runyon BA, Committee APG. Management of adult patients with ascites due to cirrhosis: An update. Hepatology 2009;49:2087-2107.

[13] Gaglio P, Marfo K, Chiodo J, 3rd. Hyponatremia in cirrhosis and end-stage liver disease:Treatment with the vasopressin v(2)-receptor antagonist tolvaptan. Dig Dis Sci 2012;57:2774-2785.

[14] 蒋朱明主编. 临床水与电解质平衡[M].第 3 版. 北京:人民卫生出版社,2013:261-281.

[15] Angeli P, Wong F, Watson H, Gines P. Hyponatremia in cirrhosis:Results of a patient population survey. Hepatology 2006;44:1535-1542.

[16] Cardenas A, Gines P, Marotta P, et al. Tolvaptan, an oral vasopressin antagonist, in the treatment of hyponatremia in cirrhosis. J Hepatol 2012;56:571-578.

[17] Ahya SN, Jose Soler M, Levitsky J, Batlle D. Acid-base and potassium disorders in liver disease. Semin Nephrol 2006;26:466-470.

[18] Funk GC, Doberer D, Kneidinger N, Lindner G, Holzinger U, Schneeweiss B. Acid-base disturbances in critically ill patients with cirrhosis. Liver Int 2007;27:901-909.

[19] Funk GC, Doberer D, Osterreicher C, Peck-Radosavljevic M, Schmid M, Schneeweiss B. Equilibrium of acidifying and alkalinizing metabolic acid-base disorders in cirrhosis. Liver Int 2005;25:505-512.

[20] Sussman AN, Boyer TD. Management of refractory ascites and hepatorenal syndrome. Curr Gastroenterol Rep 2011;13:17-25.

[21] Barbano B, Sardo L, Gigante A, et al. Pathophysiology, diagnosis and clinical management of hepatorenal syndrome:From classic to new drugs. Curr Vasc Pharmacol 2014;12:125-135.

[22] Angeli P, Merkel C. Pathogenesis and management of hepatorenal syndrome in patients with cirrho-

sis. J Hepatol 2008;48 Suppl 1:S93-103.

[23] Fabrizi F, Aghemo A, Messa P. Hepatorenal syndrome and novel advances in its management. Kidney Blood Press Res 2013;37:588-601.

[24] Arroyo V, Gines P, Gerbes AL, et al. Definition and diagnostic criteria of refractory ascites and hepatorenal syndrome in cirrhosis. International ascites club. Hepatology 1996;23:164-176.

[25] Salerno F, Gerbes A, Gines P, Wong F, Arroyo V. Diagnosis, prevention and treatment of hepatorenal syndrome in cirrhosis. Gut 2007;56:1310-1318.

[26] Easl clinical practice guidelines on the management of ascites, spontaneous bacterial peritonitis, and hepatorenal syndrome in cirrhosis. J Hepatol 2010;53:397-417.

[27] Moreau R, Lebrec D. Acute renal failure in patients with cirrhosis:Perspectives in the age of meld. Hepatology 2003;37:233-243.

[28] Gines A, Escorsell A, Gines P,et al. Incidence, predictive factors, and prognosis of the hepatorenal syndrome in cirrhosis with ascites. Gastroenterology 1993;105:229-236.

[29] Nassar Junior AP, Farias AQ, LA DA, Carrilho FJ, Malbouisson LM. Terlipressin versus norepinephrine in the treatment of hepatorenal syndrome: A systematic review and meta-analysis. PLoS One 2014;9:e107466.

[30] Angeli P, Volpin R, Gerunda G, et al. Reversal of type 1 hepatorenal syndrome with the administration of midodrine and octreotide. Hepatology 1999;29:1690-1697.

第十三章 肾上腺疾病与水盐代谢和酸碱平衡紊乱

第一节 总论

一、肾上腺的解剖结构[1]

肾上腺是人体相当重要的内分泌器官,由于位于两侧肾脏的上方,故名肾上腺。肾上腺是成对的内分泌腺,质软,呈淡黄色,肾上腺左右各一,位于肾的上方,共同被肾筋膜和脂肪组织包裹,位于脊柱两侧的腹膜后间隙内,属于腹膜外位器官。

肾上腺左右两侧略有不同。左肾上腺较长,呈半月状。其前面与胃、胰和脾相邻;后面贴附膈的左脚;下面凹陷称为肾面,紧临于左肾内侧缘的上部;内侧缘接触腹主动脉和腹腔神经节。左肾上腺门位于其前面的下部,有肾上腺中央静脉自门穿出注入左肾静脉。右肾上腺稍短,呈三角形。其前面的内侧部分无腹膜,直接与下腔静脉接触;外侧部分与肝相邻接;腺体的后面稍凸与膈相贴;底凹陷称为肾面,紧卧于右肾的上端,内侧缘与腹腔神经节相邻。右肾上腺门位于腺体的前面内上部分,肾上腺中央静脉经门穿出汇入下腔静脉或右肾静脉。肾上腺和肾共同包绕在肾筋膜内,但各有自己的纤维囊和脂肪囊,因此,它不随肾脏向下移动。

肾上腺的血液供给极为丰富,动脉由肾上腺上、中、下动脉供给。三组动脉分成小支至肾上腺的纤维囊,互相吻合成丛,由丛发出皮质支和髓质支,供应皮质各带和髓质。血窦内的血液经小静脉、中央静脉输出,经左、右肾上腺静脉分别汇入左肾静脉和下腔静脉。腺内毛细淋巴管丛逐步汇集成较大的淋巴管输出,最后输入腰淋巴结。神经主要由腹腔丛发起,形成的膈丛和肾上腺丛发出分支分布。交感神经的节前纤维在肾上腺的内侧构成肾上腺丛,其分支穿过纤维囊形成肾上腺的囊下丛,囊下丛再发出分支至血管、髓质的嗜铬细胞和交感神经节细胞。

二、肾上腺的激素分泌[2]

从侧面观察,腺体分肾上腺皮质和肾上腺髓质两部分,周围部分是皮质,内部是髓质。两者在发生、结构、功能和分泌腺体上均不相同。

(一) 肾上腺皮质

肾上腺皮质较厚,位于表层,约占肾上腺的80%,从外往里可分为球状带、束状带和网状带三部分。肾上腺皮质分泌的皮质激素分为三类,即盐皮质激素、糖皮质激素和性激素。各类皮质激素是由肾上腺皮质不同层上皮细胞所分泌的,球状带细胞分泌盐皮质激素,主要是醛固酮;束状带细胞分泌糖皮质激素,主要是皮质醇;网状带细胞主要分泌性激素,如脱氢雄酮和雌二醇,也能分泌少量的糖皮质激素。

(1)球状带。紧靠被膜,约占皮质厚度的15%。细胞呈砥柱状或立方形,排列成球形细胞团,核小而圆,染色深,胞质少,弱嗜碱性,含少量脂滴。电镜下,最明显的特征是含有大量滑面内质网、粗面内质网、游离核糖体和高尔基复合体。此带细胞分泌盐皮质激素,主要代表为醛固酮,调节电解质和水盐代谢。

(2)束状带。约占皮质厚度的78%,由多边形的细胞排列成束。细胞体积大,胞核染色浅,位于中央。胞质内充满脂滴,在普通染色标本,脂滴被溶去,留下许多小空泡,使束状带细胞呈泡沫状。电镜下,滑面内质网远较球状带为多,常环绕脂滴和线粒体排列,粗面内质网也较发达。束状带细胞分泌糖皮质激素,主要代表为可的松和氢化可的松,调节糖、脂肪和蛋白质的代谢。

(3)网状带。约占皮质厚度的7%,紧靠髓质,细胞排列成不规则的条索状,交织成网。细胞较束状带的小,胞核亦小,染色深,胞质弱嗜酸性。含有少量脂滴和较多脂褐素。电镜下,网状带细胞内含有大量滑面内质网。此带细胞分泌雄激素,但分泌量较少,在生理情况下意义不大。

(二) 肾上腺髓质

髓质位于肾上腺的中央部,周围有皮质包绕,上皮细胞排列成索,吻合成网,细胞索间有毛细血管和小静脉。此外,还有少量交感神经节细胞。该部上皮细胞形态不一,核圆,位于细胞中央,胞质内有颗粒。若经铬盐处理后,显棕黄色,故称为嗜铬细胞。嗜铬细胞用组织化学方法又可分为两类:一类为肾上腺素细胞,胞体大,数量多;另一类为去甲肾上腺素细胞,胞体小,数量少。电镜下,两种细胞的主要区别是胞质内颗粒的构造不同。含肾上腺素细胞的颗粒小,电子密度低;含去甲肾上腺素细胞的颗粒内有电子致密中心,与颗粒包膜之间常有一浅色区域。

肾上腺髓质分泌肾上腺素和去甲肾上腺素。前者的主要功能是作用于心肌,使心跳加快、加强;后者的主要作用是使小动脉平滑肌收缩,从而使血压升高。

第二节　肾上腺皮质功能异常

肾上腺皮质是构成肾上腺外层的内分泌腺组织。它能分泌由数种类固醇混合而成的肾上腺皮质激素。肾上腺皮质由 3 层构成,由外到内分别为球状带、束状带和网状带。

肾上腺皮质分泌与生命有关的两大类激素即糖皮质激素[3]和盐皮质激素[4]。糖皮质激素类包括可的松和皮质醇等。这类激素对糖、蛋白质和脂肪的代谢都有影响,主要作用是促进蛋白质分解和肝糖原异生。盐皮质激素对人体起着保钠、保水和排钾的作用,在维持人体正常水盐代谢、体液容量和渗透平衡方面有重要作用。因此,肾上腺盐皮质激素分泌功能亢进与水盐和酸碱平衡紊乱关系最为密切。

一、肾上腺皮质功能亢进[5]

肾上腺皮质功能亢进是指一个或一个以上因肾上腺皮质激素分泌过多产生的不同临床综合征。过度产生雄激素导致肾上腺雄性化;糖皮质激素分泌过高产生库欣综合征;醛固酮产生过高导致醛固酮增多症。与水盐和酸碱平衡紊乱关系最为密切的是原发性醛固酮增多症,简称原醛症。

(一) 原醛症概述[6]

原醛症指肾上腺皮质分泌过量醛固酮,导致体内潴钠排钾,血容量增多,肾素–血管紧张素系统活性受抑。临床主要表现为高血压伴低血钾。研究发现,醛固酮过多是导致心肌肥厚、心力衰竭和肾功能受损的重要危险因素,与原发性高血压患者相比,原醛症患者心脏、肾脏等高血压靶器官损害更为严重。因此,早期诊断、早期治疗就显得至关重要。过去几十年,原醛症一直被认为是少见病,在高血压人群中不到1%。随着诊断技术的提高,特别是将血浆醛固酮与肾素活性比值(ARR)作为原醛症筛查指标后,使相当一部分血钾浓度正常的原醛症患者被发现并确诊。国外报道在1、2、3级高血压患者中原醛症患病率分别为1.99%、8.02%和13.2%;而在难治性高血压患者中,其患病率更高,为17%~23%。国内相关研究报道较少,在亚洲普通高血压人群中其患病率约为5%。原醛症主要分为5型,即醛固酮瘤、特发性醛固酮增多症、原发性肾上腺皮质增生、家族性醛固酮增多症、分泌醛固酮的肾上腺皮质癌及异位醛固酮分泌瘤(癌)。

(二) 发病机制

过量醛固酮引起潴钠排钾,细胞外液扩张,血容量增多,血管壁内及血循环中 Na^+ 浓度增加,血管对去甲肾上腺素的反应加强等原因导致高血压。细胞外液扩张,引起体内排钠系统的反应,肾近曲小管重吸收钠减少,心钠肽分泌增多,从而使钠代谢达到近于平衡的状态,此种情况称为对盐皮质激素的"脱逸"现象。大量失钾引起一系列神经、肌肉、心脏及肾的功能障碍。细胞内 K^+ 丢失后, Na^+ 、 H^+ 增加,细胞内 pH 值下降,细胞外液 H^+ 减少,pH 值上升呈碱血症。碱中毒时细胞外液游离钙减少,加上醛固酮促进尿镁排出,故可出现肢端麻木和手足抽搐。醛固酮还可直接作用于心血管系统,对心脏结构和功能有不良影响。

(三) 临床表现

原醛症的发展可分为以下阶段:早期,仅有高血压,无低血钾症状,醛固酮分泌增多及肾素系统受抑制,导致血浆醛固酮/肾素比值上升;高血压–轻度钾缺乏期,血钾浓度轻度下降或呈间歇性低血钾,或在某种诱因下(如用利尿药)出现低血钾;高血压–严重钾缺乏期。主要临床表现如下。

1. 高血压

为最常出现的症状,随着病情进展,血压渐高,对常用降血压药效果不及一般原发性高血压,部分患者可呈难治性高血压,出现心血管病变、脑卒中。据上海瑞金医院一组 201 例原醛症患者的统计, 普食条件下患者平均血压为 164±18/104±11mmHg。美国 Mayo 临床中心对 1957~1986 年间的 262 例原醛症患者的统计分析显示,血压最高为 260/155mmHg,平均值(±SD)为 184/112±28/16mmHg,醛固酮瘤患者血压较特醛症患者更高。

2. 神经、肌肉功能障碍

部分病例由于大量醛固酮的作用导致尿钾增加,造成血钾浓度降低。早期患者血钾浓度可正常或在正常低限,仅在服用利尿剂、呕吐、腹泻等情况时出现低血钾。随着疾病进展可表现出持续低血钾,常在 3.0mmol/L 以下。出现低血钾相关症状,如肌无力及周期性瘫痪。血钾浓度愈低,肌肉受累愈重,麻痹多累及下肢,严重时累及四肢,肢端麻木,手足抽搐,甚而出现呼吸、吞咽困难。在低钾严重时,由于神经、肌肉应激性降低,手足抽搐可较轻或不出现,而在补钾后,手足抽搐变得明显。周期性瘫痪在西方白人中非常少见,但在亚裔中并不少见。约 1/3 的患者可出现阵发性手足搐搦及肌肉痉挛,伴束臂加压征(Trousseau 征)及面神经叩击征(Chvostek 征)阳性。

3. 肾脏表现

慢性失钾导致肾小管上皮细胞空泡变性,浓缩功能减退,出现多尿,尤其夜尿增多,继发口渴、多饮;常并发尿路感染;尿蛋白增多,少数发生肾功能减退。

4. 心脏表现

心电图呈低血钾图形,Q-T 间期延长,T 波增宽、降低或倒置,U 波明显,T、U 波相连成驼峰状;心律失常,常见阵发性室上性心动过速,严重时可发生心室颤动。

5. 其他表现

儿童有生长发育障碍,与长期缺钾等代谢紊乱有关。缺钾时胰岛素释放减少,作用减弱,可出现糖耐量减低。

(四) 原醛症的筛查

推荐对以下人群进行原醛症筛查。

(1)持续性血压>160/100mmHg、难治性高血压(血压>140/90mmHg,联合使用 3 种降压药物,其中包括利尿剂;或血压<140/90mmHg,但联合使用 4 种及以上降压药物)。

(2)高血压合并自发性低钾血症或利尿剂所致的低钾血症。

(3)高血压合并肾上腺意外瘤。

(4)早发性高血压家族史,或早发(<40 岁)脑血管意外家族史的高血压患者。

(5)原醛症患者中存在一级亲属患高血压的情况。

(6)高血压合并阻塞性呼吸睡眠暂停。

(五) 原醛症的诊断(图 13-1,表 13-1)

将血浆醛固酮与肾素活性比值(ARR)作为原醛症筛查试验有一定假阳性,必须选择一种或几种确诊试验来避免原醛症被过度诊断。目前主要有 4 种确诊试验,包括口服高钠饮食、氟氢可的松试验、生理盐水输注试验及卡托普利试验。这 4 项试验各有其优缺点,临床医师可根据患者实际情况进行选择。口服高钠饮食及氟氢可的松试验由于操作烦琐、准备时间较长、国内无药等原因,目前临床很少开展;生理盐水试验的敏感度和特异度分别达 95.4% 及 93.9%,但由于血容量急剧增加,会诱发高血压危象及心功能衰竭,对于那些血压难以控制、心功能不全及严重低钾血症的患者不应进行此项检查;卡托普利试验是一项操作简单、安全性较高的确诊试验,但此试验存在一定的假阴性,部分特醛症患者血醛固酮水平可被抑制。

(六) 原醛症的治疗

治疗方案取决于原醛症的病因和患者对药物的反应。原醛症的治疗有手术和药物两种方法。醛固酮瘤及单侧肾上腺增生首选手术治疗,如患者不愿手术或不能手

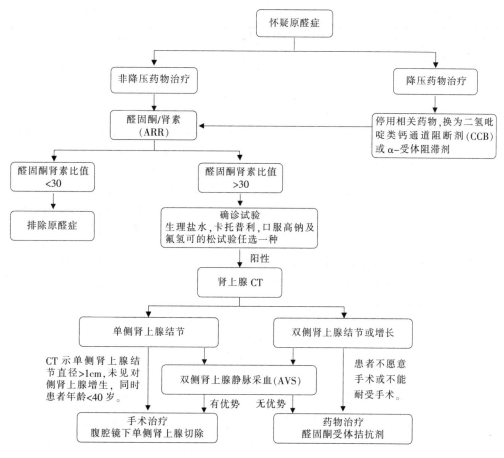

图 13-1 原醛症诊断流程

表 13-1 原醛症确诊试验

试验	方法	结果判断	点评
生理盐水输注试验	试验前必须卧床休息1小时,4小时静滴2L生理盐水,试验在早上8:00~9:00开始,整个过程需监测血压和心率变化,在输注前及输注后分别采血测血浆肾素活性、血醛固酮、皮质醇及血钾浓度	生理盐水试验后血醛固酮浓度>10ng/dL,原醛症诊断明确;<5ng/dL,排除原醛症	生理盐水试验是目前国内比较常用的原醛症确诊试验,但由于血容量急剧增加,会诱发高血压危象及心功能衰竭,因此对于那些血压难以控制、心功能不全及低钾血症的患者不应进行此项检查。对于生理盐水试验,国内外不同研究也有不同报道。目前比较公认的标准为生理盐水试验后血醛固酮浓度>10ng/dL原醛症诊断明确,如介于5~10ng/dL,必须根据患者临床表现、实验室检查及影像学表现综合评价。近年文章报道,坐位生理盐水试验较卧位生理盐水试验诊断原醛症敏感性更高,其诊断敏感性高达96%[9]

(待续)

表 13-1 （续）

试验	方法	结果判断	点评
卡托普利试验	坐位或站位1小时后口服50mg卡托普利，服药前及服用后半小时测定血浆肾素活性、醛固酮、皮质醇，实验期间患者需始终保持坐位	正常人卡托普利抑制试验后血醛固酮浓度下降>30%，而原醛症患者血醛固酮不受抑制	卡托普利试验安全性更好，试验过程中不会造成血压突然升高或下降，同时由于卡托普利试验的结果与每日摄盐水平无关，对时间及花费要求更少，可行性更好，可以在门诊患者中进行。卡托普利试验相对其他三项试验敏感性及特异性较低，并存在一定的假阴性，给临床诊断带来困扰。建议可在心功能不全、严重低钾血症及难以控制的高血压患者中进行此项检查，以降低试验所致风险
口服高钠饮食	3天内将每日钠盐摄入量提高至>200mmol（相当于NaCl 6g），同时补钾治疗使血钾浓度维持在正常范围，收集第3天至第4天24小时尿液测定尿醛固酮	尿醛固酮浓度<10μg/24h 排除原醛症，>12μg/24h（梅奥医学中心）或14μg/24h（克里夫兰医学中心）原醛症诊断明确	高钠饮食不宜在以下人群中进行：严重高血压，肾衰竭，心功能不全，心律失常，严重低钾血症
氟氢可的松试验	氟氢可的松0.1mg q6h×4d，同时补钾治疗（血钾浓度达到4mmol/L）、高钠饮食（每日三餐分别补充30mmol，每天尿钠排出至少3mmol/kg），第4天，上午7:00采血测血皮质醇；上午10:00采血测血浆醛固酮、血浆肾素活性	第4天上午10:00血浆醛固酮浓度>6ng/dL原醛症诊断明确	氟氢可的松抑制试验是确诊原醛症最敏感的试验，但由于操作烦琐、准备时间较长、国内无药等原因，目前在临床很少开展

术，可予以药物治疗。特醛症及糖皮质激素可抑制性醛固酮增多症(GRA)首选药物治疗。分泌醛固酮的肾上腺皮质癌发展迅速，转移较早，应尽早切除原发肿瘤。如已有局部转移，应尽可能切除原发病灶和转移灶，术后加用米托坦治疗。醛固酮瘤或单侧肾上腺增生行单侧肾上腺切除的患者，在术后早期由于对侧肾上腺抑制作用尚未解除，建议高钠饮食。如有明显低醛固酮血症表现，需暂时服用氟氢可的松进行替代治疗。对于药物治疗患者，需定期复查肾功能、电解质，并监测血压，根据血钾浓度、血压等

指标调整药物剂量。

1. 手术治疗

推荐确诊醛固酮瘤或单侧肾上腺增生患者行腹腔镜下单侧肾上腺切除术（ASS），如果患者存在手术禁忌或不愿手术，推荐使用醛固酮受体拮抗剂治疗。

（1）腹腔镜下单侧肾上腺切除。目前腹腔镜手术已广泛用于原醛症治疗，与传统开放手术相比，其具有手术时间短、创伤小、术后恢复时间快、手术并发症少等特点。确诊为醛固酮瘤或单侧肾上腺增生患者，选择单侧肾上腺全切术或是行保留部分肾上腺组织的 ASS 尚存在争议，ASS 包括肾上腺肿瘤切除术、肾上腺肿瘤切除＋肾上腺部分切除术。原醛症患者病侧肾上腺往往存在多发性病灶，而单纯肿瘤切除可能存在遗留肿瘤部分包膜，导致术后复发。若在手术过程中高度怀疑多发性醛固酮瘤或伴有结节样增生的可能，应尽量行患侧肾上腺全切术。

（2）术前准备。纠正高血压、低血钾。如患者低血钾严重，在服用螺内酯的同时，可口服或静脉补钾。一般术前准备时间为 2~4 周，对于血压控制不理想者，可联合其他降压药物。

（3）术后随访。术后第 1 天即可停用螺内酯，同时减少其他降压药剂量。静脉补液无须加入 KCl，除非患者血钾浓度 <3.0mmol/L。术后前几周，由于对侧肾上腺抑制作用尚未解除，应提高钠盐摄入，如有明显低醛固酮血症表现，需暂时服用氟氢可的松进行替代治疗。

2. 药物治疗

推荐使用特醛症首选药物进行治疗。建议螺内酯作为一线用药，依普利酮为二线药物。推荐 GRA 选用小剂量糖皮质激素作为首选治疗方案。

（1）螺内酯。是一种醛固酮受体拮抗剂，起始治疗剂量为 20mg/d，如病情需要，可逐渐增加至最大剂量 100mg/d。开始服药后需每周监测血钾浓度，根据血钾浓度调整螺内酯剂量。注意事项：螺内酯导致的男性乳房发育呈明显剂量相关性，必要时可同时加用氨苯蝶啶、阿米洛利等，减少螺内酯剂量，以减轻其不良反应；为避免高钾血症的发生，肾衰竭 3 期［$GFR<60mL/(min \cdot 73m^2)$］患者慎用，肾衰竭 4 期及以上禁止服用［$GFR<30mL/(min \cdot 73m^2)$］。

（2）依普利酮。是一种选择性醛固酮受体拮抗剂，不拮抗雄激素和孕激素受体，不导致严重的内分泌紊乱。研究报道特醛症患者长期使用依普利酮可在有效控制血压的同时尽可能避免不良反应的发生，如男性乳房发育等。依普利酮起始剂量为 25mg/d，由于其半衰期短，建议 1 天给药 2 次。注意事项：肾衰竭 3 期［$GFR<60mL/(min \cdot 73m^2)$］的患

者慎用,肾衰竭 4 期及以上禁止服用[GFR<30mL/(min·73m²)]。

（3）糖皮质激素。主要通过抑制垂体 ACTH 分泌以减少醛固酮作用,建议服用长效或中效糖皮质激素。地塞米松起始剂量为 0.125~0.25mg/d;泼尼松起始剂量为 2.5~5mg/d,两种药物均在睡前服用。注意事项:过量糖皮质激素治疗会导致医源性库欣综合征,影响儿童生长发育,建议使用最少剂量糖皮质激素使患者血压或血钾浓度维持在正常范围,如血压控制不佳,可联合使用醛固酮受体拮抗剂。

（4）其他降压药物。醛固酮主要通过上调肾小管远曲小管上皮钠通道活性从而促进 Na^+-K^+ 交换。对上皮细胞钠通道有阻断作用的药物(如阿米洛利、氨苯蝶啶等)对原醛症都有一定治疗效果,作为保钾利尿剂,能缓解原醛症患者的高血压、低血钾症状,而避免了螺内酯所导致的激素相关的不良反应。但由于其作用相对较弱,且无上皮保护作用,并未成为一线药物。ACEI、ARB 可能对部分血管紧张素敏感的特醛症有一定治疗效果,而 CCB 主要用于降低血压,对醛固酮分泌并无明显抑制作用。如果患者单用螺内酯治疗,血压控制不佳时,可联合使用多种不同作用机制的降压药。

二、肾上腺皮质功能减退[7]

1855 年,托马斯·阿狄森第一次对肾上腺皮质功能减退症进行了描述,故又称艾迪生病。常见病因有感染、自身免疫性肾上腺炎、恶性肿瘤转移、淋巴瘤、白血病浸润、淀粉样变性、双侧肾上腺切除、放射治疗破坏等。可为原发性肾上腺皮质功能衰竭或继发性肾上腺皮质功能减退即下丘脑-垂体-肾上腺轴功能受损所致。临床可表现为糖皮质激素分泌减少或作用不足,伴或不伴盐皮质激素和肾上腺源性雄激素缺乏的临床症状。

1. 发病机制

（1）原发性肾上腺皮质功能减退症。原发性肾上腺皮质功能减退症病因多种多样。在发达国家,80%~90%病例由自身免疫性肾上腺炎所致,可以单独致病(40%),也可是自身免疫性多内分泌腺病综合征的一部分(60%)。自身免疫性艾迪生病主要是细胞介导的免疫机制破坏了肾上腺皮质。21-羟化酶抗体、17α-羟化酶和胆固醇侧链裂解酶抗原在特发性或原发性肾上腺皮质功能减退症患者检测中具有重要意义。

此外,研究表明,除 MH 基因多态性 DR3-DQ2、DR4-DQ8 外,细胞毒性 T 淋巴细胞抗原4(CTL-4)、酪氨酸磷酸酯酶蛋白非受体-22 及 MHC-Ⅱ反式作用因子也与艾迪生病相关。

原发性肾上腺皮质功能减退症也可以是自身免疫性多内分泌腺病综合征的一部分。自身免疫性多内分泌腺病综合征Ⅰ型,即 APECED(自身免疫性多内分泌腺病、念珠菌病、外胚层发育异常）综合征,发病率较低,常染色体阴性遗传,主要是由于自身免疫调节基因突变（AIRE）。Ⅱ型自身免疫性多内分泌腺病综合征表现为自身免疫性肾上腺皮质功能减退症和自身免疫性甲状腺炎,伴或不伴有Ⅰ型糖尿病;较Ⅰ型自身免疫性多内分泌腺病综合征更常见。多伴有其他自身免疫性疾病,女性多见,高峰年龄 40 岁左右。Ⅰ型自身免疫性多内分泌腺病综合征相对比较少见,主要是自身免疫性艾迪生病伴有一个或多个次要的自身免疫性疾病（如性腺功能减退、萎缩性胃炎、恶性贫血、腹部疾病、重症肌无力、白癜风、脱发及垂体炎）,但是要排除典型的Ⅰ型和Ⅱ型自身免疫性多内分泌腺病综合征的主要病变（慢性念珠菌病、甲状旁腺功能减退、自身免疫性甲状腺炎、Ⅰ型糖尿病）。

感染性疾病、药物或其他原因也可导致原发性肾上腺皮质功能减退症。

抗磷脂抗体综合征的患者有时会出现双侧肾上腺出血,导致急性原发性肾上腺皮质功能衰竭,还可出现妊娠并发症、血小板减少、反复发生的动静脉血栓和神经精神症状,可能是孤立性病变,或者合并其他结缔组织病和恶性疾病。

儿童原发性肾上腺皮质功能减退最常见的原因是先天性肾上腺增生（CAH）,为一组常染色体隐性遗传疾病,主要是由于肾上腺皮质合成皮质醇过程中的部分酶缺乏所致。最常见的是经典型 21-羟化酶缺乏症,血清皮质醇和醛固酮水平低下,肾上腺源性雄激素合成增多。另外 11β-羟化酶、17α-羟化酶、17,20-裂解酶、3β-羟基胆固醇脱氢酶及 P450 氧化酶缺乏也可致病。

（2）继发性肾上腺皮质功能减退症。主要是由于垂体病变导致,促肾上腺皮质激素（ACTH）合成和分泌减少。可以是孤立性 ACTH 缺乏,也可伴随其他垂体激素缺乏。孤立性 ACTH 缺乏多是自身免疫性病变所致,常伴有其他自身免疫性内分泌疾病（如甲状腺炎、Ⅰ型糖尿病）。

ACTH 缺乏,基因病变,主要是由于编码前阿黑皮素（POMC）的基因发生突变从而导致功能丧失;前蛋白转化酶枯草杆菌蛋白酶或者Ⅰ型 Kexin 抑制剂基因突变。这些基因突变还可引起早期严重肥胖。同样,TPIT（垂体细胞限制性因子）和 T 盒子转录因子基因突变仅影响 ACTH 细胞 POMC 的基因转录。

另外,引起肾上腺皮质功能减退症的药物包括米非司酮、糖皮质激素受体拮抗剂、抗精神病药及抗抑郁药,通过损坏糖皮质激素信号传导,导致靶组织对糖皮质激素产生抵抗。

2. 临床表现

最具特征的患者为全身皮肤色素加深,暴露处、摩擦处、乳晕、瘢痕等处尤为明显,黏膜色素沉着见于齿根、舌部、颊黏膜等处,主要由于血液中高浓度 ACTH 刺激了皮肤中黑皮质素–1 受体所致。其他症状如下。

（1）神经、精神系统。乏力,淡漠,疲劳,重度嗜睡、意识模糊,可出现精神失常。

（2）胃肠道。食欲减退,嗜咸食,胃酸过少,消化不良;有恶心、呕吐、腹泻者,提示病情加重。

（3）心血管系统。血压降低,心脏缩小,心音低钝;可有头昏、眼花、直立性昏厥。

（4）代谢障碍。糖异生作用减弱,肝糖原耗损,可发生低血糖症状。

（5）肾脏。排泄水负荷的能力减弱,在大量饮水后可出现稀释性低钠血症;糖皮质激素缺乏及血容量最不足时,抗利尿激素的释放增多,也是造成低血钠的原因。

（6）生殖系统。女性阴毛、腋毛减少或脱落、稀疏,月经失调或闭经,但病情轻者仍可生育;男性常有性功能减退。

（7）对感染、外伤等各种应激的抵抗力减弱,在发生这些情况时,可出现肾上腺危象。

（8）如病因为结核且病灶活跃或伴有其他脏器活动性结核者,常有低热、盗汗等症状,体质虚弱,消瘦更严重。本病与其他自身免疫性疾病并存时,则伴有相应疾病的临床表现。

肾上腺危象为本病急骤加重的表现。常发生于感染、创伤、手术、分娩、过劳、大量出汗、呕吐、腹泻、失水,或突然中断肾上腺皮质激素治疗等应激情况下。表现为恶心、呕吐、腹痛或腹泻、严重脱水、血压降低、心率快、脉细弱、精神失常,常有高热、低血糖症、低钠血症,血钾浓度可低可高。如不及时抢救,可发展至休克、昏迷、死亡。

3.肾上腺功能减退症的检测方法及诊断

无论病变原因,肾上腺皮质功能减退症的诊断主要依据血清低水平皮质醇引起的相应临床表现。目前用于诊断的兴奋试验主要是测定血清皮质醇总浓度,大多数情况下与具有生物学活性的血清游离皮质醇水平是相关的,但并不是适合所有情况。口服避孕药或妊娠期间血清皮质醇结合蛋白的浓度增加,可导致皮质醇浓度假性正常。

相反,如果患者患有肝硬化,血清皮质醇结合蛋白浓度比较低,从而皮质醇浓度升高出现假阳性结果。虽然血清游离皮质醇的测定方法不能普及,但可以提供一些额外的信息。唾液皮质醇测定也是一个比较不错的选择。

正常人群,清晨时血清皮质醇浓度最高,为 275~555nmol/L（100~200pg/L）。若清晨血清皮质醇浓度<80nmol/L（30μg/L）,强烈提示肾上腺皮质功能减退;相反,若胰岛素低血糖刺激试验或者 CRH 刺激试验血清皮质醇浓度>415nmol/L（150μg/L）,则提示皮质醇分泌正常。进行刺激试验测定血清皮质醇和 ACTH 的浓度可以鉴别出大多数原发性肾上腺皮质功能减退症患者。

同样,清晨唾液中皮质醇浓度>16nmol/L(5.8μg/L)可排除肾上腺皮质功能减退症;<5nmol/L(1.8μg/L)则提示肾上腺皮质功能减退症的可能性非常大。这种检测方法可以用来筛选肾上腺皮质功能减退症的患者,但不能作为唯一的确诊依据。

尿液游离皮质醇浓度的测定对肾上腺皮质功能减退的诊断并无助益,主要是因为尿液游离皮质醇浓度减低与肾上腺皮质功能减退并不一定相关。

测定血清 ACTH 浓度有助于鉴别原发性或中枢性肾上腺皮质功能减退症。同时测定血清皮质醇和 ACTH 的浓度既可以明确肾上腺皮质功能减退症的诊断,还可以明确病因。正常人群,双位点化学发光法测定的清晨 8 点血清 ACTH 浓度为 4.5~12.0 pmol/L(20~52ng/L)。

原发性肾上腺皮质功能减退症,清晨 8 点血清 ACTH 浓度升高,同时伴有肾素水平升高或肾素活性增强、低醛固酮血症、低钠血症和高钾血症。相反,继发性肾上腺皮质功能减退症患者血清 ACTH 浓度很低或者处于正常低限。血清肾素和醛固酮水平一般不受影响,但是长期的 ACTH 缺乏也会引起盐皮质激素缺乏。自身免疫性肾上腺皮质功能减退症患者首先出现血清肾素水平升高,继而 ACTH 浓度升高,醛固酮水平下降。

标准剂量的 ACTH 兴奋试验对于诊断肾上腺皮质功能减退症具有安全、准确、可靠的特点。兴奋试验所给予药理学剂量的外源性 ACTH1-24(250μg)与天然的含有 39 个氨基酸的 ACTH 生物学活性相当。静脉或者肌肉注射药物,分别于注射前和注射后 30 分钟、60 分钟测定血清皮质醇浓度。皮质醇峰值浓度>500nmol/L(180μg/L)定义为正常。下丘脑或者垂体损伤后的 4~6 周不宜进行此兴奋试验,因为肾上腺皮质可能对外源性 ACTH 过度反应,导致出现血清皮质醇浓度假性正常。因此,对于轻度原发性或者近期(4~6 周)出现的中枢性肾上腺皮质功能减退症患者可以推荐小剂量 ACTH 兴奋试验。

利用外源性 ACTH 延长兴奋试验可鉴别原发性和继发性肾上腺皮质功能减退症。原发性病变,肾上腺对于外源性 ACTH 没有反应;继发性病变,ACTH 持续刺激后肾上腺可出现反应。进行外源性 ACTH 延长试验时,连续静脉滴注 250μg ACTH 8 小时以上,或者连续滴注 2~3 天,时间超过 24 小时,分别在试验前和静脉滴注药物后测定血清皮质醇、24 小时尿液皮质醇和 17-羟皮质醇浓度。若怀疑继发性肾上腺皮质功能减退,还可进一步行胰岛素耐量试验,尤其对怀疑新近出现 ACTH 缺乏的患者。

外源性 ACTH 试验可用来评估下丘脑–垂体–肾上腺轴的完整性，是诊断肾上腺皮质功能减退症的金标准。此外，此试验还可以用来评估生长激素的储备功能。对有心血管疾病或既往有心血管疾病发作史的患者不推荐行此试验，且试验时要予以严密监测。静脉注射胰岛素(0.10~0.15U/kg)后可诱发低血糖，每 30 分钟测定一次血清皮质醇浓度，至少监测 2 小时。

自身免疫性肾上腺皮质功能减退症的诊断依据包括肾上腺皮质自身抗体出现，影像学显示肾上腺体积正常或变小，合并其他自身免疫性疾病，且需排除其他原因导致的肾上腺皮质功能减退症后方可诊断。90%新近发生的自身免疫性肾上腺炎患者会出现肾上腺皮质抗体和 21–羟化酶抗体阳性。此外，其他一些类固醇合成酶自身抗体(P450scc,P450c17)和类固醇合成细胞自身抗体会在部分患者中出现，这些自身抗体可作为女性卵巢早衰的预测因子。

男性患者若无其他自身免疫性疾病并发，且自身抗体检测阴性，应该进行肾上腺 CT 扫描。病变早期肾上腺 CT 显示为增生性改变，晚期可出现点状钙化。肾上腺皮质功能减退症比较少见的原因有双侧肾上腺淋巴瘤、肾上腺转移癌及肾上腺实性病变(如结节病、淀粉样变性、血色病)，这些疾病均可通过肾上腺 CT 扫描发现。

若怀疑中枢性肾上腺皮质功能减退症，应进行下丘脑和垂体区域 MRI 扫描。有可能发现垂体瘤、颅咽管瘤、脑膜瘤、转移瘤、结节病浸润、朗格汉斯细胞组织细胞增生症或其他肉芽肿性疾病。

4. 治疗

肾上腺皮质功能减退症有潜在的生命危险。一经诊断即应开始治疗，如果已经出现肾上腺危象，则更应早期治疗。

针对病因治疗。如有活动性结核者，应积极给予抗结核治疗。补充替代剂量的肾上腺皮质激素并不影响对结核病的控制。如病因为自身免疫性疾病者，则应检查是否有其他腺体功能减退，如存在，则需进行相应治疗。

肾上腺皮质功能减退症的患者可予以氢化可的松替代治疗(若无氢化可的松，可用醋酸可的松代替)，这是糖皮质激素替代治疗中最符合生理学特点的治疗模式。推荐剂量为每日 10~12mg/m², 分 2~3 次/日给药，早晨给予日总量的 1/2~2/3。避免长期服用人工合成的糖皮质激素，如泼尼松龙、泼尼松和地塞米松。

由于缺乏客观指标评估替代治疗的剂量是否合适，因此主要依据临床症状和体征以明确替代剂量是否合适，并调整激素剂量以避免发生严重不良反应。

为避免出现钠盐流失、血容量缩减及高钾血症，对原发性肾上腺皮质功能减退症患者应予以盐皮质激素替代治疗。通常每日清晨给予氟氢可的松 0.05~0.20mg 口服，并根据血压水平、血钠浓度、血钾浓度、血清肾素活性调整氟氢可的松剂量。夏季适当增加氟氢可的松剂量。

对于继发性肾上腺皮质功能减退症患者，不必进行盐皮质激素替代治疗，但需根据患者情况给予垂体前叶激素的替代治疗。

常规肾上腺皮质功能减退症的治疗，不仅要补足糖皮质激素和盐皮质激素以预防肾上腺危象的发生，且要抑制垂体前叶分泌过多的 ACTH，以避免产生过多的肾上腺雄激素。儿童期，每日予以 10~15mg/m² 氢化可的松，分 3 次给药，即可控制肾上腺雄激素分泌达到满意水平；新生儿期可能需求量更大。

由于用药总量已超过皮质醇的生理分泌量，因此应严密观察是否出现医源性 Cushing 综合征的体征。通过监测生长速率、骨骼成熟度、体重增量、血清 17-羟孕酮和清晨 8 时雄烯二酮浓度评估治疗效果。醛固酮分泌受损的经典先天性肾上腺皮质增生症患者应予以盐皮质激素替代治疗。

肾上腺危象是危及生命的紧急状态，经常发生在应用标准替代治疗方案的肾上腺皮质功能减退症患者，需要及时处理。肾上腺危象的初始治疗包括纠正低血压、电解质紊乱和皮质醇缺乏的状态。立即予以 100mg 氢化可的松静脉注射，持续心电监护的情况下予以生理盐水快速水化，给予 100~200mg 氢化可的松之后，予以 5% 葡萄糖溶液 24 小时持续静脉输注；或者每 6 小时静脉或者肌肉注射一次氢化可的松，剂量>50~100mg，根据年龄和体表面积调整剂量。

氢化可的松每日 50mg 或者>50mg，原发性肾上腺皮质功能减退症的患者应停用氟氢可的松或减量，因为这个剂量的氢化可的松相当于 0.1mg 的氟氢可的松。一旦患者病情稳定，静脉氢化可的松的剂量应该减量，逐渐被口服替代，确定维持剂量。

第三节　肾上腺髓质功能异常

肾上腺髓质位于肾上腺中心。从胚胎发生来看，髓质与交感神经为同一来源，相当于一个交感神经节，受内脏大神经节前纤维支配（属交感神经），形成交感神经-肾上腺系统。

肾上腺髓质的腺细胞较大，呈多边形，围绕血窦排列成团或不规则的索网状。细胞内含有细小颗粒，经铬盐处理后，一些颗粒与铬盐呈棕色反应。含有这种颗粒的细胞称为嗜铬细胞。

肾上腺髓质的嗜铬细胞分泌两种激素:肾上腺素和去甲肾上腺素,两者的比例大约为4:1,以肾上腺素为主。二者均为酪氨酸衍生的胺类,分子中都含有儿茶酚基团,故都属于儿茶酚胺类。它们的生物学作用与交感神经系统紧密联系,作用很广泛。在机体遭遇恐惧、惊吓、焦虑、创伤或失血等紧急情况时,交感神经活动加强,髓质分泌激素急剧增加。其结果是:心跳加快,心排出量增加,血压升高,血流加快;内脏血管收缩,内脏器官血流量减少;肌肉血管舒张,肌肉血流量增加,为肌肉提供更多氧和营养物质;支气管舒张,气体交换阻力减少,改善氧的供应;肝糖原分解,血糖升高,增加营养供给。应急反应所引起的上述机能改变,有助于机体与不利情况进行斗争而脱险。引起应急反应的各种刺激也是引起应激反应的刺激,在上述情况发生时,两个反应系统相辅相成,都发生作用,使机体的适应能力更为完善。

肾上腺髓质激素的分泌可调节内脏大神经节前胆碱能纤维的兴奋性,相反,给予乙酰胆碱也可促进肾上腺髓质合成并分泌肾上腺素和去甲肾上腺素。应急反应时,血中的去甲肾上腺素主要来自交感神经末梢。肾上腺素和去甲肾上腺素对肾上腺髓质都有负反馈作用,它们在细胞内合成达到一定数量时即能反馈抑制其合成过程。ACTH能够直接或间接通过糖皮质激素促进肾上腺髓质合成激素。

肾上腺髓质疾病分为肾上腺嗜铬细胞瘤或肾上腺嗜铬细胞增生。以下主要介绍嗜铬细胞瘤(PCC)[8,9]。

一、概述

嗜铬细胞瘤是起源于肾上腺髓质的肿瘤,主要合成和分泌儿茶酚胺(CA)[如去甲肾上腺素(NE)、肾上腺素(E)及多巴胺(DA)],引起患者血压升高等一系列临床症候群,并造成心、脑、肾等严重并发症。约10%为恶性肿瘤,以20~50岁最多见,男女发病率无明显差异。

嗜铬细胞瘤80%~90%位于肾上腺,大多发生于一侧,少数为双侧或一侧肾上腺瘤与另一侧肾上腺外瘤并存,多发者多见于儿童和家族性患者。肾上腺髓质的嗜铬细胞瘤可产生去甲肾上腺素和肾上腺素,以前者为主,极少数只分泌肾上腺素,家族性患者可以肾上腺素为主,尤其在早期肿瘤较小时。

嗜铬细胞瘤可产生多种肽类激素,部分可引起嗜铬细胞瘤中的不典型症状,如面部潮红、便秘、腹泻、面色苍白、血管收缩及低血压或休克等。

二、临床表现

以心血管系统症状为主,兼有其他系统的表现。

1. 高血压

为最主要的症状,有阵发性和持续性两型,持续性者亦可有阵发性加剧。

(1)阵发性高血压为特征性表现。发作时血压骤升,收缩压往往达200~300mmHg,舒张压亦明显升高,可达130~180mmHg(以释放去甲肾上腺素为主者更明显),伴剧烈头痛,面色苍白,大汗淋漓,心动过速(以释放肾上腺素为主者更明显),心前区及上腹部紧迫感,可有心前区疼痛、心律失常、焦虑、恐惧感、恶心、呕吐、视物模糊、复视。特别严重者可并发急性左心衰竭或脑血管意外。发作终止后,可出现面颊部及皮肤潮红、全身发热、流涎、瞳孔缩小等迷走神经兴奋症状,并可有尿液量增多。诱发因素可为情绪激动、体位改变、吸烟、创伤、小便、大便、灌肠、按压肿瘤、麻醉诱导和药物(如组胺、胍乙啶、胰升糖素、甲氧氯普胺)等。发作时间一般数分钟,长者可达1~2小时或更久。发作频繁者一日数次,少者数月一次。随着病程演进,发作渐频,时间渐长,一部分患者可发展为持续性高血压伴阵发性加剧。

(2)持续性高血压。对高血压患者有以下情况者要考虑嗜铬细胞瘤的可能性:对常用降压药效果不佳,但对α-受体阻滞剂、钙拮抗剂有效;伴交感神经过度兴奋(多汗、心动过速),高代谢(低热、体重降低),头痛,焦虑,烦躁,伴直立性低血压或血压波动大。如上述情况见于儿童或青年,则更应警惕本病的可能性。发生直立性低血压的原因可能为循环血容量不足,以及维持站立位血压的反射性血管张力下降。部分患者(往往是儿童或少年)病情发展迅速,呈急进型(恶性)高血压过程,表现为舒张压>130mmHg,眼底损害严重,短期内可出现视神经萎缩,以至失明,可发生氮质血症、心力衰竭、高血压脑病。需迅速使用抗肾上腺素药物控制病情,并及时手术治疗。

2. 低血压、休克

本病可发生低血压,甚至休克;或出现高血压和低血压相交替的表现。这种患者还可发生急性腹痛、心前区痛、高热等而被误诊为急腹症、急性心肌梗死或感染性休克。低血压和休克的发生可有下述原因:①肿瘤骤然发生出血、坏死,以致停止释放儿茶酚胺。②大量儿茶酚胺引起严重心律失常或心力衰竭,致心排出量锐减。③由于肿瘤主要分泌肾上腺素,兴奋肾上腺素能β-受体,促使周围血管扩张。④大量儿茶酚胺使血管强烈收缩、组织缺氧、微血管通透性增加,血浆外逸,血容量减少。⑤肿瘤分泌多种扩血管物质,如舒血管肠肽、肾上腺髓质素等。

3. 心脏表现

大量儿茶酚胺可引起儿茶酚胺性心肌病,伴心律失常(如期前收缩、阵发性心动过速),甚至心室颤动。部分患者可发生心肌退行性变、坏死、炎性改变。患者可因心肌损害发生心力衰竭,或因持久性血压过高而发生心肌肥厚、心脏扩大、心力衰竭、非心源性肺水肿。心电图可出现透壁性心肌梗死图形,此种表现过后又可消失。

4. 基础代谢增高

肾上腺素可作用于中枢神经及交感神经系统控制下的代谢过程,使患者耗氧量增加。代谢亢进可引起发热、消瘦。

5. 糖代谢紊乱

肝糖原分解加速及胰岛素分泌受抑制而肝糖异生加强,可引起血糖过高,糖耐量减低。

6. 脂代谢紊乱

脂肪分解加速,血游离脂肪酸增高。

7. 电解质代谢紊乱

少数患者可出现低钾血症,可能与儿茶酚胺促使 K^+ 进入细胞内及促进肾素、醛固酮分泌有关。也可出现高钙血症,可能为肿瘤分泌甲状旁腺激素相关蛋白。

8. 消化系统

肠蠕动及张力减弱,可引起便秘,甚至肠扩张。儿茶酚胺可使胃肠壁内血管发生增殖性及闭塞性动脉内膜炎,可造成肠坏死、出血、穿孔。胆石症发生率较高,与儿茶酚胺使胆囊收缩减弱、Oddi 括约肌张力增强引起胆汁潴留有关。

9. 腹部肿块

少数患者在左侧或右侧中上腹部可触及肿块,个别肿块可很大,扪及时应注意有可能诱发高血压。恶性嗜铬细胞瘤可转移至肝,引起肝大。

10. 泌尿系统

病程长、病情重者可发生肾功能减退。膀胱内嗜铬细胞瘤患者排尿时常引起高血压发作,可出现膀胱扩张、无痛性肉眼血尿,膀胱镜检查可明确诊断。

11. 血液系统

在大量肾上腺素作用下,血容量减少,血细胞重新分布,周围血中白细胞增多,有时红细胞也可增多。

12. 其他伴发疾病

嗜铬细胞瘤可伴发于某些因基因种系突变所致的遗传性疾病，如Ⅱ型多发性内分泌腺瘤病（原癌基因 RET 突变）、Ⅰ型多发性神经纤维瘤（抑癌基因 NF-1 突变）、斑痣性错构瘤病（抑瘤基因 VHL 突变）。遗传性嗜铬细胞瘤常为多发性，手术治疗后易复发。

三、筛查

推荐对以下人群进行 PCC 的筛查。

（1）有 PCC 的症状和体征，尤其有阵发性高血压发作的患者。

（2）使用拟交感神经类、阿片类、NE 或 5-羟色胺再摄取抑制剂、单胺氧化酶抑制剂等药物可诱发 PCC 症状发作的患者。

（3）肾上腺意外瘤伴有或不伴有高血压的患者。

（4）有 PCC 的家族史或 PCC 相关的遗传综合征家族史的患者。

（5）有既往史的 PCC 患者。

四、血液学诊断

推荐诊断 PCC 的首选生化检验为测定血游离型甲氧基肾上腺素类物质（MNs）或尿液 MNs 浓度，其次可检测血或尿液 NE、E、DA 浓度以帮助进行诊断。

1. MNs 浓度测定

（1）血浆游离 MNs。因体位及应激状态均可影响 CA 水平，故建议患者休息 30 分钟后于仰卧位或坐位时抽血，其正常参考值范围也应为相同体位。

（2）24 小时尿液 MNs：患者应留取 24 小时尿液量并保持尿液酸化状态再检测 MNs 水平。

（3）建议使用液相色谱串联质谱分析（LC-MS/MS）或液相色谱电化学检测方法（LCEC）测定 MNs。

注意事项：①测定血浆游离 MNs 或尿液 MNs 浓度用于诊断 PCC 的敏感性高，但假阳性率也高达 19%~21%。如果以甲氧基去甲肾上腺素（NMN）或甲氧基肾上腺素（MN）单项升高 3 倍以上或两者均升高作为判断标准则假阳性率可降低，但需临床进一步检查以确诊；对 MNs 浓度轻度升高的患者应排除影响因素后重复测定。②坐位 NMN 浓度的参考值上限是仰卧位的 2 倍，故应使用同一体位的参考值来判断结果。③NMN 浓度随年龄增加，需按不同年龄调整参考值上限以减少假阳性。④应避免应激、食用咖啡因类食物对 MNs 浓度测定结果的影响；严重疾病患者在重症监护时可出现假阳性结果。⑤避免使用直接干扰检测方法的药物。选择性 α_1-受体阻滞剂、利尿剂、血管紧张素转换酶抑制剂、血管紧张素受体阻滞剂及钙拮抗剂对血和尿液 MNs 浓度检测结果无明显影响。

2. CA 浓度测定

（1）24 小时尿液 CA 排泄水平。应留取 24 小时尿液量，并保持尿液 pH 值<3。

（2）血 CA 浓度。患者空腹、卧位休息 30 分钟后抽血，取血前 30 分钟应于静脉内留置注射针头，以减少抽血时疼痛刺激所致生理性升高。

（3）建议采用高效液相电化学检测法（HPLC）进行 CA 浓度测定，其诊断 PCC 的敏感性为 69%~92%，特异性为 72%~96%。

注意事项：①PCC 患者在持续性高血压或阵发性高血压发作时，其血浆或尿液 CA 浓度较正常参考值上限增高 2 倍以上才有诊断意义。血浆 CA 结果可受环境、活动等因素影响，如应激时和焦虑状态患者的血浆 CA 浓度亦升高。②停用对尿液 CA 浓度测定结果有干扰的药物，如利尿剂、肾上腺受体阻滞剂、扩血管药、钙通道阻滞剂等；外源性拟交感药物及甲基多巴、左旋多巴亦可导致假阳性结果。

3. 尿液 VMA（香草基扁桃酸）浓度测定

检测尿液 VMA 浓度对诊断 PCC 的敏感性为 46%~77%，特异性为 86%~99%，但应同时检测血、尿液 CA 浓度。

4. 药理激发或抑制试验

敏感性和特异性较差，并有潜在风险，故不推荐使用。

五、影像学检查

应在使用 α-受体阻滞药物控制高血压后进行。可用以下方法：①应用 B 型超声进行肾上腺及肾上腺外（如心脏等处）肿瘤定位检查，对直径 1cm 以上的肾上腺肿瘤阳性率较高。②CT 扫描。90%以上的肿瘤可准确定位，由于瘤体出血、坏死，CT 显示常呈不均质性。如未事先用 α-受体阻滞药物控制高血压，静注造影剂有可能引起高血压发作。③MRI。其优点为不需注射造影剂，患者不暴露于放射线，可显示肿瘤与周围组织的关系及某些组织学特征，有助于鉴别嗜铬细胞瘤和肾上腺皮质肿瘤，可用于孕妇。④放射性核素标记物间碘苄胍可被肾上腺素能囊泡浓集，故用此物进行闪烁扫描可显示儿茶酚胺的肿瘤，特别适用于转移性、复发性或肾上腺外肿瘤，并可显示其他的神经内分泌瘤。⑤嗜铬细胞瘤及另一些神经内分泌瘤细胞可有生长抑素受体表达，利用放射性核素标记的生长抑素类似物奥曲肽进行闪烁显像,有助于定位诊断。⑥如上述方法皆未能确定肿瘤位置,可行静脉导管术,在不同部位采血检测儿茶酚胺浓度,根据其浓度差别,大致确定肿瘤的部位。

六、治疗(图 13-2)

嗜铬细胞瘤一旦确诊并定位,应及时切除肿瘤,否则有肿瘤突然分泌大量 CA、引起高血压危象的潜在危险。在早期,诊断多依靠临床特点及腹膜后注气造影等不够准确的技术,手术也多以剖腹探查为主,因而诊断错误及手术失败者居多。近年来,随着生化试验及显像技术的发展,嗜铬细胞瘤的定性和定位诊断技术大为提高,术前处理得以加强,摘除嗜铬细胞瘤的手术成功率得以提高。

术前应采用 α-受体阻滞药使血压下降,减轻心脏负荷,并使原来缩减的血管容量扩大,以保证手术的成功。

(一) 药物治疗

(1)嗜铬细胞瘤的定性及定位的诊断一旦明确,应立即用药物控制,以防出现高血压急症。主要用药为长效 α-受体阻滞药,包括酚苄明 10~20mg,2 次/天;哌唑嗪 1~2mg,2 次/天。

(2)合并高血压急症时可静脉给以酚妥拉明,如疗效不好可静脉输注硝普钠。

(3)如合并窦性心动过速和(或)室上性心动过速心绞痛,可口服选择性 $β_1$-受体阻滞药,如美托洛尔和阿替洛尔等。在嗜铬细胞瘤患者应用该药时,必须与 α-受体阻滞药合用,否则单独应用 β-受体阻滞药可能使血压明显升高,如用普萘洛尔等非选择性 β-受体阻滞药则血压升高的不良反应更为明显。

(4)如合并室性心动过速,可静脉输注利多卡因。

(5)拉贝洛尔为一种 α 和 β-受体阻滞药,因其以 β-受体阻滞作用为主,故也可引起血压升高,肾上腺外嗜铬细胞瘤(PHEO)时是否应用尚有争论。

(二) 术前准备和药物治疗

1. α-肾上腺素能受体阻滞剂

(1)酚妥拉明。用于高血压的鉴别诊断(Regitine 试验),治疗高血压危象发作或手术中控制血压,而不适于长期治疗。

(2)酚苄明。常用于术前准备,术前 7~10 天,初始剂量为 10mg/d,口服,平均递增 0.5~1.0mg/(kg·d),分为 2 次/天,直至血压接近正常,大多数患者约需 40~80mg/d。服药过程中应严密监测卧、立位血压和心率的变化。

（3）哌唑嗪、特拉唑嗪、多沙唑嗪。均为选择性突触后 α_1-肾上腺素能受体阻滞剂。应用时易致严重的直立性低血压，故应在睡前服用，尽量卧床。

（4）乌拉地尔（压宁定）。可阻断 α_1、α_2 受体，并可激活中枢 5-羟色胺 1A 受体，降低延髓心血管调节中枢的交感反馈作用，故在降压的同时不增加心率。

2. β-肾上腺素能受体阻滞剂

因使用 α-受体阻滞剂后，β-受体兴奋性增强而致心动过速、心收缩力增强、心肌耗氧量增加，应使用 β-受体阻滞剂改善症状，但不应在未使用 α-受体阻滞剂的情况下单独使用 β-受体阻滞剂，否则可能导致严重的肺水肿、心衰或诱发高血压危象等。

（1）普萘洛尔（心得安）。初始剂量 10mg，2~3 次/天，可逐渐增加剂量以达到控制心率的目的。

（2）阿替洛尔（氨酰心安）。常用剂量 25~50mg，2~3 次/天，无明显负性心肌收缩作用。

（3）美托洛尔（美多心安）。常用剂量 50mg，2~3 次/天。

（4）艾司洛尔。静脉滴注，可迅速减慢心率。

3. 钙通道阻断剂（CCB）

CCB 可用于术前联合治疗，尤适用于伴冠心病或 CA 心肌病患者，或与 α、β-受体阻滞剂合用进行长期降压治疗。常用硝苯地平，口服，10~30mg/d。

4. 血管紧张素转换酶抑制剂（ACEI）

如卡托普利，口服，12.5~25mg，3 次/天。

5. 血管扩张剂

硝普钠是强有力的血管扩张剂，主要用于嗜铬细胞瘤患者的高血压危象发作或手术中血压持续升高者。用 5% 葡萄糖溶液溶解和稀释，从小剂量开始，逐渐增强至 50~200μg/min。严密监测血压，调整药物剂量，以防血压骤然下降，并监测氰化物的血药浓度。

6. 儿茶酚胺合成抑制剂

α-甲基对位酪氨酸为酪氨酸羟化酶的竞争性抑制剂，阻断 CA 合成。口服初始剂量为 250mg，6~8 小时 1 次，根据血压及血、尿液 CA 浓度调整剂量，可逐渐增加。总剂量为 1.5~4.0g/d。常见的副作用有嗜睡、抑郁、消化道症状、锥体外系症状（如帕金森症候群）等。减量或停药后上述症状可很快消失。

（三）术后处理

在肿瘤切除后，患者血压很快下降。如术后仍存在持续性高血压，可能是肿瘤未切除干净或已伴有原发性高血压或肾性高血压。儿茶酚胺在手术后 7~10 天即可恢复正常水平,因此在术后 1 周时要测定 CA 浓度或其代谢物,以明确肿瘤是否完全切除。

对于不能手术的患者或者恶性肿瘤扩散的患者,可以长期药物治疗。多数的肿瘤生长很慢,应用肾上腺素能受体阻滞剂以及 α-甲基对位酪氨酸长期治疗可有效抑制儿茶酚胺合成。

(四) ^{131}I-MIBG 治疗

主要用于恶性及手术不能切除的嗜铬细胞瘤,常用剂量为 100~250mCi。

(五) 嗜铬细胞瘤所致高血压危象的治疗

应首先抬高床头,立即静脉注射酚妥拉明 1~5mg。密切观察血压,当血压降至 160/100mmHg 左右时,停止注射。继之以 10~15mg 酚妥拉明溶于 5% 葡萄糖生理盐水 500mL 中,缓慢滴注。

(六) 恶性嗜铬细胞瘤的治疗

恶性嗜铬细胞瘤可以在腹膜后复发或是转移到骨、肺、肝脏等处。复发有可能在第 1 次术后的数年或数十年后才发生,需要长期随诊观察。放疗虽然效果不是很好,但对控制骨转移有好处。可以联合应用环磷酰胺、长春新碱、达卡巴嗪化疗,但成功的报道也不多。^{131}I-MIBG 治疗也有报道。

(七) 家族性嗜铬细胞瘤的处理

家族性嗜铬细胞瘤通常为多发或累及双侧肾上腺,且复发率高,其治疗还是一个难题。可供选择的方案有随诊观察无功能的小肿瘤、肿瘤侧肾上腺切除、预防性双侧肾上腺切除等。在双侧肾上腺全切术后应注意长期皮质激素替代治疗。

(八) 妊娠期嗜铬细胞瘤的处理

孕期嗜铬细胞瘤较难处理。在未经任何准备的情况下经阴道自行分娩往往会给产妇及婴儿带来很大危害。宜行 MRI 检查定位肿瘤,不会有副作用。一旦诊断明确,应服用 α-受体阻滞剂控制症状。如果是在妊娠的早期及中期,充分的术前准备后应立即手术。术后不需要终止妊娠,但手术有可能增加流产的概率。如果诊断时已处于妊娠晚期,在胎儿足月时可以随嗜铬细胞瘤手术而行剖宫产。如胎儿尚未成熟,应继续服用药物,并进行严密的监护,直到适宜手术。但如果在监护过程中病情进展很快,手术不能拖延。尽管在孕期服用肾上腺素能受体阻滞剂是否影响胎儿的发育还不太明确,但临床上已应用于不少病例,没有出现明显的副作用。

手术切除嗜铬细胞瘤是最有效的治疗方法,但手术有一定的危险性。麻醉和手术当中对肿瘤的挤压,极易造成血压波动;肿瘤血运丰富,与大的血管贴近,容易引起大量出血。因此,术前、术中及术后的正确处理极为重要。

嗜铬细胞瘤患者由于儿茶酚胺的高分泌水平,使血管长期处于收缩状态,血压虽高,但血容量往往不足。因此术前应予足够疗程的药物准备,达到舒张血管,降低血压,扩充血容量的目的。目前多采用α-肾上腺素能受体阻滞剂酚苄明,10~20mg,每日2~3次,疗程2~6周。β-肾上腺素能受体阻滞剂普萘洛尔10mg,每日2~3次,术前服用1周左右,可防止手术中出现心动过速和心律失常。

麻醉方法与麻醉药物的选择应能满足以下条件:①对心脏泵血效能应无明显抑制作用。②不增加交感兴奋性。③有利于术中控制血压。④有利于术后恢复血容量及维持血压。目前仍多主张采用全身麻醉。手术切口可视诊断和定位准确程度以及肿瘤的大小而定,多数诊断性开腹探查切口更为稳妥。

目前开展的术前预置漂浮导管监测肺动脉楔压,能够准确可靠地监测患者心脏泵血状况,起到有效维持血容量的作用,为保证手术的顺利完成提供有利条件。

α-甲基对位酪氨酸有阻断儿茶酚胺合成的作用,对不能手术的患者可配合酚苄明应用,但长期使用易出现耐药性。

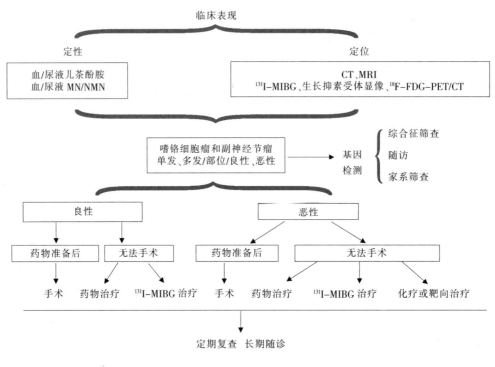

图 13-2　治疗流程图

七、预后

（1）如能早期诊断则预后可明显改善。

（2）术前准备充分的情况下手术的死亡率要<2%~30%。良性嗜铬细胞瘤术后 5 年生存率在 95% 以上，复发率<10%。随诊要求在术后第 6 周时测定血、尿液 CA 浓度，半年后再次测定。

（3）家族性嗜铬细胞瘤的复发率高，建议每年复查 1 次。若测定值异常，再进一步行影像学检查。恶性嗜铬细胞瘤的 5 年生存率<50%。

（4）完全切除肿瘤后高血压治愈的患者约占 70%，其余仍有持续性高血压或高血压复发，可能是原发性高血压或肾性高血压，通常降压药物控制血压效果良好。

参考文献

[1]　Raharison F BAN, Sautet J ea. Anatomy, histology, and ultrasonography of the normal adrenal gland in brown lemur: Eulemur fulvus. J Med Primatol. 2017.46（2）: 25-30.

[2]　Sogbe-Díaz ME DEE. Adrenomedullin in the kidney: physiology and pathophysiology. Invest Clin. 2016.57（1）: 66-76.

[3]　Fardet L FB. Systemic glucocorticoid therapy: a review of its metabolic and cardiovascular adverse events. Drugs. 2014.74（15）: 1731-1745.

[4]　Magill SB. Pathophysiology, diagnosis, and treatment of mineralocorticoid disorders. Compr Physiol. 2014.4（3）: 1083-1119.

[5]　Ctvrtlik F KP, Tichy T. Adrenal disease: a clinical update and overview of imaging. A review. Biomed Pap Med Fac Univ Palacky Olomouc Czech Repub. 2014.158（1）: 23-34.

[6]　中华医学会内分泌学分会肾上腺学组. 原发性醛固酮增多症诊断治疗的专家共识[S]. 中华内分泌代谢杂志, 2016, 32（3）: 188-195.

[7]　Charmandari E NNC, Chrousos GP. Adrenal insufficiency. Lancet. 2014. 383（9935）: 2152-2167.

[8]　Lenders JW DQY, Eisenhofer G ea. Pheochromocytoma and paraganglioma: an endocrine society clinical practice guideline. J Clin Endocrinol Metab.2014.99（6）: 1915-1942.

[9]　中华医学会内分泌学分会肾上腺学组.嗜铬细胞瘤和副神经节瘤诊断治疗的专家共识[S].中华内分泌代谢杂志, 2016, 32（3）: 181-187.

第十四章 糖尿病与水盐代谢和酸碱平衡紊乱

糖尿病患者由于体内胰岛素分泌绝对或相对不足,有可能导致糖、脂肪和蛋白质代谢紊乱,尤其在糖尿病合并急性和(或)慢性并发症时,会引起严重的水、电解质代谢异常,甚至会有生命危险。高血糖状态、糖尿病酮症酸中毒(DKA)、高渗性非酮症昏迷(HOC)、糖尿病乳酸酸中毒(LA)等严重糖尿病并发症均容易存在不同程度的水、电解质代谢异常并且有可能增加病死率[1]。

第一节　糖尿病酮症酸中毒(DKA)

Ⅰ型糖尿病患者有自发 DKA 倾向,Ⅱ型糖尿病患者在一定诱因作用下也会发生。常见诱因有感染、胰岛素治疗中断或不适当减量、饮食不当、各种应激(如创伤、手术、妊娠和分娩)等,有时甚至也可无明显诱因。DKA 产生的基础,一是血酮体增加(酮症),二是高血糖引起渗透性利尿而致脱水。血酮体浓度增加超过正常范围(>1mmol/L)称为酮症,某些原因引起水分摄入不足就会加重脱水,酮症进而发展成为 DKA,此时血酮体浓度常可达到 5mmol/L 以上。其病理生理改变可涉及脂肪组织、肝脏、肾脏和肌肉。

(一) 特点

严重失水,表现为少尿、低血压甚至低血容量休克;电解质平衡紊乱,表现为血钠浓度多数降至 135mmol/L 以下,少数可正常,偶可升至 145mmol/L 以上,血钾浓度于病程初期正常或偏低。少尿、失水、酸中毒可致血钾浓度升高,补液、胰岛素治疗后又可降至 3mmol/L。

DKA 发生低钠血症和低钾血症的可能性分别为 36.9%~48.2% 和 21.7%~25.0%[2,3]。血钙浓度呈负平衡;血镁浓度可降低,早期也可不降低;血磷浓度降低;血氯浓度升高,有时正常。有研究发现,严重的 DKA 患者常见的电解质紊乱是低钾血症、低磷血症和低镁血症[4]。

(二) 机制

1. 严重失水 (细胞内外均脱水)

血糖、血酮浓度增高引起血渗透压升高,导致细胞内液向细胞外液转移,从而导致脱水。尿酮、尿糖浓度增加,引起渗透性利尿,也导致脱水。DKA 时患者厌食、恶心、呕吐、神志不清致饮水减少,加之 DKA 时组织分解加速,致硫酸盐、磷酸盐及其他有机酸增加,酸性物质产生增多,从尿液中排出的同时带出水分,可进一步加重脱水。

2. 血钠改变

渗透性利尿致肾小管对 Na^+ 的重吸收受抑制。酸中毒时,细胞内外 Na^+-K^+ 交换增加,酮体排出时须结合大量的 Na^+。临床上在治疗前有低血钠者,经治疗后易发生脑水肿,故应早发现、早预防。

3. 血钾改变

血钾浓度可正常或升高,但总体钾是降低的。原因包括:①酸中毒导致组织分解旺盛,使 K^+ 从细胞内逸出。②呕吐及摄入不足,利尿带走大量 K^+。③肾小管分泌 H^+ 及 NH_4^+ 功能受损,使肾远曲小管内 Na^+-K^+ 交换增加,引起 K^+ 的丢失增加。④由于某些应激因素的影响,导致肾上腺皮质激素分泌增多,刺激了肾素–血管紧张素–醛固酮 (RAS) 系统,引起醛固酮分泌增多,促进 K^+ 排出。

在治疗前由于细胞内大量 K^+ 外逸,加之脱水、血液浓缩、肾功能受损,致 K^+ 的排出减少,故大部分患者的血钾浓度可正常或仅见升高,临床上仅不到 10% 的患者可见血钾浓度降低,在治疗前有血钾浓度降低者,往往预后不良[5]。

4. 血钙改变

血钙浓度呈负平衡。原因是酸中毒时可滤过肾小球膜的 Ca^{2+} 浓度增加,故尿液中 Ca^{2+} 排出增加。酸中毒时,血 Mg^{2+} 浓度降低,致甲状旁腺功能受损,进而甲状旁腺激素合成障碍或分泌减少,骨钙动员受抑制,肠吸收 Ca^{2+} 也减少,最终导致低血钙。低血镁时,维生素 D 代谢障碍,致钙沉积于骨骼;同时,靶器官有抗甲状旁腺激素的作用。

5. 血镁改变

血镁浓度总体是降低的,早期也可不低。原因是高血糖抑制肾小管对 Mg^{2+} 的重吸收和高尿糖促使 Mg^{2+} 随尿液丢失。酮症酸中毒时,组织蛋白大量分解,Mg^{2+} 从细胞内大量释放,随尿液排出。低血镁在临床上除可引起低血钙外,还可促进动脉粥样硬化和视网膜病变,增强抗胰岛素激素的作用,不利于糖尿病的控制与纠正。低血镁、低血钙与低血钾均可引起肌无力、抽搐、抑郁、心律失常等表现。

6. 血磷改变

酸中毒时,组织蛋白大量分解,磷从细胞内释出,故早期血磷浓度可正常或增高,随着病情的进展,磷从肾脏大量排出致血磷浓度降低。

临床上低血磷的反应包括:①产生胰岛素抵抗。②使红细胞内的2,3-二磷酸甘油减少,血红蛋白与氧的亲和力增强,造成组织缺氧,促进微血管病变的进程。

可能的机理包括:①红细胞内缺磷。②代谢性酸中毒时,细胞内的磷随着蛋白质分解而释出并随尿液排出。③高血糖时血中糖化血红蛋白浓度增加,其内的甘露糖或氧化果糖改变了细胞内的氧化还原反应,使红细胞内的2,3-二磷酸甘油合成减少,并使其敏感性降低,氧化血红蛋白的氧离曲线左移,引起组织缺氧。

7. 其他

血氯浓度正常,有时也可增高,原因是酮症酸中毒时细胞外液中的 H^+ 浓度明显增高,则 $HCO_3^- + H^+ = CO_2 + H_2O$,产生的 CO_2 由肺代偿呼出,同时 HCO_3^- 又与酮体结合,随尿液排出,致 HCO_3^- 浓度降低。减少的 HCO_3^- 部分则由过多的非挥发性有机酸取代,故阴离子间隙增高,血氯浓度仍维持正常。

(三) 治疗措施

1. 补液

DKA 患者常有严重脱水,血容量不足导致组织微循环灌注不良,补液后胰岛素才能发挥正常的生理效应。最常用的液体是生理盐水,出现休克时可补给胶体溶液、血浆等。当血糖浓度下降至13.9mmol/L时应给予5%葡萄糖水或糖盐水,开始时输液速度较快,在1~2小时内输入生理盐水1~2L,24小时输液量包括已失水量和部分继续失水量,一般为4~6L,严重失水者可达6~8L。应注意的是,DKA 时,肾脏远曲小管分泌 Cl^- 的功能受损,而排 Na^+ 增多,血氯浓度有时可能相对增高。因此,在治疗期间只补充 $NaCl$,有可能使血氯离子浓度明显增高,反而加剧酸中毒。

2. 补钾

钾总量达300~1000mmol,如前所述,治疗前的血钾浓度不能真实反映体内缺钾程度,补钾应根据血钾浓度和尿液量而补充。治疗前血钾浓度低于正常,立即开始补钾,开始2~4小时通过静脉输液每小时补钾约13~20mmol/L(相当于KCl1.0~1.5g);血钾浓度正常、尿液量>40mL/h,也立即开始补钾;血钾浓度正常、尿液量<40mL/h,暂缓补钾,待尿液量增加后再开始补钾;血钾浓度高于正常,暂缓补钾,开始的24小时内可补 KCl 达6~8g或以上,部分稀释后静脉输入、部分口服,治疗过程中定时监测血钾浓度和尿液量,调整补钾量和速度,病情恢复后仍应继续口服钾盐数天。

3. 补磷、补镁

DKA 时体内可缺磷,但补磷指征一般不很明确,而且对磷的需要量小,6 小时内每公斤体重约需磷 2~5g。糖尿病时呈负镁平衡,并发 DKA 时更严重,需及时补充[6]。

第二节　糖尿病高渗性非酮症昏迷(HOC)

HOC 是糖尿病患者较为常见的并发症,多见于老年糖尿病患者,原来无糖尿病病史,或仅有轻度症状,可饮食控制或口服降糖药治疗。其诱因为引起血糖增高和脱水的因素,如急性感染、外伤、手术、脑血管意外等应激状态;使用糖皮质激素、免疫抑制剂、利尿剂、甘露醇等药物;水摄入不足或失水、透析治疗、静脉高营养疗法等。入水量不足或严重脱水导致周围组织对葡萄糖的利用减低;感染等因素导致原有的糖代谢紊乱加重;肾脏浓缩功能减退致利尿脱水。

HOC 起病缓慢,最初表现为多尿、多饮,但多食不明显或反而食欲减退,以致常被忽视。逐渐出现严重脱水和神经精神症状,患者反应迟钝、烦躁或淡漠、嗜睡,逐渐出现昏迷、抽搐,晚期尿少甚至尿闭。就诊时呈严重脱水、休克,可有神经系统损害的定位体征,但无酸中毒样深大呼吸。与 DKA 相比,失水更为严重、神经精神症状更为突出。严重的 HOC 可引起低血容量休克,甚至致命。

(一) 特点

严重高血糖、脱水和血浆渗透压增高,无明显的酮症酸中毒。患者血糖浓度常>33mmol/L,甚者可达 55~138mmol/L。血浆渗透压可超过 350mmol/L。高血糖引起高渗性利尿,脱水剧烈(细胞内外均脱水),表现为体重减轻、眼球凹陷、皮肤干燥、弹性差,血压偏低、低血容量性休克等症状,与渗透性利尿、恶心、呕吐、厌食等有关。电解质平衡紊乱,表现为血钠浓度正常、增高或降低;血钾浓度正常或降低,前者系酸中毒致 K+ 从细胞逸出,弥补了降低的部分所致,但总体钾处于负平衡状态;血磷、血镁浓度可因尿液中丢失增多而降低。Tsai 等[7]研究发现,有时可出现严重的高钠血症及高钾血症,浓度分别可高达 165.0mmol/L 和 8.4mmol/L。HOC 患者的高血糖、高渗透压和脱水的程度均远较 DKA 患者严重,但无酮症,尿酮体阴性或弱阳性。有时有酸中毒表现,可能与严重脱水引起的乳酸酸中毒有关。

(二) 机制

某些诱因导致或加重胰岛素缺乏而使血糖浓度升高,高血糖引起渗透性利尿,导致失水、失钠和失钾。由于渴感减退和抗利尿激素释放减少,失水更为严重,不仅使血液浓缩,而且肾脏血浆流量减少,加上高血糖渗透性利尿常为失水大于电解质的丢失,从而导致血糖和血钠从尿液中排泄减少引起血钠浓度升高。

(三) 治疗措施

HOC 患者失水比 DKA 更为严重,可达体重的 10%~15%,因此输液要更为积极,24 小时补液量可达 6~10L。关于补液的种类和浓度,目前多主张治疗开始时用等渗溶液(如 0.9%NaCl 溶液),因为大量输入等渗溶液不会引起溶血,有利于恢复血容量,纠正休克,改善肾血流量,恢复肾脏调节功能。血钠浓度>155mmol/L,可考虑输入适量低渗溶液(如 0.45%或 0.6%NaCl 溶液),视病情可考虑同时给予胃肠道补液。当血糖浓度下降至16.7mmol/L 时,开始输入 5%葡萄糖溶液并按每 2~4g 葡萄糖加入 1IU 胰岛素。补钾要更及时,高血糖高渗透压综合征(HHS)时体内失钾较多,可达 5~105mmol/L 或 10~400mmol,因为高血糖引起渗透性利尿,有些患者还有酸中毒,使细胞内 K^+ 移向细胞外。患者治疗前血钾浓度往往正常,在输注生理盐水的过程中可出现低钾血症。因此,只要患者没有血钾浓度增高,尿液量充足,在开始治疗时即应补钾,可在 1L 生理盐水中加入 10%KCl 30mL,患者也可口服 KCl 或 10%枸橼酸钾溶液,分别为 4~6g 或 40~60mL,后者对胃肠道刺激少易被接受。

第三节 糖尿病乳酸酸中毒(LA)

乳酸是由丙酮酸还原而成。缺氧时,丙酮酸未及氧化而被还原为乳酸,使体内乳酸浓度增加,降低血 pH 值而致酸中毒。糖尿病患者并发 DKA 或 HOC 时,均有明显脱水,血容量减低,影响组织的血流灌注,从而组织缺氧或休克,使体内乳酸增加而伴发 LA。即使是无缺氧或休克等情况,糖尿病患者如服用双胍类降糖药物,尤其是苯乙双胍,也有可能发生 LA。这是因为其可阻断氧化代谢,刺激无氧代谢,使乳酸堆积增多。尤其在有肝和(或)肾功能障碍者,服用双胍类后不易排出,致体内蓄积,肝脏不能及时清除乳酸,则更容易发生 LA。

LA 时血、尿液的酸性明显增加,pH 值降低甚至<7.0,HCO_3^- 浓度降低,阴离子间隙增宽,血乳酸浓度>2mmol/L(正常值为 0.4~1.4mmol/L),甚至高达 5mmol/L。

(一) 特点

酸中毒突出,超过脱水的程度,血 Na^+ 浓度减低,K^+ 浓度正常或升高,Cl^- 浓度一般正常;血钙、镁、磷浓度偏低。一般无酮症,个别患者有时可有轻度酮尿。

由于测定血浆中的乳酸、丙酮所需时间长,不利于早期诊断,因此临床上多采用计算阴离子间隙(AG)的方法进行估计。乳酸酸中毒时,AG 超过 18mmol/L 以上,一般在 25~45mmol/L。

(二) 机制

血钠浓度减低,血钾浓度可正常或升高,Cl⁻浓度一般正常,其机制基本上与 DKA 相同。理论上,由于酸中毒时胰岛素的释放受抑制,同时组织分解加速,尿液中排出钙、镁、磷相应增多,故应表现为负平衡。

(三) 治疗措施

治疗 LA 应首先改善缺氧状态,停用诱发 LA 的药物(如苯乙双胍、对乙酰氨基酚、木糖醇、果糖、乙醇等)。应立即补碱补液以维持心排出量,纠正微循环衰竭和酸中毒,对酸中毒可用 $NaHCO_3$ 溶液,但勿用乳酸钠。补碱宜用 1.3%$NaHCO_3$ 溶液静滴,严重病例可静脉注射后再维持静滴,14 小时内总量 0.5~1.5L,尽快使血 pH 值上升至 7.2。对糖尿病乳酸酸中毒可用葡萄糖加胰岛素治疗,有利于解除丙酮酸代谢障碍,减少外周组织产生乳酸和加强对乳酸的利用,严重者可行血浆置换治疗。

(四)病例分析[8]

1. 病例介绍

患者,男性,28 岁,Ⅰ型糖尿病病史 10 年,流感样症状后出现糖尿病酮症酸中毒。患者自述口渴严重,家属述患者近期尿频。

血生化结果显示:血钠浓度 144mmol/L、血钾浓度 5.7mmol/L、血氯浓度 98mmol/L、血 $NaHCO_3$ 浓度 13mmol/L、血肌酐值 1.5mg/dL(133μmol/L)、血尿素氮浓度 30mg/dL(11mmol/L)、血糖 702mg/dL(39mmol/L)、静脉血 pH 值=7.2。

尿液检测结果显示:尿比重 1.025、pH 值=5,红细胞、蛋白、白细胞、亚硝酸盐均为阴性,尿酮体+++,尿糖高。

体格检查显示:血压 108/60mmHg,脉搏 100 次/分钟,呼吸深大,30 次/分钟。身高 168cm,体重 68kg,较 1 月前减轻 4kg。

2. 病例讨论及治疗建议

该患者有典型的烦渴、多尿、体重减少的表现,患者的生化检查结果显示高血糖(39mmol/L),酮体生成(尿酮体+++),酸中毒(血 pH 值=7.2),符合糖尿病酮症酸中毒的诊断,且合并高糖高渗状态。糖尿病酮症酸中毒最常见的诱因为感染,该患者于流感样症状后出现不适,考虑为上呼吸道感染诱发。

(1)治疗初期建议使用生理盐水,患者合并高渗状态,等渗的生理盐水相对于患者血浆渗透压为低渗。

（2）K$^+$是细胞内主要的阳离子,细胞内脱水和酸中毒时,K$^+$向细胞外转移。虽然总体钾水平降低,但患者血钾浓度可以表现为升高、正常或降低,随着酸中毒的纠正,细胞重新吸收 K$^+$,可引起低血钾,甚至诱发心律失常,因此应该在治疗过程中应监测血钾浓度。

（3）大多数患者在补液的同时即应开始胰岛素治疗,监测血糖浓度并调整胰岛素用量。

（4）使用胰岛素治疗多数情况下可以纠正酸碱平衡,且补碱治疗可能引起碱中毒等不良反应,当患者血 pH 值>7.0 时需慎重考虑补碱治疗。

糖尿病酮症酸中毒的治疗原则是去除诱因,液体复苏,纠正电解质和酸碱失衡,控制血糖,其成功治疗需要对患者的临床症状和生化指标进行动态检测。

（5）最适合该患者的治疗方案:口服聚磺苯乙烯(Kayexalate)。液体复苏,不包括钾;胰岛素静滴。

参考文献:

[1] Liamis G，Liberopoulos E，Barkas F，et al. Diabetes mellitus and electrolyte disorders [J]. World J Clin Cases 2014;2:488–496.

[2] Edo AE. Clinical profile and outcomes of adult patients with hyperglymic emergencies manage data tertiary care hospital in Nigeria[J]. N Med J,2012,S53:121–125.

[3] Anthonont P, Khawcharoenporn T, Tharavanij T. Incidences and outcomes of hyperglycemic crises:a 5–year study in a tertiary care center in Thailand [J]. J Med Assoc Thai, 2012, 95:995–1002.

[4] BarskiL,NevzorovR,RabaevE,eta. Diabetic ketoacidosis:characteristics,precipitating factors and outcomes of care[J]. Isr Med As–SOCJ, 2012,14:299–303.

[5] 陆再英,钟南山.内科学[M].第 7 版.北京:人民卫生出版社, 2008.770–793.

[6] Sivanandans,SinhaA,JainV,et al. Management of diabetic ketoacidosis [J]. Indian J Pediatr.2011.78:576–584.

[7] Tsai SL,Hadjiyannakis S,Nakhla M. Hyperglycemic hyperosmolar syndrome at the onset of type2 diabetes mellitus in an adolescent male[J]. Paediatr Child Health,2012,17:24–26.

[8] Ingelfinger JR. A new era for the treatment of hyperkalemia? [J]. N Engl J Med. 2015;372（3）:275–277.

第十五章 小儿液体平衡和水盐代谢紊乱

第一节 小儿液体平衡的特点

体液是人体的重要组成部分,保持其生理平衡是维持生命的重要条件。体液中水、电解质、酸碱度、渗透压等的动态平衡依赖于神经、内分泌、肺、肾脏等系统的正常调节功能。由于尚未发育完全,小儿的水、电解质的调节功能极易受疾病和外界环境的影响而失调,因此,水、电解质紊乱在儿科临床中极为常见。正确认识小儿水盐代谢的特点,对临床中补液及纠正电解质紊乱有极其重要的作用。

一、小儿体液的总量和分布

人体的体液分布于血浆、间质及细胞内,前两者合称为细胞外液。体液占人体体重的一半以上,从胎儿期到儿童期的生长发育过程中,机体体液的比例发生着巨大的变化,年龄越小,体液所占体重比例越大,主要是间质液的比例较高,而血浆和细胞内液的比例与成人相近(表 15-1)[1-3]。

表 15-1　不同年龄的体液分布(占体重的%)

体液分布	新生儿	1 岁	2~14 岁	成人
体液总量	80	70	65	55~65
细胞内液	35	40	40	40~45
细胞外液	45	30	25	15~20
间质液	40	25	20	10~15
血浆	5	5	5	5

二、小儿体液成分

小儿体液成分与成人相似,新生儿在出生后数日内血钾、氯、磷和乳酸浓度偏高,血钠、钙和碳酸氢盐浓度偏低,细胞内、外液的化学成分见表 15-2。细胞内液和细胞外液的电解质组成有显著的差别。细胞外液的电解质成分能通过血浆精确地测定。正常血浆阳离子主要为 Na^+、K^+、Ca^{2+} 和 Mg^{2+}，其中 Na^+ 含量占该区阳离子总量的 90% 以上，对维持细胞外液的渗透压起主导作用。血浆主要阴离子为 Cl^-、HCO_3^- 和蛋白，这 3 种阴离子的总电荷与总阴离子电位差称为未确定阴离子，主要由无机硫和无机磷、有机酸(如乳酸、酮体等)组成。组织间液的电解质组成除 Ca^{2+} 含量较血浆低一半外，其余电解质组成与血浆相同。细胞内液的电解质测定较为困难，且不同的组织间有很大的差异。细胞内液阳离子以 K^+、Ca^{2+}、Mg^{2+} 和 Na^+ 为主，其中 K^+ 占 78%。阴离子以蛋白质、HCO_3^- 和 Cl^- 等为主[1-3]。

表 15-2 小儿体液成分

项目	细胞外液	细胞内液
渗透浓度(mmol/L)	290~310	290~310
阳离子(mmol/L)	155	155
Na^+	138~142	10
K^+	4.0~4.5	110
Ca^{2+}	2.3~2.5	–
Mg^{2+}	1.5	20
阴离子(mmol/L)	155	155
Cl^-	103	–
HCO_3^-	27	10
SO_4^{2-}	–	55
PO_4^{2-}	1.5	–
有机酸	6	–
蛋白质(mEq/L)	16	40

三、小儿的水代谢特点

尽管健康小儿每天的水和电解质摄入量有很大的波动，但体内液体和电解质的含量保持着相对的稳定，即水的摄入量大致等于排泄量。

(一) 水的生理需要量

新生儿的生理需水量是保持机体水平衡所必需的，包括不显性失水、排尿、粪便失水和生长需要水量，并扣除氧化代谢的内生水量，以保证出入水量的平衡。但小儿生长发育快，交换率快，机体新陈代谢旺盛，呼吸频率快，使得不显性失水较成人增多，同时由于细胞组织增长时需积蓄水分等原因，故小儿对水的需要量大。按体重计算，年龄愈小，每日需水量愈多。不同年龄小儿每日所需水量:<1 岁,120~160mL/kg;1~3 岁,100~140mL/kg;4~9 岁,70~110mL/kg;10~14 岁,50~90mL/kg。

(二) 水的排出

机体主要通过肾脏途径排尿而排出水分,其次是经皮肤和肺的不显性失水和消化道(粪)排水,另有极少量的水贮存体内供新生组织增长。正常情况下,不显性失水即水通过皮肤和肺的蒸发,主要用于调节体温。每天人体产生热量的 1/4 左右是通过皮肤和肺蒸发水分而丧失的,且往往只是失去纯水,不含电解质。小婴儿尤其是新生儿和早产儿要特别重视不显性失水量,新生儿成熟度愈低、体表面积愈大、呼吸频率快、体温及环境温度高、环境的水蒸气压越小以及活动量越大,不显性失水量就越多。不显性失水量不受体内水分多少的影响,即使长期不进水,机体也会动用组织氧化产生和使用组织中本身含有的水分来抵偿,故在供给水分时应将其考虑在常规补液的总量内。

汗液属显性失水,也是调节体温的重要机制,与环境温度及机体的散热机制有关。小儿排泄水的速度较成人快,年龄愈小,出入量相对愈多。婴儿每日水的交换量为细胞外液量的 1/2,而成人仅为 1/7,故婴儿体内水的交换率比成人快 3~4 倍。因婴儿对缺水的耐受力差,在病理情况下如水摄入不足同时又有水分继续丢失时,由于肾脏的浓缩功能有限,将比成人更容易发生脱水。

(三) 水平衡调节特点

肾脏是唯一能通过自身调节来控制细胞外液容量与成分的重要器官。蛋白质代谢产物如尿素、盐类(主要为钠盐)是肾脏主要的溶质负荷,必须有足够的尿液量使其排出。

1. 新生儿

在出生后的最初几天内,水的丢失可使体重下降 5%~15%。出生第 1 天的液体需要量相对较低,数天后液体丢失及需求相对增加,每日水转换率(100mL/kg)要明显高于成人(35mL/kg),并且体液总量、细胞外液和血容量与体重之比均大于成人。

新生儿心血管代偿能力差,两侧心室厚度相近,液体过负荷易出现全心衰。如体液丢失过多,又易致低血容量、低血压,严重者可使肺血流量减少,引起低氧血症和酸中毒,并可能使动脉导管重新开放而恢复胎儿循环。

新生儿肾脏发育尚未完善,肾小球滤过率仅为成人的 15%~30%,肾小管未充分发育,肾脏维持水和电解质正常的能力比成人差。

2. 婴儿期

婴儿对容量过多的耐受性依然较差,虽然发生全心衰的概率比新生儿低,但仍易发生心衰。而且婴儿的肾脏对水、电解质的调节能力较差,当体内液体不足时,很容易致代谢性酸中毒和高渗性脱水。

3. 幼儿期

机体各器官的功能随着发育逐步接近成人水平,在不同前、后负荷情况下,维持正常心排出量的能力以及肾小球的滤过率和肾小管的浓缩功能已接近成人,对液体的管理与成人相似。正常小儿每日失水量见表 15-3[3]。

表 15-3　正常小儿每日失水量(mL/100kcal)

类型	失水途径	失水量
非显性失水	肺	14
	皮肤	28
显性失水	皮肤出汗	20
	大便	8
	排尿	50~80
合计		120~150

第二节　水与电解质平衡失调

一、脱水

是指水分摄入不足或丢失过多所引起的体液总量尤其是细胞外液量的减少,脱水时除丧失水分外,尚有钠、钾和其他电解质的丢失。小儿脱水通常由腹泻引起,仍然是世界范围内引起婴幼儿发病和死亡的主要原因。

(一) 病因和病理生理

脱水是由于失水过多和/或摄入过少所引起。最主要的失水过多的原因包括呕吐、腹泻所致的胃肠道丢失(如胃肠炎)、经肾脏丢失(如糖尿病酮症酸中毒)、经皮肤失水(如大量出汗、烧伤)和液体积聚在第三间隙(如肠梗阻致肠腔内液体积聚)丢失。一般而言,液体丢失往往还伴有不同比例的电解质丢失。摄入过少常常是与伴有其他严重疾病,特别是呕吐或高温环境,而难以进水有关,而这个原因常被忽视[2]。

(二) 症状、体征和诊断

患儿的症状和体征视脱水程度不同而不同,也受到血钠浓度的影响。因为体液从间质流入血管内,故高钠血症患儿脱水程度较低钠血症患儿更重(例如黏膜非常干燥)。较之低钠血症的患儿,高钠血症患儿有更好的血流动力学表现(如心动过速少发和尿液量较多），但伴有低钠血症的脱水患儿直到接近心力衰竭和低血压时，也可能只有轻度脱水表现。因此，当血流动力学变化且伴有低钠血症时，患儿症状相对明显，而伴有高钠血症时症状相对较轻。

1. 脱水的程度

脱水的程度常以丢失液体量占体重的百分比来表示，短期内体重减轻每天超过1%表明有液体的丢失。在临床上，如无患者近期的体重记录，体重下降的百分比常可通过体检及询问病史进行评估。一般根据前囟、眼窝的凹陷与否、皮肤弹性、循环情况和尿液量等临床表现综合进行分析判断，常将小儿脱水程度分为三类（表15-4）：

　　a. 轻度脱水：表示有3%~5%的体重减少或相当于30~50mL/kg的体液减少。

　　b. 中度脱水：表示有6%~9%的体重减少或相当于60~90mL/kg的体液减少。

　　c. 重度脱水：表示有10%以上的体重减少或相当于100mL/kg以上的体液减少。

表15-4 新生儿和婴幼儿脱水程度的评估

体征与症状	轻度	中度	重度
失水量占体重比例	3%~5%	6%~9/%	>10%
全身情况	激惹,不安	口渴,嗜睡	冷,虚汗,虚弱
脉搏	正常	快,细弱	快,微弱
呼吸	正常	深,快	深,快
囟门	正常	凹陷	极度凹陷
收缩压	正常	正常或降低	降低,难于测定
皮肤张力	正常	减弱	明显减弱
眼睛	正常	凹陷,干燥	交叉性凹陷
黏膜	潮湿	干燥	极度干燥
尿液量	正常	减少	少尿,无尿
毛细血管充盈时间	正常	<2秒	>3秒
估计失水量	30~50mL/kg	60~90mL/kg	100mL/kg

由于中度与重度脱水的临床体征常有重叠，这会导致难以精确计算单位体重的液体丢失，临床诊断时可以用"中重度脱水"来概括。中重度脱水还应进行实验室生化检查的评估，因为高钠、低钾、碱中毒非常常见，其他可能的伴随情况还包括：血液浓缩导致的红细胞增多、尿素氮和尿比重升高等[1-3]。

2. 脱水的性质

脱水的性质反映了水和电解质的相对丢失量，临床上常根据血清钠浓度及血浆渗透压水平对其进行评估。在临床上，等渗性脱水最为常见，其次为低渗性脱水，高渗性脱水少见。

脱水的不同性质与病理生理、治疗及预后均有密切的关系。详细的病史常能提供估计失水性质与程度的信息,故应详细询问患儿的摄入量与排出量、体重变化、排尿次数及频率、一般状况及儿童的性情改变等。当患儿腹泻数天,摄入水量正常而摄入钠盐极少时,常表现为低渗性脱水;高热数天且摄入水很少时,如将配方奶不正确地配成高渗性液体或使用高渗性液体时,则可出现高钠血症;当使用利尿剂、有肾脏失盐因素存在而且又摄入不足时,便可出现低钠血症。但当患儿存在原发性或继发性肾源性尿崩症而水的摄入受限时,也可能会发生高渗性脱水。一般小儿腹泻的大便呈低渗性,随着口服补充部分低渗液体,可使最终的脱水呈现等渗性[1,2]。

3. 临床表现

(1)轻度脱水。患儿精神稍差,略有烦躁不安;体检时可见皮肤稍有干燥,弹性尚可,眼窝和前囟稍凹陷;哭时有泪,口唇黏膜略干,尿液量稍减少。

(2)中度脱水。患儿精神萎靡或烦躁不安;皮肤苍白、干燥、弹性较差,眼窝和前囟明显凹陷,哭时泪少,口唇黏膜干燥;四肢稍凉,尿液量明显减少。

(3)重度脱水。患儿呈重病容,精神极度萎靡,表情淡漠,昏睡甚至昏迷;皮肤发灰或有花纹、弹性极差;眼窝和前囟深凹陷,眼闭不合,两眼凝视,哭时无泪;口唇黏膜极其干燥。因血容量明显减少可出现休克症状,如心音低钝、脉搏细速、血压下降、四肢厥冷、尿液极少甚至无尿[1,2]。

(三)治疗

补液应考虑累计损失量、当前损失量、继续损失量和日需要量。首先计算所需液体的总量,然后是液体的成分,最后是补液速度。治疗过程中必须严密观察临床表现,监测生命体征、尿液量、尿比重、体重和电解质变化。监护的次数需个体化,应根据疾病的严重程度和变化来决定进一步的补液方案。重度脱水和反复呕吐不能口服补液的患儿,应静脉补液,具体液体疗法详见第三节。

二、钾代谢异常

K^+是体内含量占第 2 位的离子,对维持细胞内、外的电荷差很重要,并具有重要的生理功能。体内引起 K^+ 失衡的原因很多,无论是高钾还是低钾,都可引起严重病理状况甚至是死亡。正常情况下,机体摄入的钾与排出的钾相等。机体主要通过饮食从胃肠道摄入钾。儿童的钾摄入量与年龄相关,中国营养学会 2018 年提出的每日膳食中钾的参考摄入量,初生婴儿至 6 个月约为 350mg,1 岁以内约为 550mg,1 岁至四岁约为

900mg,4岁以上约为1200mg,7岁以上约为1500mg,成年人为2000mg[4]。成人的血钾浓度为3.5~5.5mmol/L,儿童和婴儿的血钾浓度的正常范围与年龄呈一定的相关性,小婴儿和早产儿的血钾浓度的上限可高达6.5mmol/L[5,6]。

(一) 低钾血症

低钾血症是指血钾浓度<3.5mmol/L,当血钾浓度<2.0mmol/L时可能危及生命。血钾浓度只能表示细胞外液中钾的浓度,其降低并不一定表示体内缺钾,而全身缺钾时,血钾不一定降低。比如进食少,入量不足,肾脏保钾功能比保钠功能差,在缺钾时仍有一定量的钾继续排出,所以脱水时常有体内缺钾。但在脱水未纠正前,由于血液浓缩,酸中毒时钾由细胞内向细胞外转移以及少尿而致钾排出量减少等原因,体内钾浓度总量虽然减少,但血钾浓度多数正常。

1. 病因

低钾血症在临床上较为多见,其发生的主要原因包括:①钾的摄入量不足。②消化道丢失过多:这是儿童低钾血症的常见病因,如呕吐、腹泻。此外,引流或频繁灌肠而又未及时补钾也可导致低血钾。③肾脏排出过多。如酸中毒等所致的钾从细胞内释出,随即大量地由肾脏排出。但在临床上常会遇到重症脱水伴有酸中毒的患儿其血钾浓度多在正常范围,缺钾的症状也不明显。当此类患儿输入不含钾的溶液后,由于血浆被稀释,钾随尿液量的增加而排出,且酸中毒纠正后钾向细胞内转移以及糖原合成时可消耗钾。这时会由于上述原因,导致患儿血钾浓度下降,并出现低钾症状。此外有肾上腺皮质激素分泌过多(如库欣综合征)、原发性醛固酮增多症、糖尿病酮症酸中毒、低镁、甲状腺功能亢进、大量利尿、碳酸酐酶抑制剂的应用和原发性肾脏失钾性疾病(如肾小管性酸中毒)等也可引起低钾血症。④钾在体内分布异常。家族性周期性麻痹的患者由于钾从细胞外液迅速地移入细胞内而产生低钾血症。⑤各种原因的碱中毒:细胞外K^+在碱中毒过程中会转移到细胞内,因此血钾浓度会显著降低[1-2,7-8]。

2. 临床表现

低钾血症的临床表现取决于血钾的浓度、低血钾发生的速度、持续时间以及病因。血钾浓度降低速度越快、丢失量越大,病情越重,临床表现越明显。当血钾浓度下降1mmol/L时,体内总钾下降已达10%~30%。此时,大多数患儿能耐受。起病缓慢者,体内缺钾虽达到严重的程度,而临床症状不一定很严重。轻度低钾血症(3.0~3.5mmol/L)时患儿多无症状,少数可出现肌肉抽筋、呕吐。中度低钾血症(2.5~3.0mmol/L)可出现相关症状,包括:①神经、肌肉表现。神经、肌肉兴奋性降低,表现为骨骼肌、平滑肌及心肌功能的改变,如肌肉软弱无力,重者出现呼吸肌麻痹或麻痹性肠梗阻、胃扩张;膝反射、腹壁反射减弱或消失。②心血管表现。出现心律失常、心肌收缩力降低、血压降低，甚至发生心力衰竭。心电图表现为 T 波低宽、出现 U 波、Q–T 间期延长，T 波倒置以及 S–T 段下降等。低钾也可引起期前收缩、心动过速、心室扑动或室颤，可致猝死。③肾损害。低钾使肾脏浓缩功能下降，出现多尿，重者有碱中毒症状。长期低钾可致肾单位硬化、间质纤维化。此外，慢性低钾可使生长激素分泌减少[1,7,8]。

3. 治疗

低钾血症的治疗重点是纠正引起低钾血症的原因，同时也应考虑患儿的 K^+ 水平和基础疾病状态。一旦出现低钾症状，应通过药物治疗，食物补充难以快速缓解。一般每天可给钾 3mmol/kg，严重低钾者可给予 4~6mmol/kg。补钾常以静脉输入，但如患者情况允许，口服缓慢补钾可能更为安全。同时应积极治疗原发病，控制钾的进一步丢失。当患儿出现肌无力、呼吸抑制或心律失常时，需静脉补钾，并做好监护及监测钾浓度。患儿静脉补钾量、浓度和速度均取决于机体缺钾和症状的严重程度，一旦血钾浓度恢复后，即可改为口服补钾。常用的静脉补钾制剂为 10% 或 15%KCl，无尿时不宜补钾。对合并肾功能衰竭的患儿进行补钾时应慎重，如果必须补充，可先予半量。静脉补钾速度过快可发生一过性高钾血症，静脉补钾需 15 小时后细胞内外钾才能实现平衡。除非发生严重心律失常，否则补钾不能操之过急，即使补充较多的钾，细胞内缺钾的情况也需数天后才能缓解，通常需 4~6 天，严重者需 10~20 天才能补足细胞内钾。由于葡萄糖会引起胰岛素释放，使细胞外液钾进入细胞内，导致血钾浓度进一步降低，故补钾时应尽可能避免输注含糖液体。儿童静脉补钾的剂量为 0.3~1.0mmol/kg，单次最大剂量不超过 40mmol，补钾浓度一般不超过 0.3%，每天总量的输注时间在 6~8 小时以上。严重、危及生命的低钾血症可加快补钾速度、增加补钾浓度，补钾速度不超过 0.5mmol/(kg·h)，浓度不超过 1%（浓度超过 0.3%时应使用深静脉注射），此时需监测心电图，且每 1~2 小时检测血钾浓度[7,8]。

（二）高钾血症

儿童高钾血症的定义为血钾浓度>5.5mmol/L，6~7mmol/L 为中度高钾血症，>7mmol/L 为严重高钾血症。

1. 病 因

（1）肾衰竭、肾小管性酸中毒、肾上腺皮质功能低下等使排钾减少。

（2）休克、重度溶血以及严重挤压伤等使钾分布异常。

（3）由于输入含钾溶液速度过快或浓度过高等[7-9]。

2. 临床表现

高钾血症的症状较少,在血钾浓度显著升高之前,患者常无临床症状。部分患儿可有乏力、淡漠、心悸、恶心、呕吐、腹痛、肌肉疼痛或抽搐、感觉异常等。中重度高钾血症的患儿可出现致死性心律失常。血钾浓度升高的早期心电图变化可见 T 波高尖,继之可出现 R 波幅减低、QRS 波增宽、P-R 间期延长,然后可出现传导阻滞、P 波消失;如果不能有效降低血钾浓度,可出现心室颤动或心脏停搏[1,7,8]。

3. 治疗

高血钾时,所有的含钾补液及口服补钾必须终止,其他隐性的钾来源,如抗生素、肠道外营养等也应注意。高血钾的治疗包括:①拮抗钾对心肌的作用。Ca^{2+} 可使心肌细胞阈电位上移,使静息电位与阈电位间的差距增大,是拮抗高钾血症对心肌作用的最有效阳离子;钙剂主要用于有症状或心电图有改变的患儿,可选用氯化钙或葡萄糖酸钙,一般静脉注射钙剂后 5 分钟可见效,药效可持续 30~60 分钟,若无效,可 5~10 分钟重复使用,仍无效则不再重复。应持续监测心电图[10]。②促使钾进入细胞内。胰岛素加葡萄糖,胰岛素可刺激细胞摄取葡萄糖并伴随 K^+ 进入细胞内,从而降低血钾浓度;比例为 0.2IU 胰岛素/1g 葡萄糖,20~30 分钟见效,30~60 分钟达高峰,作用可持续 6 小时;治疗期间应监测血糖水平避免低血糖的发生,且至少监测至胰岛素使用后 6 小时。$NaHCO_3$ 可使血 pH 值呈碱性,从而使 K^+ 进入细胞内以降低血钾浓度,增高的 Na^+ 浓度又可促进远曲小管对钾的排泄,因此,$NaHCO_3$ 对降低酸中毒患儿的血钾浓度有效,对少尿患儿而言,输注 $NaHCO_3$ 可能引起矫枉过正的碱中毒[11]。需要注意的是,虽然 $NaHCO_3$ 起效很快,但该药仅临时使细胞外钾进入细胞内,总钾含量并未改变。因此,在给予 $NaHCO_3$ 的同时,需要给予排钾治疗。如果患儿存在呼吸衰竭,应慎用 $NaHCO_3$,以免加重呼吸性酸中毒;此外,存在心力衰竭或肾功能衰竭的患儿尚应注意该药对液体负荷的影响。β–受体激动剂(如沙丁胺醇)可通过刺激 Na^+-K^+-ATP 酶的活性使 K^+ 进入细胞内,吸入 β_2–受体激动剂可快速起效,可与胰岛素和 $NaHCO_3$ 同时使用。沙丁胺醇 $5\mu g/kg$,经 15 分钟静脉应用或以 2.5~5mg 雾化吸入常能有效地降低血钾浓度,并能持续 2~4 小时[12]。③促使钾排出体外。使用排钾利尿剂,如呋塞米等,可促进 K^+ 排出体外,但利尿剂的剂量与钾的排出量并不呈正相关,利尿剂只作为排钾的辅助治疗。阳离子交换树脂可结合胃肠道内的 K^+ 并将其清除出体外,由于可能引起高钠血症和坏死性小肠结肠炎,因此在新生儿主要用于难治型高钾血症;此外,充血性心力衰竭、高血压及严重肝病患者应慎用。肾脏替代治疗是降低血钾浓度最有效的方法,严重危及生命的高钾血症可使用该疗法,可使用透析或持续静脉–静脉血液滤过,尤其适用于组织细胞大量破坏、肾功能衰竭患者的高钾血症。肾脏替代治疗方式的选择取决于患者的病情,尤其是血流动力学是否稳定。治疗原发病,避免使用加重高钾血症的药物或食物,寻找并去除病因是控制高钾血症、防止复发的根本措施[1,2,7,8]。

三、钠代谢异常

(一) 低钠血症

低钠血症是指血钠浓度<135mmol/L。

1. 病因

低钠血症最重要的原因是腹泻和(或)呕吐造成大量胃肠道液体丢失,血容量减少需补液时未及时补盐或仅补少量盐。一个少见的原因可能是中枢系统肿瘤和感染引起的抗利尿激素(ADH)分泌异常所致的等容量性低钠血症。配方奶过度稀释致水中毒也可引起低钠血症。

2. 临床表现

临床表现取决于低钠血症的持续时间和程度,通常包括恶心、呕吐、淡漠、头痛、惊厥和昏迷;其他症状还有痉挛和虚弱。由于低钠性脱水的患儿是不成比例的细胞外液丢失,故通常病情表现较重。

3. 治疗

补液用5%葡萄糖溶液及0.45%~0.9%盐水,所需液体量与计算的损失量相同,静脉输注数天至血钠浓度正常,每天提高的血钠浓度不超过10~12mmol/L,以防止液体快速进入脑细胞。血容量减少的低钠血症需扩容治疗,重度低钠血症可按10~12mmol/kg,小婴儿可按15mmol/kg补钠,同时按3mmol/(kg·d)的日需要量补充钠(可加入5%葡萄糖)。有意识不清和昏睡症状的低钠血症需急症处理,静脉输注3%的盐水,预防惊厥和昏迷的发生[2,13,14]。

(二) 高钠血症

高钠血症是指血钠浓度>150mmol/L。

1. 病因

高钠血症可发生于当水丢失大于钠丢失时(高渗性脱水),摄钠大于排钠(盐中毒),或两种情况并存。腹泻、呕吐、高热均可使失水大于失钠,也可见于新生儿早期吃奶差,尤其是24~28周早产的极低体重儿。极低体重儿的非显性失水增加是由于未成熟的皮肤角质层和肾功能发育不完善,尿液浓缩功能减低促使水排泄增加所致。辐射取暖器和光疗应是非常值得重视的经皮肤非显性失水增加的原因,接受该治疗的患儿最初几天需水量最高可达 250mL/(kg·d)，其后随着角质层发育的不断完善，非显性失水逐渐减少。溶质超负荷大多是由于自制的配方奶中添加过多的盐，或由于使用高渗性泻药、新鲜冰冻血浆以及白蛋白中含钠等，当反复应用于较小的早产儿，也可引起高钠血症。

2. 临床表现

症状和体征包括昏睡、不安、反射亢进、痉挛和惊厥，主要的并发症有颅内出血、静脉窦血栓形成、肾小管坏死。临床上，结合患儿的症状和体征并通过测定血清钠浓度可以确诊。

3. 治疗

静脉输注用 5% 葡萄糖溶液及 0.3%~0.45% 盐水，以防止液体的丢失。液体量与计算的损失量相同，在 2~3 日内给予，以防止血浆渗透压迅速降低、水分快速移动进入细胞引起脑水肿。治疗目标是降低血钠浓度 10mmol/d。补液期间要监测体重、血电解质、尿液量、尿比重，以便于及时调整补液方案。患儿治疗过程中，需证实有足够的尿液量方可补钾。由钠中毒性引起的患儿极重度高钠血症（血钠浓度>200mmol/L），特别是血钠浓度升高极快时，应使用腹膜透析治疗[2,13,14]。

第三节　小儿液体疗法

儿童补液和成人不同，对液体缺失和过多都非常敏感，为了能够正确的为小儿补液，必须符合合理输液的原则，在进行补液之前要深入了解患儿的疾病情况，从病史、临床的表现以及综合其他方面的数据进行分析，总结出水、电解质紊乱的程度，才能确定补液的总量以及速度。在进行补液的过程中要时刻注意小儿的身体状况和心理状态，如若出现意外情况要及时进行处理。

一、小儿液体疗法常用液体

（一）电解质溶液

主要用于补充所丢失的体液，纠正体液的低渗状态，纠正酸、碱中毒及补充所需电解质。

1. 生理盐水（0.9%NaCl 溶液）

为等张溶液，生理盐水含 Na^+ 和 Cl^- 各154mmol/L，Na^+ 含量与血浆 Na^+ 含量相近；但 Cl^- 含量比血浆 Cl^-（103mmol/L）含量高约 50%，故大量输注可致高氯血症，尤其在严重脱水、酸中毒或肾功能不佳时，有加重酸中毒的危险。

2. 复方 NaCl 溶液(林格液)

复方 NaCl 溶液也是等张溶液,除含 NaCl 外尚含少量钾、钙。此溶液缺点同生理盐水。

3. 碱性溶液

用以纠正酸中毒。

(1)NaHCO$_3$。可直接增加缓冲碱,故可迅速纠正酸中毒,但在呼吸衰竭和 CO$_2$ 潴留者中慎用。1.4%NaHCO$_3$ 溶液为等张溶液,5%NaHCO$_3$ 溶液为高张溶液。在紧急抢救酸中毒时,亦可不稀释而直接静脉推注,但多次使用存在导致细胞外液高渗的风险。

(2)乳酸钠。需在有氧条件下经肝脏代谢生成 HCO$_3^-$ 而起缓冲作用,显效缓慢,因此在休克、缺氧、肝功能不全、新生儿尤其有乳酸酸中毒时不宜使用。11.2%乳酸钠溶液为高张溶液,1.87%乳酸钠溶液为等张溶液。

4. KCl 溶液

一般静滴浓度为 0.2%溶液,最高浓度不超过 0.3%。因可发生心肌抑制而致死亡,故含钾溶液不可直接静脉推注。市售 KCl 均为 10%液体,必须稀释后使用。

5. 氯化铵溶液

0.9%氯化铵溶液为等张溶液,其所含 NH$_4^+$ 在肝内与 CO$_2$ 结合形成尿素,释放出 H$^+$及 Cl$^-$,使血 pH 值下降,临床用于纠正低氯性碱中毒,心、肝、肾功能不全者禁用。

6. 混合溶液

是把各种等张溶液按不同比例配制而成的混合溶液,这样可以避免或减少各自缺点,从而适用于不同情况的补液需要。等张溶液以任何比例混合后仍保持等张。一般以溶液中电解质所具有的渗透压作为溶液的张力(表 15–5)[15–18]。

表 15–5　常用混合溶液组成成分和张力

类型	5%~10%葡萄糖溶液	生理盐水溶液	1.4%NaHCO$_3$ 或 1.87%乳酸钠溶液	最终张力
2:1 含钠溶液	–	2	1	等张
3:4:2 含钠溶液	3	4	2	2/3 张
3:2:1 含钠溶液	3	2	1	1/2 张
6:2:1 含钠溶液	6	2	1	1/3 张
1/2 张溶液	1	1	–	1/2 张
1/3 张溶液	2	1	–	1/3 张
1/4 张溶液	3	1	–	1/4 张
1/5 张溶液	4	1	–	1/5 张

(二) 非电解质溶液

常用 5% 和 10% 葡萄糖溶液。

5% 葡萄糖溶液为等渗溶液,10% 葡萄糖溶液为高渗溶液。但由于葡萄糖进入体后被氧化成 CO_2 和水,同时产生能量供机体利用,因此葡萄糖溶液在体内可视为无张力溶液。主要用于补充水分和供给能量。

二、小儿液体疗法

(一) 补液原则

"三定三先两补"。三定:定补液总量,定补液种类,定补液速度;三先:先盐后糖,先高张后低张,先快后慢;两补:见尿补钾,易惊补钙。

1. 补液总量(定量)

补液总量包括累积损失量、继续损失量和生理需要量三部分,三者之和约为:轻度脱水 90~120mL/(kg·d),中度脱水 120~150mL/(kg·d);重度脱水 150~180mL/(kg·d),可视病情增减。

(1) 累计损失量。轻度 30~50mL/(kg·d),中度 50~100mL/(kg·d),重度 100~120mL/(kg·d)。

(2) 继续损失量。10~40mL/(kg·d)。

(3) 生理需要量。60~80mL/(kg·d)。

2. 补液种类(定性)

由脱水性质而定。

(1) 等渗性脱水用 1/2 张含钠溶液(如 3:2:1 溶液)。

(2) 低渗性脱水用 2/3 张含钠溶液(如 3:4:2 溶液)。

(3) 高渗性脱水用 1/3 张含钠溶液(如 6:2:1 溶液)。

脱水性质判断困难时先按等渗性脱水处理。

3. 补液速度(定速)

视脱水程度而定。

(1) 扩容阶段。适用于重度低渗或等渗性脱水有明显循环障碍者。先用 2:1 等张含钠溶液 20mL/kg,于 30~60 分钟内静脉推注,以尽快扩充血容量、纠正休克、改善循环和肾功能。也可以使用 1.4%$NaHCO_3$ 溶液 20mL/kg 静滴(总量不超过 300mL),起到既纠酸又扩容的作用。

(2) 快速补液阶段。在中度脱水或重度脱水扩容后实施,主要补充累积损失量,取总液量的一半(扣除扩容量)按 8~10mL/(kg·h)的速度,在 8~12 小时内输完。

(3)维持补液阶段。此时脱水已基本纠正,该阶段主要补充生理需要量和吐、泻等继续损失量,取总液量的另一半按 5mL/(kg·h)的速度在后 12~16 小时内匀速滴完。

上述补液水量稍显不足,但患儿多能饮水,可经口补充[1,2,20-25]。

4. 钙、镁的补充

一般不必补充,但在补液过程中出现抽搐考虑低钙者,可用 10%葡萄糖酸钙 5~10mL 稀释后静脉缓注,必要时可重复使用。个别患儿补钙无效,考虑有低镁血症者,可测定血镁浓度,按每次用 25%硫酸镁 0.1~0.2mL/kg,深部肌肉注射,持续 3~4 天,抽搐缓解后停用。

5. 口服补液

口服补液适用于腹泻脱水的预防和轻、中度脱水的纠正。呕吐频繁、腹胀、重度脱水有休克者或口服补液无效者应改用静脉补液。新生儿心、肾功能不全或有严重并发症者不宜口服补液。

(1)WHO 推荐的口服补液盐(ORS)中各种电解质浓度为 Na^+:90mmol/L,K^+:20mmol/L,Cl^-:80mmol/L,HCO_3^-:30mmol/L,葡萄糖:111mmol/L。可用 NaCl 3.5g,$NaHCO_3$ 2.5g,枸橼酸钾 1.5g,葡萄糖 20.0g,加水到 1L 配成。其电解质的渗透压为220mmol/L(2/3张),总渗透压为 310。此溶液中葡萄糖浓度为 2%,有利于钠和水的吸收。Na^+的浓度为90mmol/L,适用于纠正累积损失量和粪便中的电解质丢失量。此外,口服补液盐中含有一定量的钾和碳酸氢根,可补充钾和纠正酸中毒。

根据小肠的 Na^+-葡萄糖偶联转运吸收机制,小肠绒毛刷状缘上有 Na^+ 与葡萄糖的共同载体,上述配方中葡萄糖稀释后其浓度为 2%,这一浓度的葡萄糖有助于钠和水的吸收。实际应用时葡萄糖也可用米粉代替。鉴于 $NaHCO_3$ 易潮解不易保存,可用枸橼酸三钠 2.9g 代替 $NaHCO_3$ 2.5g,其优点是味佳,且不易潮解。

(2)步骤。口服补液过程除无扩容阶段外,与静脉补液基本相同,可分为下列两个步骤:①补充累积损失量。轻度脱水按 50mL/(kg·d),中度脱水按 80~100mL/(kg·d),少量多次口服,每 5~10 分钟服用 10~20mL,也可用胃管滴入,8~12 小时补完。期间照常哺母乳,呕吐较重者可暂禁食 4~6 小时,但不禁水,可另喂温开水,呕吐停止即可逐渐恢复正常饮食。②维持补液阶段。指脱水纠正后补充继续损失量和生理需要量的阶段,因口服补液盐的电解质渗透压为 2/3 张,渗透压偏高,需将 ORS 溶液再加等量水稀释 1 倍,按 50~100mL/(kg·d),少量多次口服。

口服补液量及速度可根据情况适当增减,无脱水腹泻患儿的预防脱水的口服补液可在家治疗,用米汤 500mL 加食盐 1.75g,煮沸数分钟,按 20~40mL/kg 在 4 小时内少量多次服完。如用 ORS 溶液也应再加等量温开水稀释 1 倍后再服用[1,26,27]。

参考文献

[1]　杜立中.儿科学[M].(第九版).北京:人民卫生出版社

[2]　Mark H Beers.默克诊疗手册[M].(第十八版).北京:人民卫生出版社

[3]　小儿围术期液体和输血管理指南(2017 版)[S].

[4]　中国营养协会.中国居民膳食营养素参考摄入量(2018 版)[S].

[5]　S L Phillips,D J Polzin. Clinical disorders of potassium homeostasis:Hyperkalemia and hypokalemia [J]. Veterinary Clinics of North America Small Animal Practice,1998,28(3):545-564.

[6]　Daly K,Farrington E. Hypokalemia and Hyperkalemia in Infants and Children:Pathophysiology and Treatment[J]. Journal of Pediatric Health Care,2013,27(6):486-496.

[7]　Shaffer S G,Kilbride H W,Hayen L K,et al. Hyperkalemia in very low birth weight infants[J]. Journal of Pediatrics,1992,121(2):0-279.

[8]　Lehnhardt A,Kemper M J . Pathogenesis,diagnosis and management of hyperkalemia [J]. Pediatric Nephrology,2011,26(3):377-384.

[9]　Chapagain, A,Ashman, N. Hyperkalaemia in the age of aldosterone antagonism[J]. Qjm Monthly Journal of the Association of Physicians,105(11):1049-1057.

[10]　Schaefer,Timothy J,Wolford,Robert W. Disorders of Potassium [J]. Emerg Med Clin North Am,23 (3):723-747.

[11]　Masilamani K,van der Voort J. The management of acute hyperkalaemia in neonates and children . Arch Dis Child,2012,97(4):376-380.

[12]　Weisberg,Lawrence S. Management of severe hyperkalemia [J]. Critical Care Medicine,36(12): 3246-3251.

[13]　Fall,Pamela J. Hyponatremia and hypernatremia[J]. Postgraduate Medicine,2000,107(5):75-82.

14. Friedman A. Hyponatremia and Hypernatremia[M]// Textbook of Clinical Pediatrics. 2012.

[15]　Lindahl,Sten G E. Energy Expenditure and Fluid and Electrolyte Requirements in Anesthetized Infants and Children[J]. Anesthesiology,1988,69(3):377-382.

[16]　Bailey A G,Mcnaull P P,Jooste E,et al. Perioperative Crystalloid and Colloid Fluid Management in Children:Where Are We and How Did We Get Here? [J]. Anesthesia & Analgesia,2010,110(2): 375-390.

[17]　Peter,M,Kempthorne. The European Consensus Statement on intraoperative fluid therapy in children:a step in the right direction.[J]. European journal of anaesthesiology,2011.

[18]　Choong,K,Arora,S,Cheng,J,et al. Hypotonic Versus Isotonic Maintenance Fluids After Surgery for Children:A Randomized Controlled Trial[J]. Pediatrics,128(5):857-866.

[19]　Myburgh J A,Finfer S,Bellomo R,et al. Hydroxyethyl Starch or Saline for Fluid Resuscitation in Intensive Care[J]. New England Journal of Medicine,2012,367(20):1901-1911.

[20]　Mierzewska-Schmidt M . Intraoperative fluid management in children-A comparison of three fluid regimens[J]. Anaesthesiology Intensive Therapy,2015,47(2):125-130.

[21]　Sümpelmann,Robert,Becke K,Brenner S,et al. Perioperative intravenous fluid therapy in children: guidelines from the Association of the Scientific Medical Societies in Germany [J]. Pediatric Anesthesia,2016.

[22]　Beck,C. E. Hypotonic Versus Isotonic Maintenance Intravenous Fluid Therapy in Hospitalized Children:A Systematic Review[J]. Clinical Pediatrics,46(9):764-770.

[23] Thomas R.Welch. Fluid therapy in children:How much salt? How muchwater? [J]. Journal of Pediatrics,2014,165:1-3.

[24] Sarah McNab. Intravenous maintenance fluid therapy in children [J]. Journal of Paediatrics & Child Health,2016,52(2):137-140.

[25] Jessica Green,Jonathan Lillie. Intravenous fluid therapy in children and young people in hospital N29 [J]. Archives of Disease in Childhood Education & Practice Edition,2017,102 (6):edpract-2016-310648.

[26] Ulhaq M I,Aziz S A,Khan A,et al. Current Maternal Knowledge about Diarrheal causes in Children and Role of Oral Rehydration Salt[J]. 2011.

[27] Sharma A,Pradhan R K. Comparative study of rice-based oral rehydration salt solution versus glucose-based oral rehydration salt solution (WHO) in children with acute dehydrating diarrhoea. [J]. 1998,96(12):367-8.